Carole Jackson

Make-up

mit *Color Me Beautiful*

Deutsch von
Elke Havenstein-Schilling

Hallwag Verlag
Bern und Stuttgart

Die amerikanische Originalausgabe ist
unter dem Titel «Color Me Beautiful
Make-up Book» im Verlag Ballantine
Books Ltd., New York, erschienen.

Fotos: Michael Latil, Alexandria
(Virginia)
Zeichnungen: Marika Hahn
Modelle: The Artist Agency,
Georgetown, D. C.:
Sheron George   Jill Reuther
Megan Bartsch   Doreen Totaro
Diane Lawlor   Jennifer Van Horn
Rebecca Peed
Außerdem Nancy Di Antonio und
Barbara Murray

This translation published by
arrangement with Ballantine Books,
A Division of Random House, Inc.

Lektorat: Urs Aregger
Gestaltung: Robert Buchmüller

   2. Auflage, 1989
© 1989 Hallwag AG, Bern
   Gesamtherstellung:
   Hallwag AG, Bern
   ISBN 3 444 10352 2

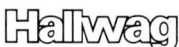

Dieses Buch ist all meinen Farbberatern
von «Color Me Beautiful» weltweit gewidmet,
durch deren persönlichen Einsatz
unsere Gesellschaft in Schwung gehalten
und unsere Idee bekannt wird.

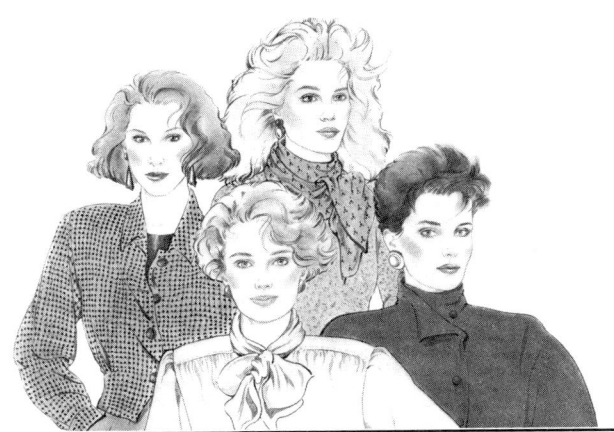

DAS KONZEPT
VON «COLOR ME BEAUTIFUL®»

Wir von «Color Me Beautiful» glauben
- daß Farben die individuelle Persönlichkeit unterstreichen;
- daß sie unser Selbstbewußtsein stärken und ein Gefühl von
  Sicherheit und Wohlbefinden vermitteln;
- daß sie Stimmung, Wahrnehmungsvermögen und Attraktivität
  beeinflussen;
- daß sie das Besondere unseres Typs positiv unterstreichen;
- daß sie den individuellen Geschmack einer Person eindeutig
  ausdrücken;
- daß sie — unabhängig vom Geldbeutel des einzelnen — eine
  Bereicherung für uns alle darstellen;
- daß sie Einfluß haben auf unser Berufs- und Liebesleben wie auch
  auf unseren allgemeinen Lebensstil.

Wir von «Color Me Beautiful» sehen die Möglichkeit, das Leben
unserer Mitmenschen positiv zu verändern. Dies ist für uns mehr als
einfach nur ein Job — wir sehen darin eine Lebensaufgabe, die darin
besteht, anderen zu helfen. Unsere Arbeit wird alle Ratsuchenden
zufriedenstellen, wenn wir uns ihrer mit aufrichtigem, liebevollem
Interesse annehmen. Dieses Engagement muß die Grundlage für
unser Denken und Handeln sein.

Dank

An der Entstehung eines Buches, angefangen vom Schreibcomputer der Autorin bis hin zur Buchhandlung, ist immer ein ganzes Team beteiligt. Folgenden Personen möchte ich für ihre Hilfe bei der Herstellung dieses Buches besonders danken:
Sylvain Michaelis und Irene Carpelis von Michaelis/Carpelis Design für die künstlerische Gestaltung des Buches; Nellie Sabin, Elisa Petrini und Ravin Korothy für ihre Arbeit als Herausgeber und ihre damit verbundene Begeisterung; Sandy Fitzgerald, Nancy Di Antonio und Andrea Lentz für Recherchier- und Schreibarbeiten; Dennis Lucier von «For Hair Only» für die fachmännische Beratung beim Kapitel «Haare» und Liz Singley und Maggy Linka für das Maschinenschreiben sowie für ihre moralische Unterstützung.
Dank auch meiner Mutter, Jean Halliburton, für das Bearbeiten und Probelesen und Steve Di Antonio für seine besondere Freundschaft und dafür, daß er «Color Me Beautiful» zu einem derartigen Erfolg geführt hat; Tom Neff für sein Kochen und für seine Liebe; Dank schließlich an Alec und Megan Bartsch, die mir mein Leben verschönern.

Inhalt

Die Farbrevolution

Als ich *Color me Beautiful* im Jahr 1979 schrieb, ahnte ich nicht, daß es sich einmal so gut verkaufen würde. Heute jedoch, nach einem Absatz von vier Millionen Exemplaren, weiß ich, daß nicht nur bei mir, sondern auch bei vielen anderen Frauen der Bedarf nach einem vernünftigen Farb- und Bekleidungskonzept bestand, das einem die Wahl einer harmonisch zusammengestellten, funktionstüchtigen und letzten Endes viel attrakiveren Garderobe ermöglicht.

Der Grundgedanke dieses Konzepts ist, daß jedem von uns spezielle Farben besonders gut stehen, in denen wir uns am wohlsten fühlen. Aus praktischen und ästhetischen Gründen sind diese Farben in vier den Jahreszeiten nachempfundene Paletten eingeteilt. Der Winterfrau stehen Schwarz und Weiß sowie alle klaren Primärfarben besonders gut — sie ist, wie die winterliche Jahreszeit selbst, ein Bild starker Kontraste. Für den Herbsttyp sind alle Erd- und Naturtöne am vorteilhaftesten, für eine Vertreterin der Sommerpalette hingegen sind alle weichen, gedämpften Weiß-, Blau- und Blaugrüntöne, die einem Sommertag zu eigen sind, optimal. Die Frühlingsfrau schließlich erscheint am gewinnendsten in jenen frischen, klaren Farben, die in einem Frühlingsgarten vorkommen.

Es ist noch nicht so lange her, seit ich in meinem Kellergeschoß damit begann, das System «Color Me Beautiful» weiterzuentwikkeln, während junge Mädchen aus der Nachbarschaft unsere Farbmuster in Handarbeit zusammenstellten. Heute sind Farbberater von uns überall in den USA sowie in dreißig anderen Ländern weltweit tätig, und das Buch ist in 17 Sprachen übersetzt worden. «Color Me Beautiful» hat sich inzwischen zu einem Multi-Millionen-Dollar-

Unternehmen entwickelt. Das ist der Beweis dafür, daß das System funktioniert! Wir machen inzwischen nicht nur Farb- und Imageberatungen, sondern verkaufen darüber hinaus Kleidung, Kosmetikartikel und Parfüms aus eigener Herstellung.

Alles das haben wir zu einem großen Teil Ihnen zu verdanken. Sie waren es, die Ihre Farbmuster mit in die Geschäfte nahmen und darauf bestanden, nur Ihre Farben zu kaufen.

Heutzutage benutzen Geschäfte, Hersteller und Kosmetikfirmen zur Vermarktung ihrer Produkte unser saisonales Farbkonzept, was uns das Einkaufen wesentlich erleichtert. Mit Ihrer Hilfe konnte CMB diesen Wandel bewirken. Wir haben eine Farbrevolution in Gang gesetzt!

Für mich hat sich CMB nicht nur in beruflicher Hinsicht gelohnt. Eine noch größere Freude für mich war es stets, Briefe von Tausenden von Frauen zu erhalten, die mir mitteilten, wie ihre Farben einen positiven Einfluß auf ihr Leben genommen hatten. Einige fanden sich vorher unattraktiv, andere wiederum waren mit ihrer Garderobe unzufrieden, sei es, daß diese schlecht zu kombinieren war oder einfach keinen Pfiff hatte. Schließlich gab es solche, die gerade eine schwere Krankheit oder einen Unfall hinter sich hatten und heute davon überzeugt sind, daß ihre Farben damals für sie eine große Genesungshilfe waren.

Es ist geradezu sensationell, die positiven Auswirkungen, die CMB auf so viele Frauen hat, mitzuerleben. Dasselbe Farbprinzip habe ich nun auf den Make-up-Bereich übertragen, um dieses rätselhafte Gebiet einmal aufzuhellen und Ihnen auch hier die Zauberkraft der Farben vorzuführen; Sie werden besser aussehen denn je und sich auch besser fühlen!

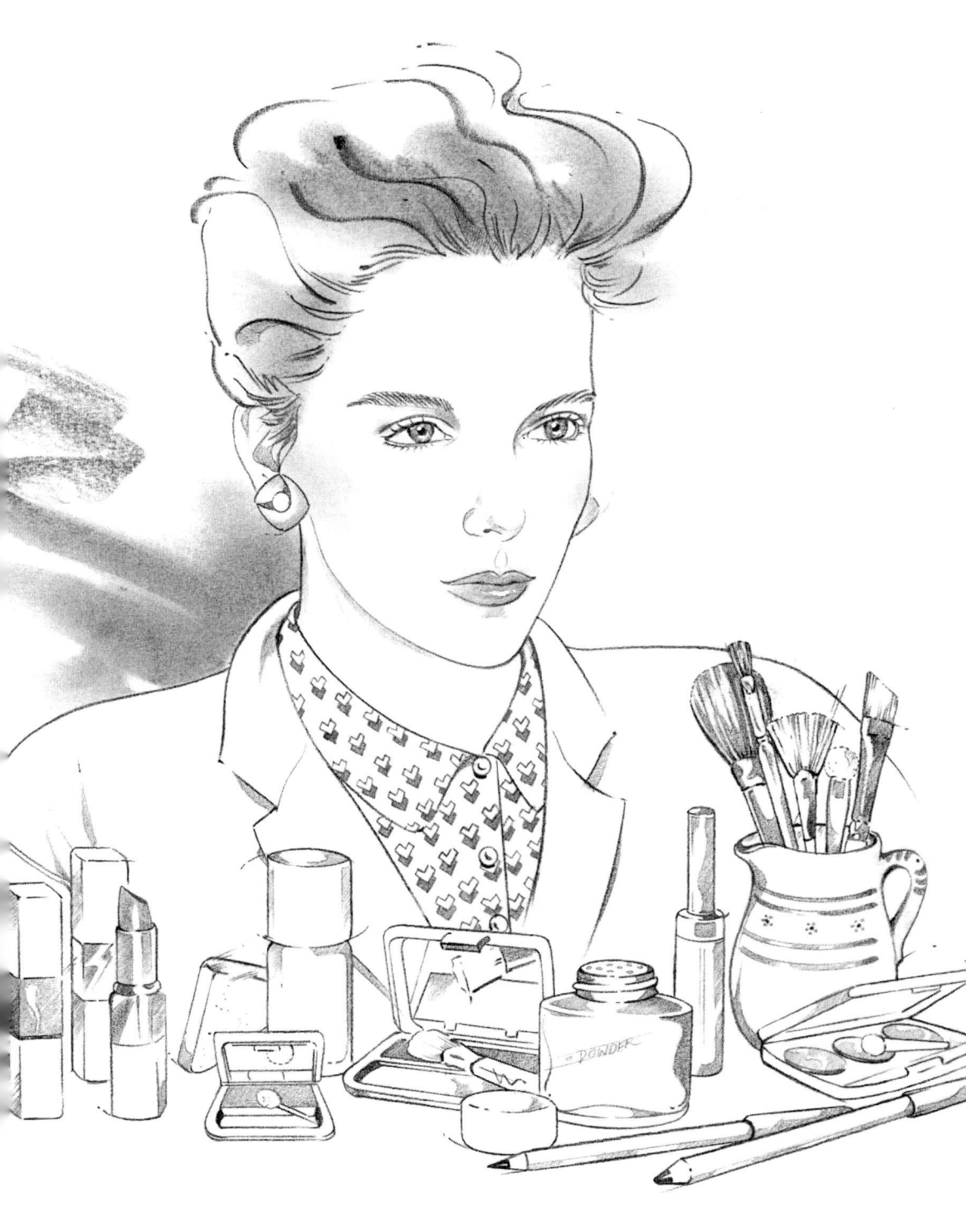

ERSTER TEIL

WESENTLICHES ZUR FARBLEHRE

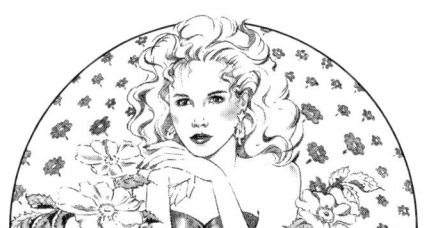

Kapitel 1

Make-up-Zauber: Hexerei oder erlernbares Handwerk?

Sind Sie nicht auch von diesen Vorher/Nachher-Fotos begeistert? Es ist doch faszinierend, eine Zeitschrift durchzublättern und zu verfolgen, wie sich eine Frau mit blassem, fleckigem Gesicht noch auf derselben Seite in eine hinreißende Schönheit verwandelt! Daraufhin stellen wir uns vor, wie wir selber mit Hilfe eines hervorragenden Visagisten zu tollem Aussehen gelangen! Vielleicht aber könnten wir ja so ein Make-up auch selber bewerkstelligen. Aber wie? Seit meinen Seminar- und Vortragsreisen durch die USA bin ich mehr denn je davon überzeugt, daß die meisten Frauen vor dem Umgang mit Make-up zurückschrecken.

Folgende Fragen und Kommentare höre ich sehr oft:
«Wohin genau gehört das Rouge?»
«Wieviel davon soll ich auftragen?»
«Welche Lippenstiftfarbe soll ich nehmen?»
«Ich weiß nicht, wie man einen Konturenstift richtig benutzt.»

«Mein Mann findet, daß Make-up unnatürlich wirkt.»
«Wie trage ich Augen-Make-up richtig auf?»
«Welche Farben soll ich dafür benutzen?»
«Werden meine Falten dadurch nicht verstärkt?»
«Grundierung fühlt sich auf der Haut unangenehm dick und teigig an.»
«Puder läßt mein Gesicht trocken und rissig aussehen.»

Es bereitet mir viel Freude, auf diese Probleme einzugehen, mit den Frauen zu arbeiten und sie auf diese Weise im Umgang mit Make-up vertraut zu machen.

Ich bin in Los Angeles, dem Mekka der Filmstars, aufgewachsen, wo durch den Einfluß Hollywoods dem Wort «Schönheit» immer schon große Bedeutung beigemessen wurde. Es gab dort Schminkkurse für junge Mädchen, und als ich die neunte Klasse besuchte, ging meine Mutter mit mir in einen Kosmetiksalon, wo ich lernen sollte, mit Make-up umzugehen. Von der Visagistin erfuhr ich, wie man mit einem Pinsel die Mundkonturen nachzeichnet und wie Lippenstift direkt aufgetragen wird. Sie mischte auch etwas Puder für mich zusammen. Über Rouge oder Augen-Make-up bekam ich aus irgendeinem Grund (vielleicht weil ich so jung war) nichts zu hören. Jahrelang benutzte ich dann den von ihr für mich ausgewählten pfirsichfarbenen Lippenstift, der ihr sicherlich gut gestanden hätte, an mir aber leider nichts Gutes bewirkte. Zudem tupfte ich dann immer etwas Lippenstiftfarbe auf meine Wangen und verwischte sie mit dem kleinen Finger. Erst später als Studentin entdeckte ich schließlich das Puderrouge für mich, und im Laufe der Zeit machte ich mir auch den Umgang mit Wimperntusche und Lidstrich zu eigen, aber Lidschatten fing ich erst an zu setzen, als ich schon fast dreißig Jahre alt war.

Mit Schaudern denke ich an die Farben zurück, mit denen ich mich seinerzeit schminkte — heute jedoch bin ich eine Expertin auf dem Gebiet! Meine Fachkenntnis resultiert aus meinen Lehrseminaren von «Color Me Beautiful», wo ich mit etlichen Visagisten zusammengearbeitet und die Farblehre an Tausenden von Frauen erprobt habe. Darunter befanden sich Frauen aller Größenordnungen, von jeglicher Gesichts- und Augenform, Frauen mit reifer und junger Haut und Frauen mit allen möglichen Teint- und Augenfarben.

Ich erfuhr, daß die meisten Frauen in ihrer Jugend sogar noch weniger Schminkanleitung hatten als ich. Folglich schminkt sich die Mehrzahl von ihnen nur minimal, und jene, die ein stärkeres Make-up auftragen, begehen dabei oft Fehler.

Aber die Frau von heute ist mehr denn je auf dem laufenden. Sie kennt die Statistik und weiß, daß Frauen, die Make-up benutzen, 20 Prozent mehr verdienen als solche, die sich nicht schminken. Und trotz allem, was einige Männer verlauten lassen, finden sie in der Regel ein natürlich wirkendes Make-up attraktiv. Was Männer nicht mögen, ist ein grell, auffällig geschminktes Gesicht. Diesen Effekt erzielt man jedoch mit den falschen Farben.

Bei der Auswahl unserer Modelle für die Fotos von «Color Me Beautiful» tauchten Dutzende «schöner» junger Frauen mit ihren Fotomappen auf. Unser junger Kunstdirektor war von den tollen Modellen, die wir aussuchten, hingerissen und konnte kaum den Aufnahmetermin erwarten, um die Mädels erneut bestaunen zu können. Am besagten Morgen trafen die Damen nach und nach ein, alle mit glatten, strähnigen Haaren, blaß und unauffällig in Jeans und Sweatshirts, ohne Make-up. Robert war wie vor den Kopf geschlagen. «Wo sind denn die Schönen?» flüsterte er. «Keine Bange, sie sind schon da», antwortete ich. Nachdem die Visagistin sich mit den richtigen Farben, ihrer phantastischen Schminktechnik, Fön und elektrischen Lockenwicklern ins Zeug gelegt hatte, kamen die «schönen» Frauen tatsächlich wieder zum Vorschein.

Wir alle können schön sein, und niemand braucht dabei übermäßig geschminkt auszusehen. Ihre Umgebung wird Ihr Make-up gar nicht wahrnehmen, wenn es geschmackvoll ausgewählt und korrekt aufgetragen ist. Man wird lediglich feststellen, daß Sie besser denn je aussehen!

Bei unseren Farbanalysen wird die Kundin zunächst mit den richtigen Farben geschminkt, bevor der Farbberater die für sie optimalen Stoffmuster um sie herum drapiert. Oftmals vollzieht sich hier ein dramatischer Wandel. Ich habe miterlebt, wie unscheinbare

Frauen durch ihre Farben in wenigen Minuten zu großartigem Aussehen gelangten. Das richtige Make-up, gekonnt aufgetragen, so daß es natürlich wirkt, kann Wunder vollbringen.

Folgende Begebenheiten haben sich tatsächlich zugetragen:

Margrit mußte nach unserem Schminkseminar einfach immer wieder in den Spiegel schauen — und strahlte dabei über das ganze Gesicht. Zu Hause dann kam ihr Mann immer wieder darauf zu sprechen, wie «froh» und «gesund» sie an diesem Abend aussah. «Er hat überhaupt nicht gemerkt, daß ich Make-up benutzt hatte, sondern nur, daß ich gut aussah», erzählte sie. Margrits Ehemann mochte den «natürlich» wirkenden Frauentyp, daher hatte sie sich noch nie geschminkt.

Linda war von ihrem Mann verlassen worden. Sie war Ende 30 und gehörte zu der Generation von Frauen, die während ihrer gesamten Schul- und Studienzeit niemals Make-up benutzt hatte, da das damals einfach nicht in Mode war. «Können Sie sich vorstellen, daß er mich einer älteren Frau wegen verlassen hat?» sagte sie. Linda mußte unbedingt moralisch aufgerichtet werden, und so erhielt sie eine komplette Behandlung. Sie stieg auf ihre Farben um, ließ sich einen flotten Haarschnitt verpassen und übte sich so lange im Auftragen von Make-up, bis sie die Technik beherrschte. Mit Rouge und Lippenstift in Lachsrosa, einem perfekten Ton für ihre blonden Haare und ihre elfenbeinfarbene Haut sprühte sie förmlich Funken. Bald darauf erzählte Linda uns von ihrem tollen neuen Bekanntenkreis, und, was noch wichtiger war, sie hatte wieder Freude am Leben.

Hoppla — hier ist jemandem ein Schnitzer unterlaufen!

Vera war bereits als Sommertyp eingestuft worden, als sie zu unseren Make-up-Seminaren erschien. Beim Auftragen von Rouge und Lippenstift wurde schnell ersichtlich, daß die Make-up-Farben der Sommerpalette an ihr nicht gut aussahen. Als sie zu einem Lippenstift in einer Herbstschattierung überwechselte, belebte sich ihr Gesicht. Welch ein Unterschied! Beim Ausprobieren von verschiedenartigen Lippenstiftfarben findet man am schnellsten seine Jahreszeit heraus. Wenn die Farbe direkt auf der Haut liegt, kann man sofort sehen, welche Schattierung von den vier Grundtypen optimal ist. Zu Veras großer Erleichterung war ihre Sommergarderobe nicht völlig unbrauchbar geworden. Viele der von ihr erstandenen Sommerfarben waren nämlich den Farben der Herbstpalette ähnlich — diese hatte sie gefühlsmäßig bevorzugt. Mit ihrem neuen Herbst-Make-up und ein paar Halstüchern in den richtigen Farben ist die Mehrzahl ihrer Kleidungsstücke noch verwendbar.

Marias Schicksal geht mir sehr nahe. Ihre erwachsene Tochter war bei einem Autounfall ums Leben gekommen, und nach einem Jahr litt Maria immer noch unter starken Depressionen. Auf Anraten ihres Therapeuten bemüht, ihrem Leben neue Impulse zu geben, suchte sie eine meiner Farbberaterinnen in der Gegend von Chicago auf. Meine Beraterin, die Gute, ließ Maria drei Wochen lang fast jeden Tag ins Atelier kommen, um ihr Make-up-Anleitungen zu geben. Bis dahin hatte Maria nur Lippenstift und Rouge benutzt — und noch nie so schön ausgesehen. Allmählich begann sie, wieder über ihr eigenes Leben nachzudenken und entschloß sich, nach einer sie fordernden Tätigkeit Ausschau zu halten. Sie fand schnell eine Anstellung, und obwohl sie ihre Trauer noch nicht überwunden hat, fühlt Maria sich heute rundherum wohler.

Petra, eine höchst attraktive Frau, war im Auftragen von Make-up bereits geübt. Einige Wochen nach ihrer Farbberatung und nachdem sie sich ihre neuen Make-up-Farben besorgt hatte, kam sie auf einen Sprung zu uns herein und sah in jeder Hinsicht wie Miss Amerika aus. «Es ist einfach unglaublich! Oft fand ich, daß mein Gesicht grau oder müde oder ich weiß nicht wie aussah! Ich habe dann immer mehr Rouge aufgetragen, sah aber dadurch auch nicht frischer aus. Inzwischen weiß ich, daß es an den Farben lag. Ich habe immer gedämpfte, pfirsichfarbene Rouge- und bräunliche Lippenstiftfarben benutzt — dabei brauche ich als Wintertyp Pink- und Zyklamtöne. Kein Wunder, daß ich mir trist vorkam! Und denken Sie bloß an all das Geld, das hierfür draufgegangen ist!»

Barbara war während ihrer ganzen Schulzeit nicht ein einziges Mal mit einem Jungen verabredet. Ihre Mutter kam mit ihr zu einem unserer Farb- und Make-up-Seminare, wo sie erfuhr, daß sie ein

Sommertyp ist. Barbara brauchte keine Grundierung für ihre junge Haut. Rouge und Lippenstift in zarten Rosarottönen fand sie an sich sehr schön und lernte auch bald damit umzugehen. Es beflügelte uns, mit anzusehen, wie wohl sie sich in ihrer Haut fühlte. Sie vertraute uns an, daß sie sich noch nie so hübsch gefunden habe. Ich bin mit Barbaras Mutter befreundet, so haben wir noch Kontakt zu einander, und ich freue mich, berichten zu können, daß Barbara inzwischen nicht nur einen Freund hat, sondern kürzlich einen Schönheitswettbewerb an ihrer Universität gewonnen hat, der von einer amerikanischen Zeitschrift gefördert wurde.

In diesem Buch werde ich Ihnen zeigen, wie Sie das für Sie perfekte Make-up aussuchen und auftragen sollen. Im ersten Teil werden Sie mit den Grundelementen der Farben vertraut gemacht. Sie nehmen am Farbtest teil und finden so die für Sie optimalen Farben heraus. Sogar wenn Sie Ihre Jahreszeit schon kennen und sich bereits seit einiger Zeit an Ihren richtigen Farben erfreuen, sind Sie sich vielleicht noch nicht über deren vielfältige Möglichkeiten innerhalb Ihrer eigenen Palette bewußt, oder Sie wissen noch nicht genau, wie Sie die Harmonie zwischen Ihrer Garderobe und Ihrem Make-up vervollkommnen können. So wie Sie bereits in «Color Me Beautiful» gelernt haben, eine funktionstüchtige Garderobe aufzubauen, so werden Sie hier in der Anfertigung eines auf Ihre Kleidung abgestimmten Make-up-Plans unterwiesen.

Im zweiten Teil dann bekommen Sie Make-up-Unterricht nach der Idee von «Color Me Beautiful». Ich werde Ihnen Schritt für Schritt, wie in unseren Seminaren, beim Auftragen Ihres Make-up behilflich sein. Dies umfaßt die Pflege Ihrer Haut, ein einfaches Tages-Make-up sowie ein Make-up für besondere Anlässe. Dies alles soll in möglichst unkomplizierter Weise vermittelt werden, so daß Ihr Make-up bereits mit ein wenig Übung zu Ihrer Zufriedenheit ausfällt und Sie sich damit wohl fühlen. Wenn Sie erst einmal die Technik beherrschen, sind Sie in der Lage, Ihr Basis-, Alltags- oder Büro-Make-up in etwa sechs Minuten aufzutragen; wenn Sie ein eher kunstvoll ausgeklügeltes Make-up für den Abend wünschen, brauchen Sie dann vielleicht zehn bis fünfzehn Minuten.

Im dritten Teil schließlich, zur Abrundung Ihres neuen Gesamtbildes, gehen wir dann auf Ihre Haare und Ihre Fingernägel sowie Ihr Parfüm ein.

Versuchen Sie beim Durchlesen der Kapitel nicht, sich alles auf einmal zu merken. Am Ende des Buches habe ich sämtliche Anleitungen in einer heraustrennbaren Übersicht noch einmal zusammengefaßt. Ihr Schminktisch oder die Ablage im Bad sind praktische Aufbewahrungsorte, denn dort kann man die einfachen Anleitungen Seite für Seite nachvollziehen. Wenn Sie Ihr Make-up erst einmal etliche Male selber aufgelegt haben, wird Ihnen dieser Vorgang — wie das Zähneputzen — zur zweiten Natur geworden sein.

Ich hoffe, daß Sie an diesem Buch viel Freude haben und es neben Ihrem Exemplar von *Color Me Beautiful* aufbewahren werden. Sie müssen jenes Buch nicht schon gelesen haben, um an diesem hier Gefallen zu finden. Falls Sie es jedoch noch nicht kennen, möchte ich es Ihnen an dieser Stelle empfehlen. Es enthält ausführliche Informationen über das Farbsystem und hilft Ihnen bei der Ermittlung Ihrer Palette. Darüber hinaus erhalten Sie wertvolle Kleidungs- und Figurtips sowie Anregungen zur Bestimmung Ihres Stils und zur Frisurengestaltung. Das «Color-Me-Beautiful»-System ist zeitlos — alles, was Sie in beiden Büchern lernen, wird immer aktuell sein. Ihre optimale Gesamterscheinung können Sie stets durch einen modischen Trend beleben. Viel Spaß also bei der Entdeckung Ihrer neuen Schönheit!

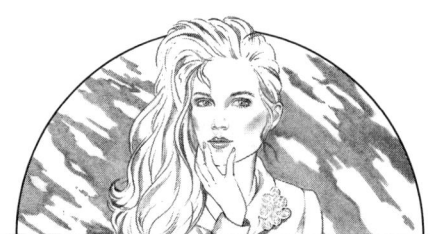

Kapitel 2

Die Farbpaletten von «Color Me Beautiful»

Die richtigen Farben herauszufinden ist bei der Benutzung von Make-up der erste Schritt, wenn es Ihre äußeren Vorzüge optimal unterstreichen soll. Es ist besser, überhaupt kein Make-up als die falsche Farbe im Gesicht zu tragen. Eine noch so fachmännische Make-up-Technik kann über eine unvorteilhafte Farbe nicht hinwegtäuschen.

Wir bei «Color Me Beautiful» benutzen die vier Jahreszeiten der Natur, um Ihr Kolorit und Ihre vorteilhaftesten Farben zu beschreiben. Entsprechend Ihrer Haut-, Haar- und Augenfarbe sind Sie entweder ein Winter-, Sommer-, Herbst- oder Frühlingstyp. Zu jeder Jahreszeit gehört eine Palette mit einer ganz bestimmten Anordnung von Farben; mit einer davon harmoniert Ihr eigenes Kolorit. Ihre Kleidungs- und Make-up-Farben leiten sich beide von Ihrer Palette ab. Unser Farbtyp, der aus der Haut-, Haar- und Augenfarbe resultiert, ist erblich bedingt. Betrachten Sie bei einer Gruppe von Leuten einmal deren unterschiedliche Hautschattierungen. Es ist einfach unmöglich, daß jeder Hauttyp mit derselben Make-up-Farbe phantastisch aussehen kann. Aus demselben Grund steht eine knallige Modefarbe längst nicht jedem. Die Farben sollen unseren Hauttyp in wirkungsvoller Weise ergänzen und sich nicht mit ihm beißen.

Den Winterfrauen stehen Make-up-Farben in klaren, leuchtenden Pink- und Rottönen und kühle Lidschattennuancen in Anthrazit, Blau und Purpur am besten. Die Kleidung spiegelt alle Juwelentöne und das dramatische Schwarz und Weiß der winterlichen Jahreszeit wider. Den Sommerfrauen schmeichelt ein Make-up in zartem Pink, Malve und Melonenrot, mit Lidschattenfarben in Rauchviolett und gedämpfen Aqua- und Azurtönen, alles Sommerschattierungen. Die Kleidung der Sommerfrau enthält kühle, sanfte Farben und rangiert von Pastelltönen wie Bleu und Rosé bis hin zu tiefen, gedämpften Schattierungen in Pflaumenblau, Fuchsienrot und Tannengrün.

Die Herbsttypen erstrahlen in den satten, warmen Tönen des Herbstes. Kupferrottöne, bräunliches Pfirsichrosa und alle braunen, türkisfarbenen und grünen Erdtöne unterstreichen beim Make-up sowie bei der Kleidung ihre Eleganz. Die Frühlingsfrau erblüht in den frischen, warmen Farben des Frühjahrs. Lippenstifte in Korallen- und Pfirsichrosa sowie knackigem Mohnrot machen sich an ihr besonders gut, während zarte Goldbraun-, Aqua-, und Grüntöne ihren Augen schmeicheln.

Ihre Garderobe besteht aus Farben, wie man sie bei einem leuchtenden Frühlingsstrauß sieht, wie Gelb, Rosa, Veilchenblau, Korallenrot und frischen Grünnuancen.

Um die für Sie besten Farben herauszufinden, müssen Sie zunächst Ihr Kolorit — die Farbe Ihrer Haut, Ihrer Haare und Ihrer Augen — bestimmen. Wenn Sie «Color Me Beautiful» bereits gelesen haben oder schon bei einem Farbberater gewesen sind, kennen Sie Ihre Palette bereits. Wenn Sie Ihre Jahreszeit noch nicht kennen, können Sie hier — im dritten Kapitel dieses Buches — einen Farbtest machen. Studieren Sie nun zunächst einmal sämtliche Farbpaletten, so daß Sie mit ihnen vertraut werden. In diesem Kapitel werde ich Ihnen die für jede Jahreszeit zugehörigen Make-up-Paletten vorführen und auch noch einmal auf die jeweiligen Garderobenfarben eingehen.

DIE SAISONALEN FARBPALETTEN: MAKE-UP

Es gibt warme und kühle Make-up-Töne. Der Unterton der kühlen Schattierungen ist blau oder grau; gelb oder goldfarben hingegen ist der Unterton der warmen Schattierungen.

Die Winter- und Sommertypen verkörpern die kühlen Jahreszeiten. Betrachten Sie deren Make-up-Paletten auf den Seiten 21 und 23. Sehen Sie, daß sämtliche Lippenstift- und Rougetöne in Rosarot, bläulichem Pink, Fuchsienrot, Pflaumenblau und Weinrot gehalten sind? Das Rot der Lippenstifte geht eher ins Bläuliche als in den orangefarbenen Bereich. Auch die Lidschatten bestehen aus kühlen Farben wie Graublau, Marine, Lila und Purpur, Grau, Pink, Mint und Tannengrün, Wollweiß, Graubraun und Silber. Orange-, Pfirsich- oder Goldtöne gibt es in den kühlen Make-up-Paletten nicht, da die warmen Farben an der Winter- oder Sommerfrau unvorteilhaft aussehen.

Schauen Sie sich nun einmal die warmen Herbst- und Frühlingspaletten auf den Seiten 37 und 39 genau an. Diese Paletten enthalten warme Lippenstift- und Rougetöne wie Orange, Pfirsichrosa und Korallenrot. Alle Rottöne tendieren hier in den orangefarbenen Bereich. Sogar das Pink der Frühlingspalette ist warm — es enthält Gelb. Vergleichen Sie es einmal mit dem blauen Pink der Winter- und Sommerpalette. Können Sie sehen, daß sich die Skala der Lidschatten auf Gold-, Pfirsich- und Kupfertöne sowie auf Goldgrün- und Bernsteinnuancen erstreckt? Die Herbst- und Frühlingstabellen enthalten keine auf Blau basierenden Farben, da sie an einer Haut mit warmem Unterton hart wirken und Sie älter erscheinen lassen, mehr noch, sie «beißen» sich regelrecht mit Ihren natürlichen Farben und machen einen unharmonischen, unattraktiven Eindruck. Dies gilt es zu vermeiden.

Bei der Auswahl Ihrer Make-up-Farben müssen Sie sich zunächst fragen, ob Sie ein warmer oder ein kühler Typ sind. Sommer- und Wintertypen können einige Make-up-Schattierungen gleichermaßen verwenden; dasselbe gilt für die Vertreter der Herbst- und Frühlingspaletten. Ein tannengrüner oder kakaobrauner Lidschatten steht einem Wintertyp genausogut wie einem Sommertyp, obwohl das Tannengrün der Winterfrau bei den Garderobenfarben leuchtender ausfällt und ihr Braun so dunkel ist, daß es fast schwarz wirkt. Ein salbeigrüner Lidschatten paßt zum Make-up der Herbst- und Frühlingsfrauen gleichermaßen, jedoch nur beim Herbsttyp kommt diese Farbe auch bei der Kleidung vor. Sie werden bald feststellen, daß folgende Lidschattenfarben in allen vier Farbtabellen auftauchen. Dies sind: ein champagnerfarbenes Beige, Aquamarin-, Petrol-, und Lapisblau sowie Petrolgrün. Diese Farben befinden sich genau an der Grenze von Warm und Kühl und passen zu beiden Grundtypen. Darüber hinaus werden Sie auf Ihrer Make-up-Skala Farbnuancen bemerken, die Sie nicht von Ihren Kleidungsfarben her kennen. Bei den Make-up-Schattierungen stehen Ihnen mehr Möglichkeiten zur Verfügung, da die Farben sich mit jener Ihrer Haut vermischen. Als nächstes überprüfen Sie die Farbtabellen bitte in bezug auf ihre Farbintensität. Die Herbst- und Winterpalette weisen eindeutig leuchtendere und dunklere Farben auf. In der Regel sind Haar- und Augenfarbe der Herbst- und Winterfrauen dunkler, und sie benötigen sattere Farben, um ihr Kolorit ins rechte Licht zu setzen. Frühlings- und Sommerfrauen hingegen sind heller an Haut und Haar als ihre herbst- und winterlichen Pendants. Ihre Make-up-Farben sind dementsprechend heller — sie rangieren zwischen ganz zarten und mittelstarken Schattierungen.

Schließlich geht es darum, sich über den «Klarheitsgrad» der Farben Gedanken zu machen, das heißt, ob sie einen eher gedämpften Charakter aufweisen oder ob sie ganz klar sind. Winter- und Frühlingsfrauen sehen am besten aus in recht klaren, lebhaften Make-up-Tönen, obwohl die Winternuancen dunkler als die des Frühlings ausfallen. Fällt Ihnen auf, wie munter und frisch die Rouge- und Lippenstiftfarben wirken? Die Make-up-Palette der

Frühlingsfarben enthält etliche zarte Töne, aber sie sind klar und nicht pastellfarben. Die Herbst- und Sommertypen kommen sowohl mit klaren als auch mit gedämpften Tönen zurecht; letztere sehen oft am besten an ihnen aus. Sehen Sie sich einmal das Ziegelrot aus der Herbstpalette genauer an — hierbei handelt es sich um einen gedämpften Rotton. Das Pink der Sommerpalette ist ein gedämpftes Rosarot. Obwohl alle Lidschatten einen leicht gedeckten Charakter aufweisen sollten, um natürlich zu wirken, kann man trotzdem sagen, daß für einen Sommertyp ein angegrauter Lilaton optimal ist, während das Lila des Winters klarer ausfällt. Einem Herbsttyp steht ein gedämpfter Türkiston, während ein Frühlingstyp einen eher klaren Aquamarinton benötigt. Ihre Make-up-Palette enthält alle Farben, die Sie zur Abdeckung Ihrer sämtlichen Garderobenfarben aus Ihrer Jahreszeit brauchen. Hinzu kommt, daß alle Farben aus Ihrer Palette miteinander wunderbar harmonieren, da sie alle eine kühle oder eine warme Basis haben. Sie werden von der Vielfalt der Farben und den zur Kreativität anregenden Kombinationsmöglichkeiten, die Ihre Palette Ihnen bietet, begeistert sein und das zuversichtliche Gefühl genießen, zu wissen, daß alle Farben an Ihnen sich im Einklang mit Ihrem Typ befinden!

DIE SAISONALEN FARBPALETTEN: GARDEROBENÜBERSICHT

Wie beim Make-up gilt es auch bei den Garderobepaletten drei Punkte zu beachten: die *Farbbeschaffenheit (ob warm oder kühl), die Farbintensität* (ob hell oder dunkel) und den *Klarheitsgrad* der Farben (ob klar oder gedämpft). Betrachten Sie die Farbstreifen auf den Seiten 44 bis 47, die die Garderobenfarben einer jeden Jahreszeit darstellen. Die Paletten der Winter- und der Sommer-Jahreszeit sind kühl, die vom Herbst und Frühling warm. Die Winter- und die Sommerpalette enthalten beide Blaurot- und Blaugrünnuancen sowie auf Blau basierende Pinktöne wie Fuchsienrot, Zyklam und Rosarot. Bei den Herbst- und Frühlingsfarben hingegen finden wir ausschließlich warme Farben wie Gelbgrün und Orangerot, Goldbraun und Gelb.

Auch hier sind, was die Farbintensität anbelangt, die Herbst- und Winterfarben am dunkelsten und sattesten, während wir in der Sommer- und der Frühlingstabelle viele Pastellfarben und etliche helle bis mittelstarke Nuancen finden. Die Winter- und Herbstpaletten enthalten Farben wie Schwarz, Dunkelbraun, Weinrot, Mahagoni, Tannengrün, Flaschengrün und Purpur, in der Sommer- und der Frühlingspalette hingegen finden wir Pastell- und Pfirsichrosa, Flieder, Himmelblau, gedämpfes Lila und Hellorange.

Abschließend sei zum Klarheitsgrad der Garderobenpaletten bemerkt, daß die Winter- und Frühlingsfarben alle einen klaren Farbcharakter aufweisen, während in der Sommer- und der Herbstpalette gedämpfte Töne vorherrschen.

In den folgenden Tabellen sind nacheinander sämtliche Garderobenfarben aller Jahreszeiten in derselben Reihenfolge wie die Farbstreifen aufgeführt. Sie werden darunter auch ein paar neue Farben kennenlernen, die Sie im ersten Band von *Color Me Beautiful* noch nicht vorgefunden haben. Da die auf den Seiten 44 bis 47 aufgeführten Farbstreifen recht klein ausfallen und gedruckte Farbe den Stoffarben sowieso nicht gerecht wird, ist es vielleicht ratsam, daß Sie sich ein Mäppchen mit Stoffmustern in den Farben Ihrer Jahreszeit anschaffen, das Sie dann als Orientierungshilfe benutzen können. Dieselben Farbvorlagen wären dann auch beim Aussuchen Ihres Make-ups für Sie von Nutzen. Auf der letzten Seite dieses Buches erfahren Sie, wie Sie die Stoffmuster bekommen können.

DIE GARDEROBENFARBEN DES WINTERTYPS

Die Winterfrau braucht klare Farben und starke Kontraste. Schwarz und Weiß sowie alle prächtigen, unverfälschten Primärfarben stehen ihr ebensogut wie glitzernde Eistöne. Vermeiden sollte sie Gold und Goldbraun, Orange sowie alle gedämpften Pastellfarben.

Neutrale Farben: geeignet für Mäntel, Kostüme, Jacken, Hosen und klassische Kleider

Marineblau	Hellgrau
Schwarz	Schwarzbraun
Anthrazit	Graubeige (Taupe)
Mittelgrau	

Helle Farben: für Blusen, Unterwäsche, Abend- und Sommerkleidung; ev. Sportbekleidung

Schneeweiß	Eisrosa
Eisgrau	Eisgrün
Eisblau	Eisviolett
Eisgelb	Eisaquamarin

Basis- und Akzentfarben: für Blusen, Pullover, Sportbekleidung und Kleider (auch für Hosen, Jacken und Röcke geeignet)

Königsblau	Dunkelviolett
kräftiges Blau	Lila
klares Lapisblau	dunkles Zyklam
Tannengrün	helles Zyklam
Smaragdgrün	Shocking Pink
Intensivgrün	lebhaftes Petrolblau
Turmalingrün	Lagunenblau
Bordeauxrot	kräftiges Türkisblau
leuchtendes Weinrot	Türkisgrün
Dunkelrot	Zitronengelb
Scharlachrot	

Neue Farben in der Winterpalette sind: Schwarzbraun, klares Lapisblau, lebhaftes Petrolblau, Türkisgrün und Bordeauxrot

DIE GARDEROBENFARBEN DES SOMMERTYPS

Die Sommerfrau sieht in sanften, kühlen, leicht gedämpften Farben vom Pastellbereich bis hin zu tiefen, ausdrucksvollen Tönen am besten aus. Kontrastreiche Farbkompositionen sollte sie ebenso vermeiden wie harte, knallige Effekte. Einem Sommertyp stehen keinerlei Goldtöne, kein Orange, Schwarz, Schneeweiß und auch keine extrem klaren, leuchtenden Farben.

Neutrale Farben: geeignet für Mäntel, Kostüme, Jacken, Hosen und klassische Kleider

Rauch-Marineblau	helles Blaugrau
Graublau	Rosabraun
Taubenblau	Kakaobraun

Helle Farben: für Blusen, Unterwäsche, Abend- und Sommerkleidung; ev. Sportbekleidung

Wollweiß	Puderrosa
Rosabeige	Rosé
Stahlblau	Flieder
blasses Zitronengelb	

Basis- und leuchtende Akzentfarben: für Blusen, Pullover, Sportbekleidung und Kleider (auch für Hosen, Jacken und Röcke geeignet)

Lapisblau	Pink
Himmelblau	Dunkelrosa
Vergißmeinnichtblau	Kirschrot
Kadettenblau	Melonenrot
Pastellaquamarin	Weinrot
Aquamarinblau	Malve
gedämpftes Petrol	Himbeerrot
Pastellgrün	Orchidee
mittleres Blaugrün	gedämpftes Lila
dunkles Blaugrün	Violett
gedämpftes Tannengrün	Pflaumenblau
Pastellrosa	

Neue Farben in der Sommerpalette sind: Kadettenblau, Aquamarinblau, gedämpftes Petrol, gedämpftes Tannengrün

DIE GARDEROBENFARBEN DES HERBSTTYPS

Optimal für die Herbstfrau sind alle warmen, mittelstarken bis dunklen Erdtöne. Ihre Farben, auch die helleren, müssen stets eine satte Tonqualität aufweisen. Alle auf Blau basierenden Farben wie Lila, Pink und Silbergrau sind
zu vermeiden, ebenso Schwarz und Schneeweiß.

Neutrale Farben: geeignet für Mäntel, Kostüme, Jacken, Hosen und seriöse
Kleider

Dunkelbraun	Olivgrün
Kaffeebraun	Graugrün
Naturbraun / Khaki	Petrol-Marineblau
Camel	warmes Grau

Helle Farben: für Blusen, Unterwäsche, Abend- und Sommerkleidung;
evtl. Sportbekleidung

Cremeweiß	helles Abricot
Sand	helles Lapisblau
Gelbbeige	

Basis- und Akzentfarben: für Blusen, Pullover, Sportbekleidung, Kleider
(auch für Hosen, Jacken und Röcke geeignet)

dunkles Lapisblau	Senf
Violett	Terrakotta
Aubergine	Orange / Kürbisgelb
Bronze	Orangerot / Zinnoberrot
Flaschengrün	Tomatenrot
Moosgrün	Rotbraun
Apfelgrün	Rost
Jadegrün	Mahagoni
Türkis	kräftiges Abricot
Petrolblau	Lachs
Gold	Lachsrosa

Neue Farben in der Herbstpalette sind: warmes Grau / Naturbraun / Khaki,
Petrol-Marineblau, Gelbbeige, helles Abricot, helles Lapisblau, Violett, Au-
bergine, Lachsrosa

DIE GARDEROBENFARBEN DES FRÜHLINGSTYPS

Den Frühlingsfrauen stehen warme, klare Farben von pastellheller bis hin zu mittelstarker Intensität. Lebhafte Kontraste passen zu ihnen. Ein Frühlingstyp vermeidet dunkle, harte Farben sowie blaustichige Pink-, Rot- und Grautöne.

Neutrale Farben: für Mäntel, Kostüme, Jacken, Hosen und klassische Kleider

klares Marineblau	Goldbraun
Mittelgrau	Gold-Camel / Honiggold
warmes Hellgrau	warmes Hellbeige
Schokoladenbraun	

Helle Farben: für Blusen, Unterwäsche, Abend- und Sommerkleidung; evtl. Sportbekleidung

Eierschale	warmes Pastellrosa
Gelbbeige	helles Lapisblau
helles Lachsrosa	

Basis- und Akzentfarben: für Blusen, Pullover, Sportbekleidung, Kleider (auch für Hosen, Jacken und Röcke geeignet)

helles, klares Marineblau	Pfirsich
Kornblumenblau	Lachsrosa
Mittelblau	Flamingo
zartes Lapisblau	Hellorange
intensives Lapisblau	Orangerot
Veilchenblau	Klatschmohn
Lindgrün	zartes Aquamarin
leuchtendes Gelbgrün	intensives Aquamarin
Irischgrün	Mintgrün
Koralle	klares Goldgelb
kräftiges Rosa	Sonnengelb

Neue Farben in der Frühlingspalette sind: klares Marineblau, Mittelgrau, Schokoladenbraun, Naturbraun, helles Lapisblau, helles Petrolblau

Auf folgenden Fotos sind Frauen aus jeder Gruppe sowohl mit falschem als auch mit korrektem Make-up abgebildet; daneben finden Sie die für die Jahreszeiten geeigneten Make-up-Farben. Man kann erkennen, wie die richtigen Farben das Kolorit der Fotomodelle vorteilhaft unterstreichen. Wenn Sie Ihren Farbtyp bestimmt haben, können Sie die Make-up-Tabelle aus Ihrer Jahreszeit als Muster beim Einkauf benutzen. Da die Kosmetikhersteller bei der Benennung Ihrer Produkte freien Spielraum haben, werden unsere Farblisten Ihnen über Ihre Anfangsschwierigkeiten hinweghelfen. Darüber hinaus habe ich den Farben anschauliche Namen gegeben, da es schwierig ist, Make-up-Nuancen auf Papier akkurat wiederzugeben. Denken Sie nicht, daß Sie sich alle Make-up-Farben aus Ihrer Palette anschaffen müssen. Es ist vielmehr so, daß auf den Tabellen alle Ihnen zur Verfügung stehenden Möglichkeiten aufgeführt sind. Helle Typen wählen ihre Farben aus dem helleren Farbbereich ihrer Tabellen, bei einem etwas farbintensiveren Kolorit konzentriert man sich auf die lebhafteren Töne.

Auf den Fotos ist zu erkennen, welche Schminkfehler den Frauen immer wieder unterlaufen und welchen Unterschied im Gegensatz dazu die korrekt aufgetragenen Farben ausmachen. Auf den letzten Seiten dieses Kapitels geht es um Augen-Make-up bei verschiedenen Farben und Formen.

Unser erstes Fotomodell präsentiert sich Ihnen in drei Aspekten: zuerst ungeschminkt, dann leicht zurechtgemacht und schließlich mit einem vollständigen Make-up. Ich empfehle Ihnen dringend, auf den «kompletten Look» hinzuarbeiten. Ein Hauch von flüchtig aufgetragenem Rouge ist okay für den Tennisplatz, reicht aber für alle anderen Zwecke einfach nicht aus. Ob Sie sich nun im Büro oder auf einer Party befinden, unter Freunden oder in Ihrer Familie — Sie stellen Ihr eigenes Licht unter den Scheffel, wenn Sie sich nicht jeden Morgen die paar Minuten Zeit nehmen, die es erfordert, eine natürlich wirkende Maquillage aufzulegen, die Ihre Erscheinung perfekt abrundet. Sie sehen besser zurechtgemacht, eleganter und souveräner aus, was sich letzten Endes auf Ihr Selbstgefühl auswirkt. Sie verdienen alle Komplimente, die Ihren Weg kreuzen!

DAS VOLLENDETE MAKE-UP

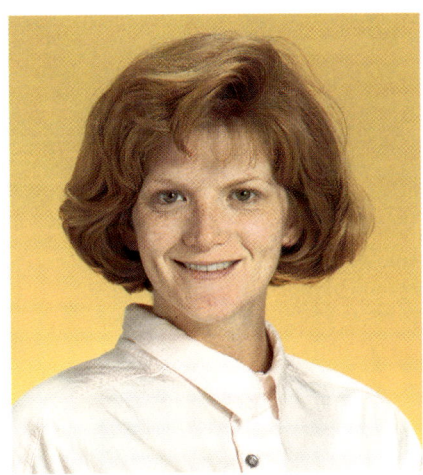

UNGESCHMINKT

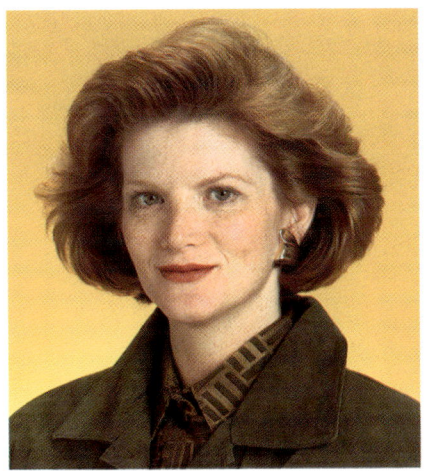

MINIMALES MAKE-UP

Studieren Sie hier einmal die Unterschiede bei Hanna, einem Herbsttyp, die zunächst ungeschminkt, danach mit Make-up abgebildet wurde. Können Sie sich Hanna ohne Make-up bei einem wichtigen Vorstellungsgespräch vorstellen? Schauen Sie nun auf das Foto, wo sie mit Lippenstift, Rouge und Mascara minimal geschminkt ist. Trotz Ohrringen und zurechtgemachter Frisur kann sich ihr Aussehen nicht mit dem geschliffenen Gesamteindruck rechts unten messen, der entsteht, wenn Grundierung, Puder, Lidschatten, Lidstrich und Augenbrauenstift zusätzlich benutzt werden. Ein Schaltuch und eine Halskette vervollständigen Hannas Erscheinung.

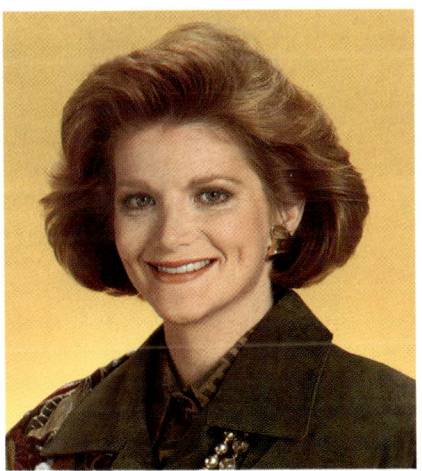

KOMPLETTES MAKE-UP

WINTER

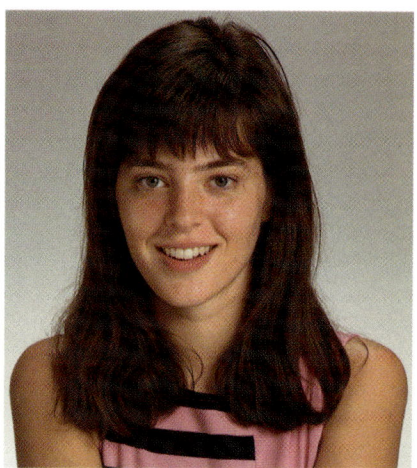

UNGESCHMINKT

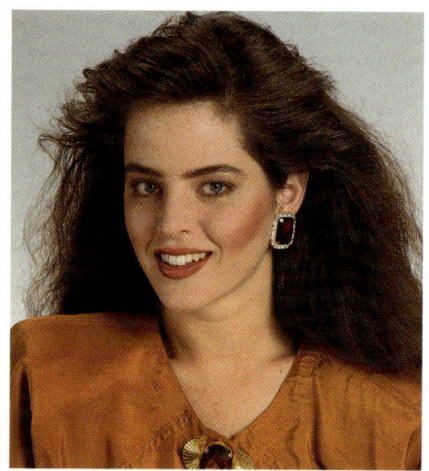

FALSCH

Diana ist ein Wintertyp mit hellem, neutral-beigefarbenem Hautton, graugrünen Augen und dunkelaschbraunen Haaren. Dieses hübsche Mädchen sieht in ihrer kürbisfarbenen Bluse und einem Make-up in Orangetönen ziemlich fade aus. Darüber hinaus hat sie das Rouge zu weit nach vorn und zu tief nach unten plaziert und außerdem zu stark aufgetragen — ein weitverbreiteter Schminkfehler. In königsblauem Hemd, mit zyklamfarbenem Lippenstift, pinkfarbenem Rouge sowie Lidschatten in Silber-, Flieder- und Lilatönen hat sie eine ganz andere Ausstrahlung. Das Rouge wird bei ihr auf dem höchsten Punkt der Wangenpartie aufgetragen; es verläuft von dort aus hin zur oberen Ohrenhälfte.

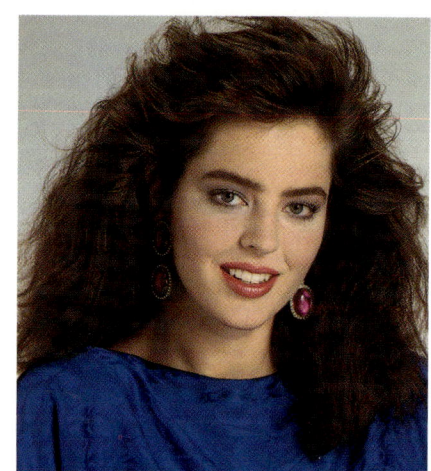

RICHTIG

DIE MAKE-UP-PALETTE DES WINTERTYPS

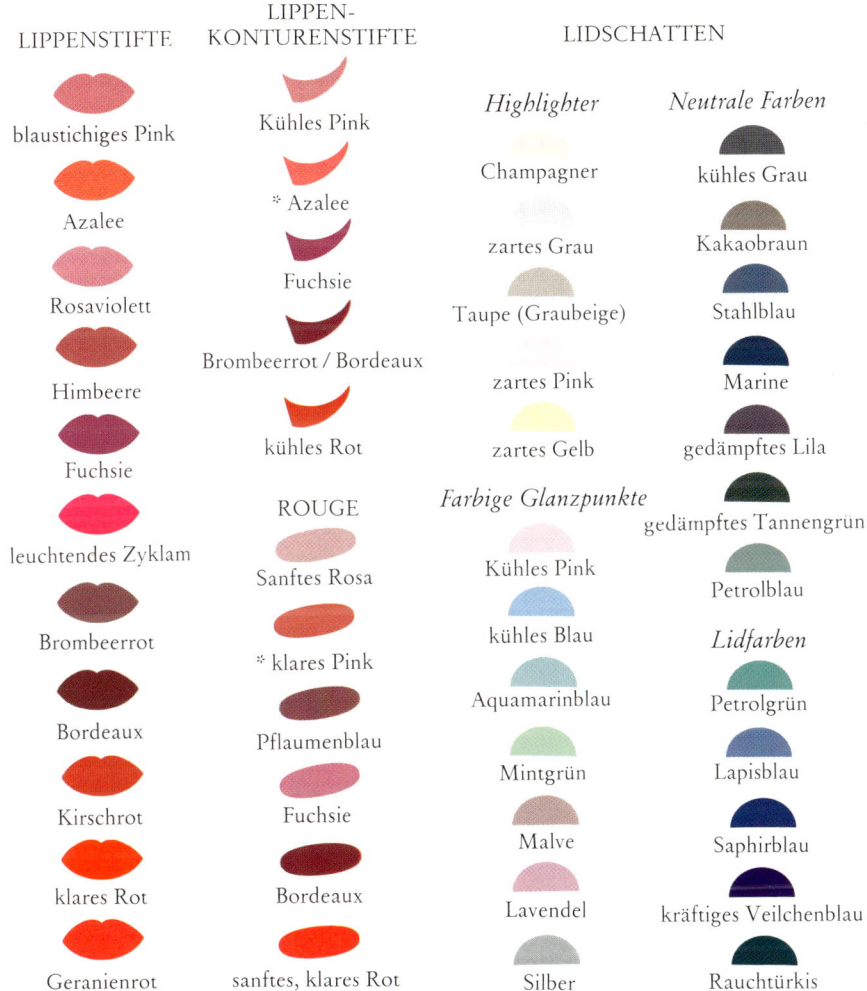

LIPPENSTIFTE

blaustichiges Pink

Azalee

Rosaviolett

Himbeere

Fuchsie

leuchtendes Zyklam

Brombeerrot

Bordeaux

Kirschrot

klares Rot

Geranienrot

LIPPEN-KONTURENSTIFTE

Kühles Pink

* Azalee

Fuchsie

Brombeerrot / Bordeaux

kühles Rot

ROUGE

Sanftes Rosa

* klares Pink

Pflaumenblau

Fuchsie

Bordeaux

sanftes, klares Rot

LIDSCHATTEN

Highlighter

Champagner

zartes Grau

Taupe (Graubeige)

zartes Pink

zartes Gelb

Farbige Glanzpunkte

Kühles Pink

kühles Blau

Aquamarinblau

Mintgrün

Malve

Lavendel

Silber

Neutrale Farben

kühles Grau

Kakaobraun

Stahlblau

Marine

gedämpftes Lila

gedämpftes Tannengrün

Petrolblau

Lidfarben

Petrolgrün

Lapisblau

Saphirblau

kräftiges Veilchenblau

Rauchtürkis

Grundierungen: Sand, kühles Beige; neutrales Beige; Rosabeige; kräftiges Rosabeige; Rosabraun

Mascara (Basisfarben): Schwarz, Schwarzbraun, Marine, Tannengrün

Lidstrich: Schwarz; Anthrazit; Marine; Tannengrün; Petrolblau; Stahlblau; Dunkelviolett; Lapisblau

* ideale Testfarben

SOMMER

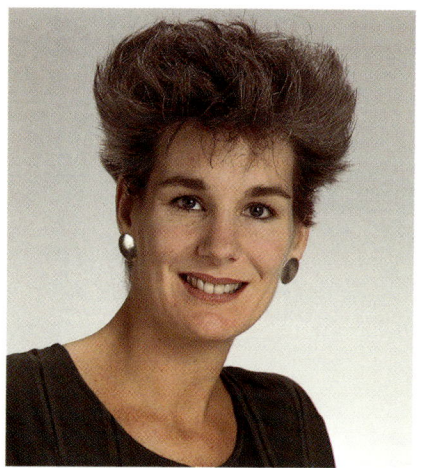

UNGESCHMINKT

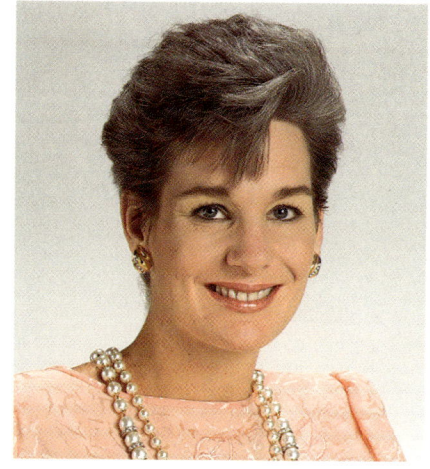

FALSCH

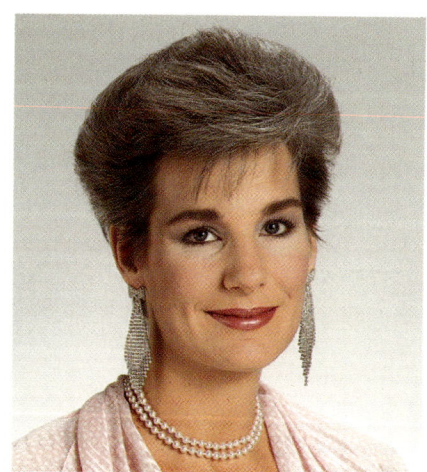

RICHTIG

Sommerfrau Helga hat rosabeigefarbene Haut, graublaue Augen und Haare in einem weichen Pfeffer- und Salzton. Mit ihren Farben und dem korrekten Make-up kommt sie voll zur Geltung. Die pinkfarbene Bluse, ein leicht glänzender rosaroter Lippenstift, rosarotes Rouge sowie Lidschatten in Pink, Grau und Stahlblau betonen ihren Typ optimal. In der abricotfarbenen Bluse und in ebensolchen Make-up-Tönen wirkt sie leicht gelblich. Besonders beim Augen-Make-up ist der Unterschied frappant. Auf dem «falschen» Bild sind Helgas Augen dunkelpetrol- blau geschminkt, während in der Brauen- gegend gelber Highlighter aufgetragen wurde — für ihre Augen ist diese Schmink- technik verkehrt. Da Helgas Augen durch Schlupflider und einen ausgeprägten Brauen- bereich gekennzeichnet sind, ist es für ihre Augen vorteilhafter, wenn sie, wie auf dem «richtigen» Foto, eine hellere Nuance für die Augenlider wählt und für die Lidfalte eine Schattierung von mittelstarker Intensität benutzt.

DIE MAKE-UP-PALETTE DES SOMMERTYPS

LIPPENSTIFTE	LIPPEN-KONTURENSTIFTE	LIDSCHATTEN	

LIPPENSTIFTE

Altrosa

Malve

weiches, kühles Pink

* kühles Rosarot

Orchideenrosa

gedämpftes Brombeerrot

Weinrot

weiches Fuchsienrot

mittleres Fuchsienrot

Melonenrot

gedämpftes Kirschrot

LIPPEN-KONTURENSTIFTE

weiches Rosa

kühles Pink

gedämpftes Pflaumenblau

Fuchsie

kühles Rot

ROUGE

zartes Rosa

mittleres Pink

Malve

gedämpftes Pflaumenblau

Fuchsienrot

Melonenrot

LIDSCHATTEN

Highlighter

Champagner

zartes Grau

zartes Pink

zartes Gelb

Farbige Glanzpunkte

kühles Pink

kühles Blau

Aquamarin

Mintgrün

Malve

Lavendel

Silber

Neutrale Farben

kühles Grau

Kakaobraun

Silbermalve

Stahlblau

Amethyst

Tannengrün

Petrolblau

Lidfarben

Petrolgrün

Lapisblau

Flieder

Grundierungen: helles Rosabeige; kühles Beige; Rosabeige; neutrales Beige; kräftiges Rosabeige; Rosabraun

Mascara (Basisfarben): Braunschwarz; Braun; Marine; Tannengrün

Lidstrich: Anthrazit; Mittelgrau; Schlamm; Tannengrün; Petrolblau; Marine; Schiefergrau; Amethyst; Lapisblau

* ideale Testfarben

HERBST

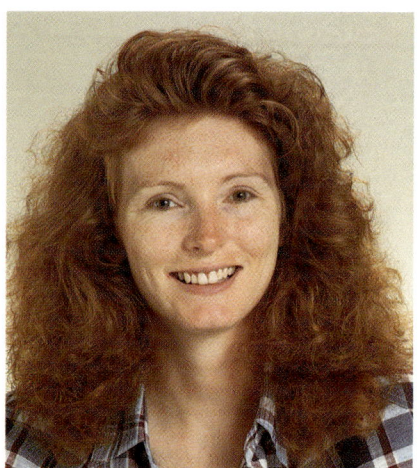

UNGESCHMINKT

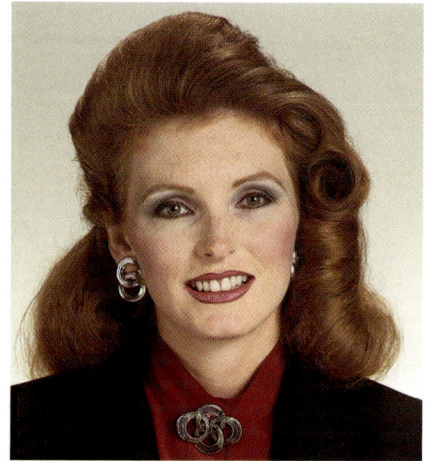

FALSCH

Susanne repräsentiert mit ihrem Elfenbein-
teint, ihren roten Haaren und ihren gelbgrünen Augen den klassischen Herbsttyp.
Sieht sie in ihrer flaschengrün-orangeroten
Kleidungskombination nicht toll aus? Ihr
Make-up besteht aus orangerotem Lippenstift, pfirsichfarbenem Rouge und Lidschatten in Gold-, Pfirsich- und Brauntönen.
Sehen Sie, wie Ihre Augen funkeln! Obwohl
ihre Kleidung in Schwarz und Weinrot links
unten topmodisch ist, sieht sie in diesen
kühlen Tönen und den dazugehörigen weinroten Make-up-Farben zu streng aus. Zudem
hat Susanne beim Schminken den Fehler
gemacht, ihre Lippen mit einem weinroten
Konturenstift deutlich sichtbar zu umranden,
was ihre Mundlinie unnatürlich und hart
erscheinen läßt. Mit den für sie richtigen
Farben und einem natürlich aufgetragenen
Make-up sieht sie viel weiblicher aus.

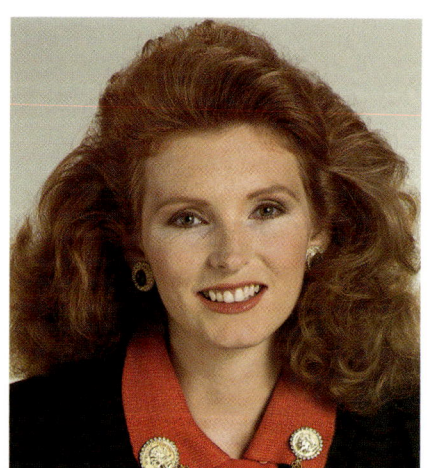

RICHTIG

DIE MAKE-UP-PALETTE DES HERBSTTYPS

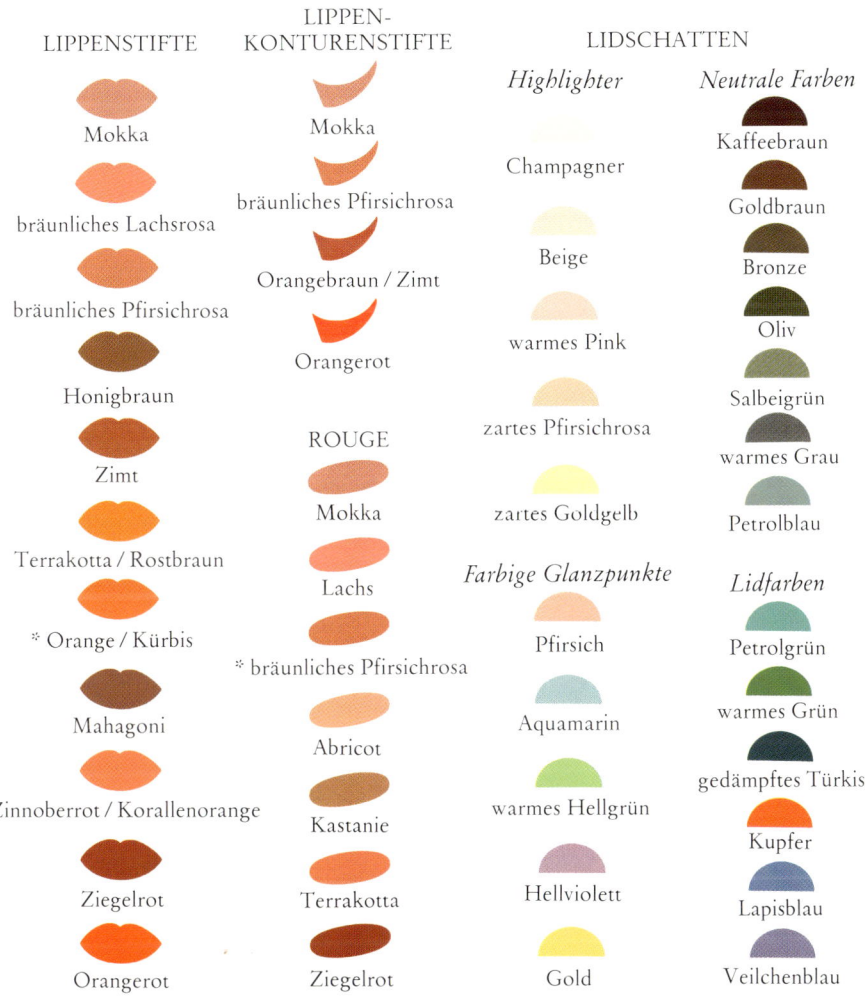

LIPPENSTIFTE

Mokka

bräunliches Lachsrosa

bräunliches Pfirsichrosa

Honigbraun

Zimt

Terrakotta / Rostbraun

* Orange / Kürbis

Mahagoni

Zinnoberrot / Korallenorange

Ziegelrot

Orangerot

LIPPEN-KONTURENSTIFTE

Mokka

bräunliches Pfirsichrosa

Orangebraun / Zimt

Orangerot

ROUGE

Mokka

Lachs

* bräunliches Pfirsichrosa

Abricot

Kastanie

Terrakotta

Ziegelrot

LIDSCHATTEN

Highlighter

Champagner

Beige

warmes Pink

zartes Pfirsichrosa

zartes Goldgelb

Farbige Glanzpunkte

Pfirsich

Aquamarin

warmes Hellgrün

Hellviolett

Gold

Neutrale Farben

Kaffeebraun

Goldbraun

Bronze

Oliv

Salbeigrün

warmes Grau

Petrolblau

Lidfarben

Petrolgrün

warmes Grün

gedämpftes Türkis

Kupfer

Lapisblau

Veilchenblau

Grundierungen: Biskuit; Elfenbein; Naturbeige; Pfirsichbeige; Goldbeige; Pfirsich-Bronze; Goldbraun

Mascara (Basisfarben): Schwarz; Schwarzbraun; Oliv

Lidstrich: Braun; Oliv; Flaschengrün; Petrolblau; Petrolgrün; Violett; Türkis

* ideale Testfarben

FRÜHLING

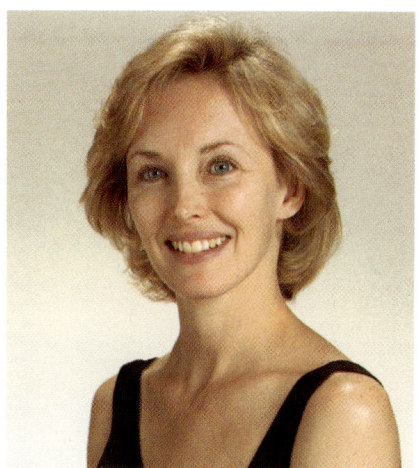

UNGESCHMINKT

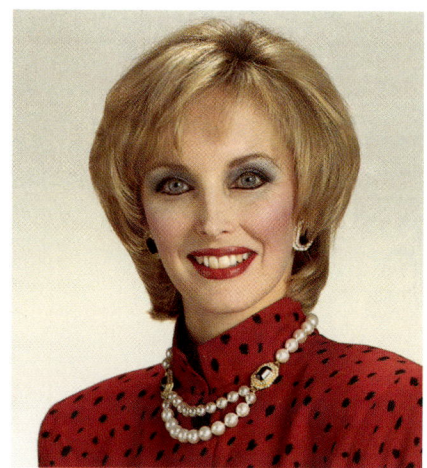

FALSCH

Dagmar ist ein Frühlingstyp mit elfenbeinfarbenem Teint, petrolblauen Augen und hellblonden Haaren. Auf dem Foto unten rechts wird ihr zartes Kolorit von den kühlen, dunklen Rottönen und dem starken schwarzen Lidstrich völlig erdrückt. In dem orangeroten Kostüm mit Rouge und Lippenstift in einem hellen, frischen Mohnrot und einem subtil, leicht verwischt aufgetragenen Lidstrich in Mittelbraun und sanften Lidschattentönen in Champagner, Pfirsich und Braun sieht Dagmar jung, frisch und attraktiv aus.

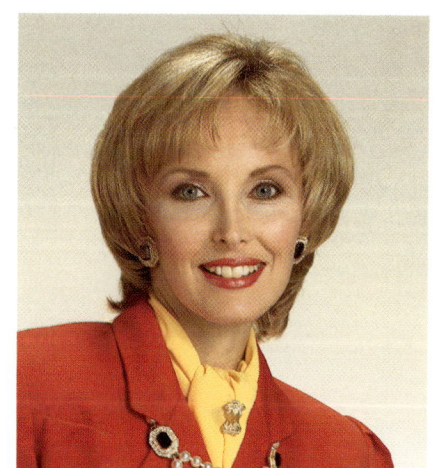

RICHTIG

DIE MAKE-UP-PALETTE DES FRÜHLINGSTYPS

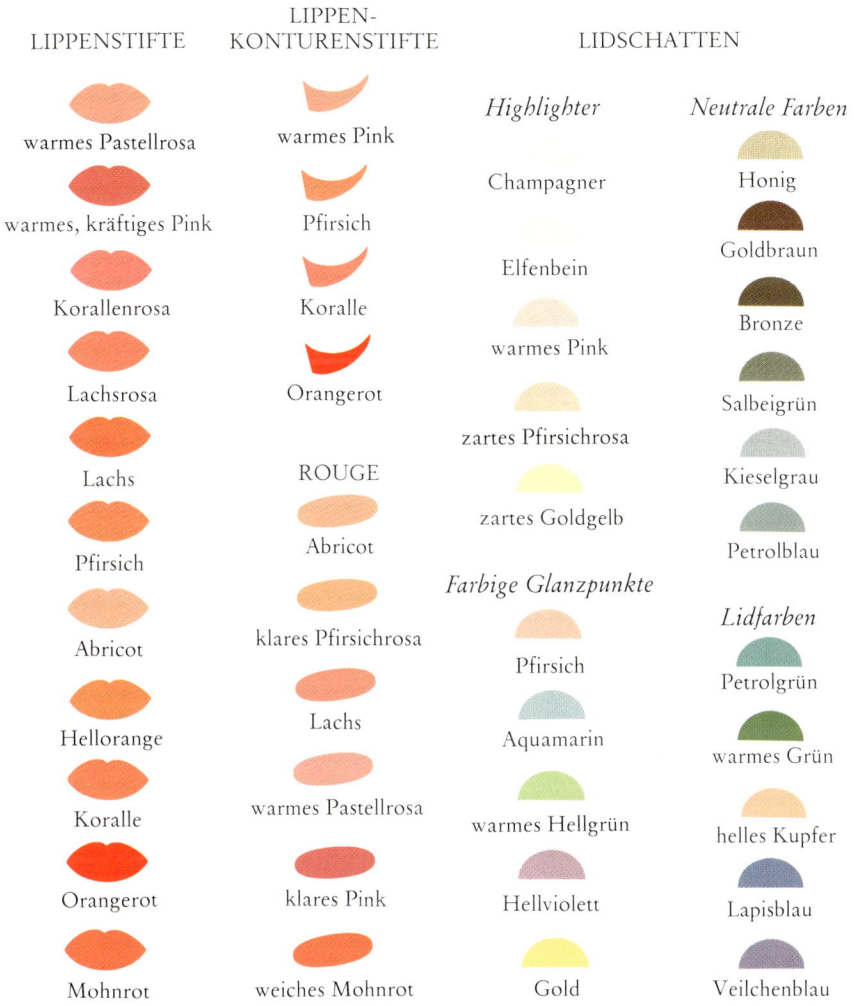

LIPPENSTIFTE	LIPPEN-KONTURENSTIFTE	LIDSCHATTEN	

LIPPENSTIFTE

warmes Pastellrosa

warmes, kräftiges Pink

Korallenrosa

Lachsrosa

Lachs

Pfirsich

Abricot

Hellorange

Koralle

Orangerot

Mohnrot

LIPPEN-KONTURENSTIFTE

warmes Pink

Pfirsich

Koralle

Orangerot

ROUGE

Abricot

klares Pfirsichrosa

Lachs

warmes Pastellrosa

klares Pink

weiches Mohnrot

LIDSCHATTEN

Highlighter

Champagner

Elfenbein

warmes Pink

zartes Pfirsichrosa

zartes Goldgelb

Farbige Glanzpunkte

Pfirsich

Aquamarin

warmes Hellgrün

Hellviolett

Gold

Neutrale Farben

Honig

Goldbraun

Bronze

Salbeigrün

Kieselgrau

Petrolblau

Lidfarben

Petrolgrün

warmes Grün

helles Kupfer

Lapisblau

Veilchenblau

Grundierungen: Porzellanbeige; Elfenbein; Pfirsichbeige; Goldbeige; Goldbronze
Mascara (Basisfarben): Braun; Marine; Oliv
Lidstrich: Braun; Oliv; Salbeigrün; Petrolblau; Petrolgrün; Türkis; Violett; Schiefergrau; Lapisblau

* ideale Testfarben

WINTER-MAKE-UP, ZUR KLEIDUNG

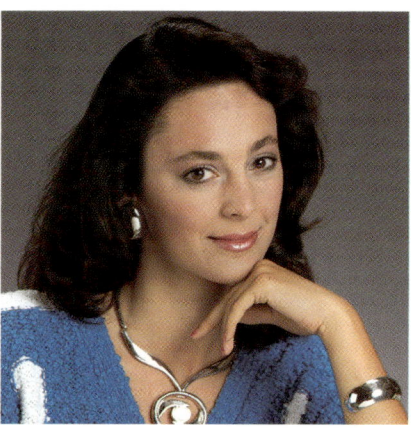

PINK
Sportlich: Rouge und Lippenstift; Pink; Lidstrich: Grau; Lidschatten: Champagner, Pink und Petrol

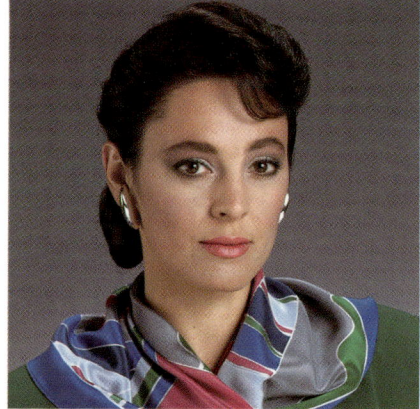

FUCHSIENROT
Formell: Rouge und Lippenstift: Fuchsienrot; Lidstrich: Flaschengrün; Lidschatten: Pink, Lila und gedämpftes Tannengrün

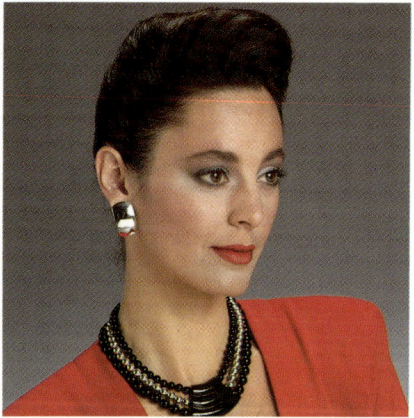

KLARES ROT
Elegant: Rouge und Lippenstift: klares Rot; Lidstrich: Anthrazit; Lidschatten: Silber und Grau

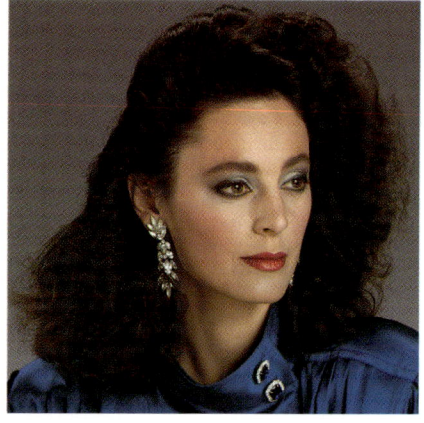

BORDEAUX
Festlich: Rouge und Lippenstift: Bordeaux; Lidstrich: Schwarz (leicht verwischt); Lidschatten: Silber, Grau und Saphirblau

Mit ihrem hellolivfarbenen Teint, ihren dunkelbraunen Augen und ihren schwarzbraunen Haaren ist Dorothea ein typischer Wintertyp.

SOMMER-MAKE-UP, ZUR KLEIDUNG

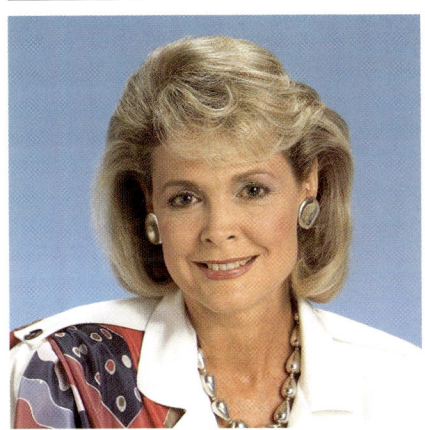

MELONENROT
Sportlich: Rouge und Lippenstift: Melo-
nenrot; Lidstrich: Schiefergrau; Lidschatten:
Champagner und kühles Blau

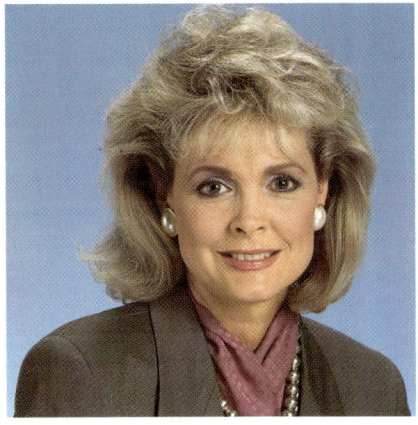

GEDÄMPFTES FUCHSIENROT
Formell: Rouge und Lippenstift: gedämpftes
Fuchsienrot; Lidstrich: Graubraun; Lid-
schatten: Malve, Kakaobraun und Amethyst

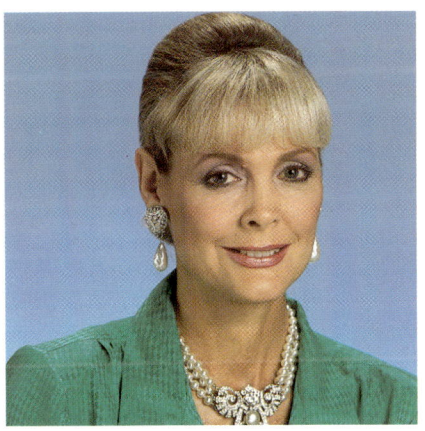

KÜHLES PINK
Elegant: Rouge und Lippenstift: kühles Pink;
Lidstrich: Anthrazit; Lidschatten: Pink,
kühles Grau und Petrolgrün

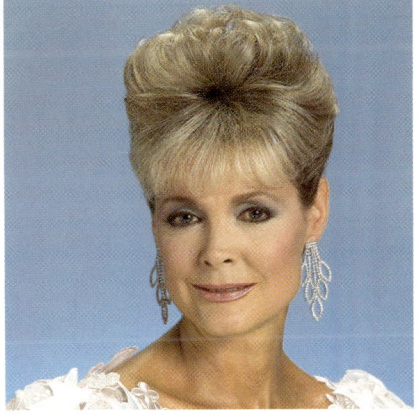

ALTROSA
Festlich: Rouge und Lippenstift: Altrosa; Lidstrich; Anthrazit; Lidschatten: Flieder, Silber
und Pink

Der Sommertyp Barbara hat eine rosig-beige Haut, aschblondes Haar und Augen in kühlem
Blau. Ihre weichen Farben werden durch die rosaroten, blauen und blaugrünen Farben ihrer
Sommerpalette zur Geltung gebracht.

HERBST-MAKE-UP, ZUR KLEIDUNG

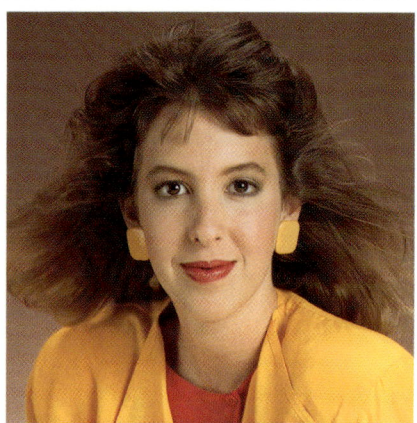

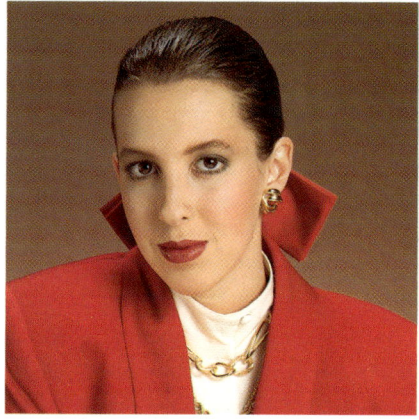

ORANGEROT
Sportlich: Rouge: Terrakotta; Lippenstift: Orangerot; Lidstrich: Braun; Lidschatten; Goldgelb und Braun

ZIEGELROT
Elegant: Rouge und Lippenstift: Ziegelrot; Lidstrich: Braun; Lidschatten: Beige, Kitt und Kaffeebraun

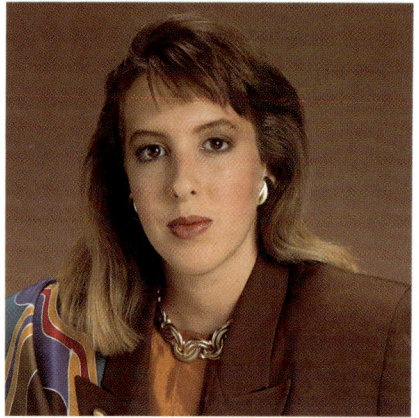

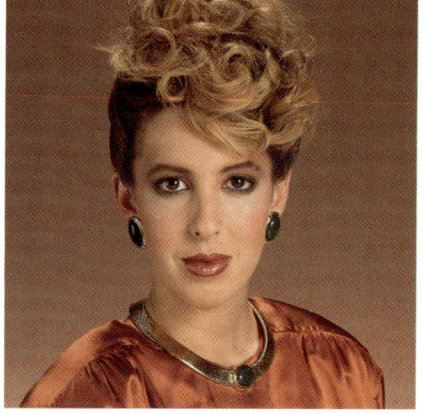

HONIGBRAUN
Formell: Rouge; Kastanienbraun; Lippenstift: Honigbraun; Lidstrich: Braun; Lidschatten: Champagner, Bronze und ein Hauch Petrolblau

ZIMT
Festlich: Rouge: Abricot; Lippenstift: Zimt; Lidstrich: Braun; Kohlstift, zur Betonung des unteren inneren Lidrandes: Braun; Lidschatten: Pfirsichrosa, Gold und Kupfer

Margrets goldenes Kolorit ist typisch für eine Herbstvertreterin. Zu ihrem Pfirsichteint, ihren dunkelgoldbraunen Augen und ihren honigfarbenen Haaren passen die vollen satten Töne der Herbstpalette.

FRÜHLINGS-MAKE-UP, ZUR KLEIDUNG

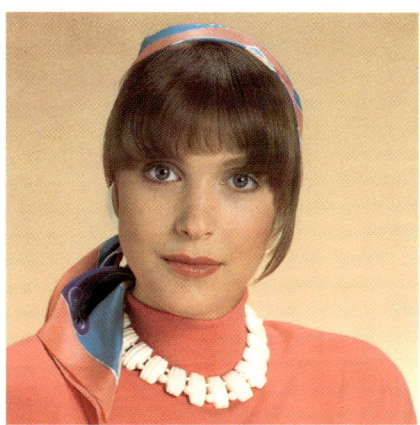

KLARES LACHSROSA
Sportlich: Rouge und Lippenstift: klares Lachsrosa; Lidstrich: weiches Braun; Lidschatten: Braun und Pfirsichrosa

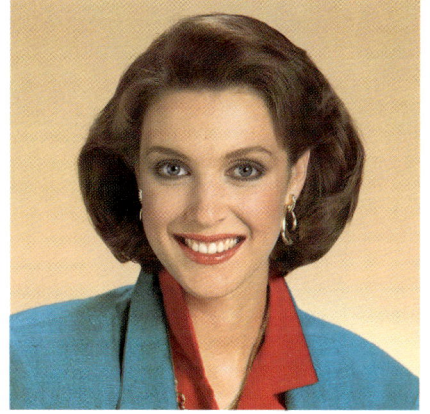

ORANGEROT
Formell: Rouge: Mohnrot; Lippenstift: Orangerot; Lidschatten: Elfenbein, Goldbraun und Petrol

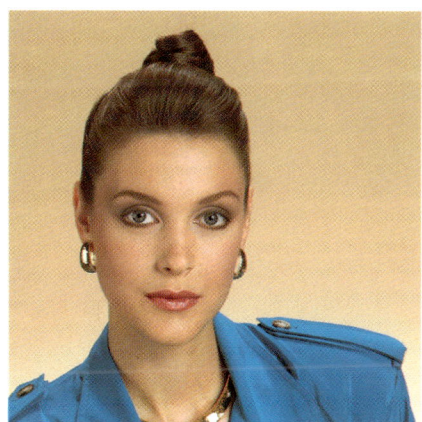

WARMES, KRÄFTIGES ROSA
Elegant: Rouge und Lippenstift: warmes Pink; Lidstrich: Braun und Petrolblau; Lidschatten: warmes Pink, Honig und Petrolblau

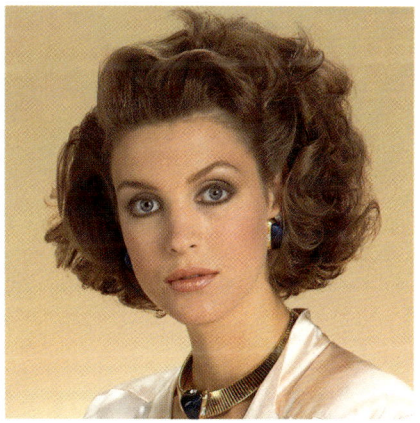

PFIRSICHROSA
Festlich: Rouge und Lippenstift: Pfirsichrosa; Lidstrich: Braun; Lidschatten: Elfenbein, helles Veilchenblau und Bronze

Rebekkas pfirsich-beigefarbener Teint, blaue Augen und goldbraune Haare sind echte Merkmale eines Frühlingstyps. In warmen, klaren Farben kommt ihr Äußeres besonders gut zur Geltung.

AUGENFORMEN

AUSGEWOGENER LID-
UND BRAUENBEREICH
Beispiel: blaues Frühlingsauge

AUSGEPRÄGTES AUGENLID —
KLEINER BRAUENBEREICH
Beispiel: grünes Herbstauge

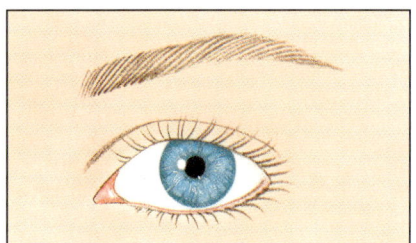
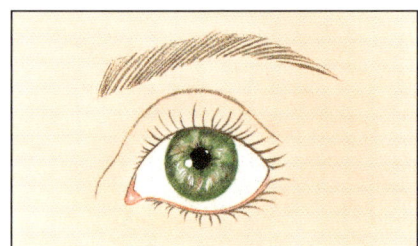

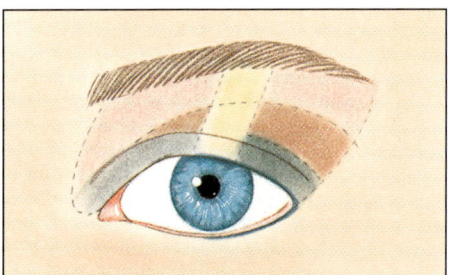
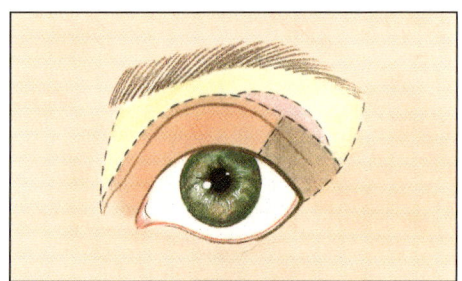

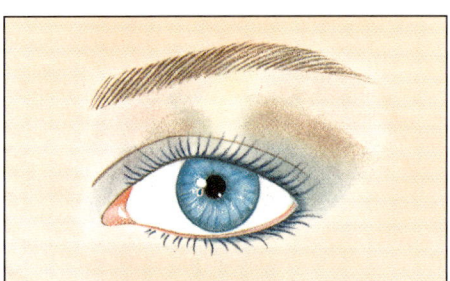
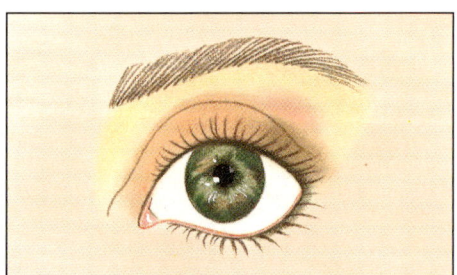

Verteilen Sie zunächst etwas Highlighter auf
dem gesamten Lid- und Brauenbereich.
Danach betonen Sie die Kontur Ihrer Augen,
indem Sie einen dunkleren Farbton für den
äußeren Teil des Lides verwenden und für
den inneren Teil einen blasseren Ton. Am
Abend können Sie Ihr Augen-Make-up
durch einen farbigen Glanzpunkt beleben,
indem Sie einen schmalen, vertikal verlaufenden Streifen genau über die Iris setzen.

Tragen Sie eine neutrale Lidschattenfarbe
von mittelstarker Intensität über das ganze
Lid auf, wobei die äußere Seite mit einem
dunkleren Ton akzentuiert wird. Auf den
Brauenbereich kommt ein Highlighter.
Danach führen Sie die auf das äußere Lid
aufgetragene dunklere Lidschattenfarbe
hinauf bis zum Jochbein. Zum Schluß wird
der oberste Jochbeinbereich durch einen farbigen Glanzpunkt betont.

KLEINES AUGENLID —
GROSSFLÄCHIGER BRAUENBEREICH
Beispiel: blaues Sommerauge

KLEINER LID- UND BRAUENBEREICH
Beispiel: braunes Winterauge

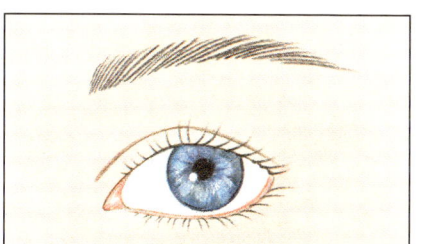
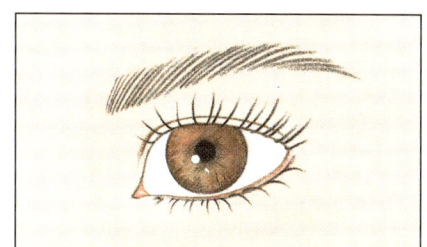

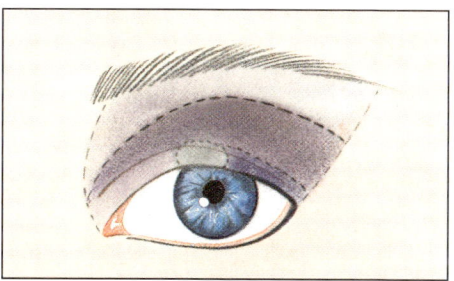
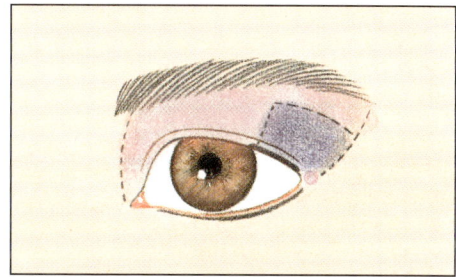

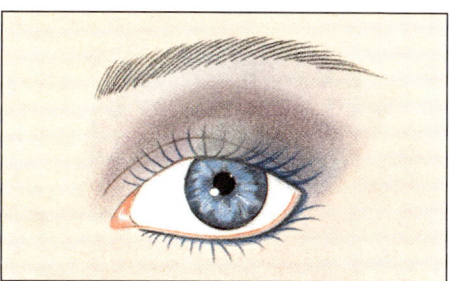
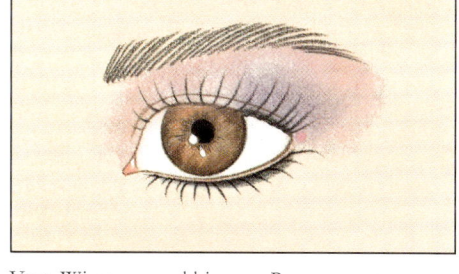

Auf den gesamten Augenbereich wird
Highlighter verteilt. Um das Auge optisch zu
öffnen, wird ein dunkler Lidschatten oberhalb der Lidfalte entlang aufgetragen. Der
äußere Lidrand wird mit einem dunkleren
Lidschatten akzentuiert. Um das Augenlid
stärker hervorzuheben, wird dort ein kleiner
farbiger Glanzpunkt genau über die Iris
gesetzt.

Vom Wimpernrand bis zum Brauenansatz
wird eine blasse Lidschattenfarbe aufgetragen, danach wird das äußere Drittel des
Augenlides mit einem dunkleren Ton konturiert und leicht nach oben bis an die äußere
Hälfte des Brauenansatzes hochgezogen.
Das Jochbein wird nicht mit Konturschatten
betont.

DIE KORREKTE WAHL
DER LIDSCHATTENFARBEN

RICHTIG   FALSCH

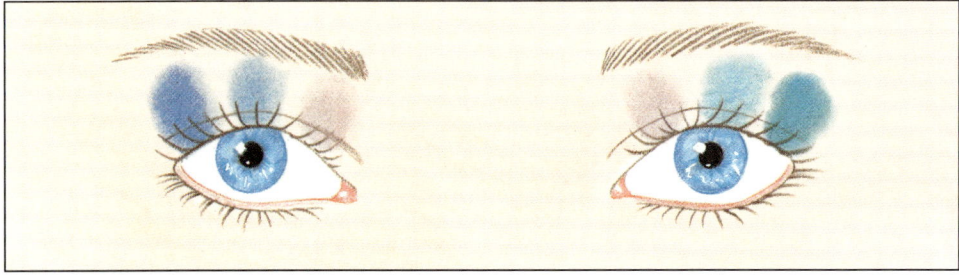

Kühle blaue Augen werden durch Lidschattenfarben in ähnlichen Blautönen vorteilhaft zur
Geltung gebracht, beißen sich aber mit Lidschatten in Petrolblau, obwohl der Highlighter, wie
bei allen hier aufgeführten Beispielen, die richtige Farbe aufweist.

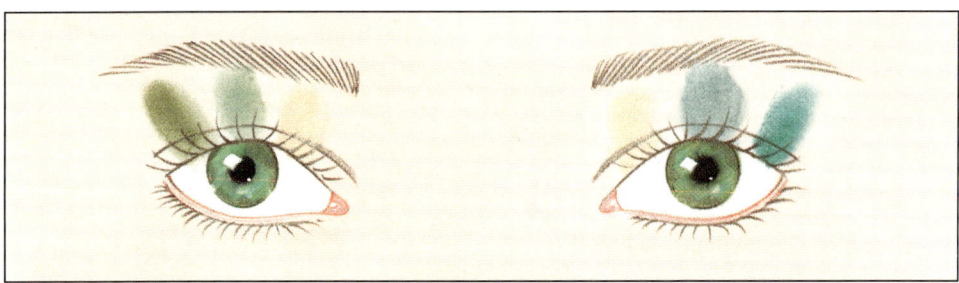

Gelbgrüne Augen sehen in champagnerfarbenem Highlighter und warmen, gelbgrünen
Lidschattentönen besonders apart aus. Mit blaugrünem Augen-Make-up dagegen büßen sie
viel von ihrer Wirkung ein und bekommen ein clownartiges Aussehen.

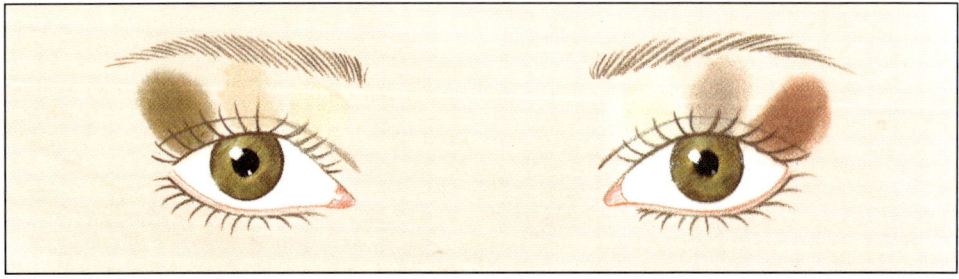

Goldbraunen Augen stehen Lidschattentöne in Goldbraun und Beige; mit rosabraunen Farben
entsteht Disharmonie.

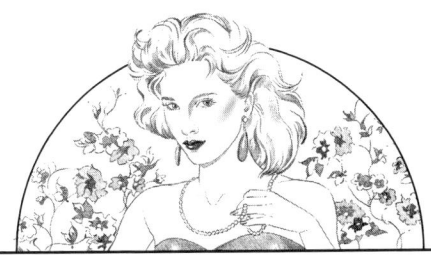

Kapitel 3

Der Farbtest

Mit den Kosmetikfarben läßt sich Ihre Jahreszeit besonders leicht ermitteln! Beim Ausprobieren von Rouge- und Lippenstiftfarben werden Sie sehr schnell merken, ob Sie ein Winter-, Sommer-, Herbst- oder Frühlingstyp sind.

Der Farbtest besteht aus zwei Schritten. Zunächst einmal lesen Sie sich bitte die Beschreibungen eines jeden saisonalen Typs durch und wählen dann eine oder zwei Gruppen aus, in die Sie sich am ehesten einordnen würden. Danach testen Sie bestimmte Make-up-Farben und vergleichen Sie miteinander. Zu diesem Zweck begeben Sie sich am besten in eine Drogerie oder in die Kosmetikabteilungen von Kaufhäusern, wo Ihnen verschiedene Tester zur Verfügung stehen, so daß Sie zu einer Vielfalt von Farben Zugang haben.

1. SCHRITT: WELCHE BESCHREIBUNG TRIFFT AUF SIE ZU?

Versuchen Sie sich beim Durchlesen folgender Beschreibungen einmal an einige Ihrer Kleidungsstücke, in denen Sie sich immer ganz besonders flott vorkamen, zu erinnern, egal, wie weit das zurückliegt. Brachten sie Ihnen Komplimente ein? Wählen Sie nun die Jahreszeit aus, die Ihren Typ am ehesten charakterisiert.

WINTER

Kleidung: Der Winterfrau stehen klare, reine und kühle Farben am besten, so alle Pink-, Blau-, Grün-, Lila-, Blaurot- und klaren Rottöne, die stets von leuchtender oder dunkler Intensität sind. Dunkle, auf Blau basierende Farben, zum Beispiel Marine, stehen ihr gut — ebenso Schwarz und Weiß. In gedämpften Tönen und Erdfarben sieht sie nicht so berauschend aus, denn ihr Kolorit benötigt leuchtende, klare Farben. Auch ihre hellen Töne müssen klar und eisig sein und beinahe «weiß» an ihr ausschauen. In Pastellfarben kann die Winterfrau ihre volle Wirkung nicht entfalten. Rot hingegen liebt sie besonders.

Make-up: Als Rouge sind Pink- oder Weinrottöne besonders vorteilhaft. Als Lippenstiftfarben sind mittelstarke bis leuchtende Pinktöne geeignet, ebenso Fuchsienrot, ein klares Rot oder Weinrot. Oftmals bevorzugt der Wintertyp eine leicht silberglänzende Lippenstiftfarbe, da klare Farben ihm am besten stehen. Bräunliche, zimtfarbene oder rostrote Lippenstifte lassen die Winterfrau matt aussehen; ein orange- oder pfirsichfarbenes Exemplar rückt sie in ein gelbliches Licht, und in einer hellen Farbe wirkt sie fade. Der Wintertyp braucht Farbe!

Kolorit: Das Kolorit eines Wintertyps ist in der Regel kräftig; die Haarfarbe rangiert vom mittleren bis in den ganz dunklen Bereich, und die Farbe der Augen ist immer intensiv. In extrem seltenen Fällen ist ein Wintertyp im Erwachsenenalter naturblond. Die Haut eines Wintertyps ist entweder ganz weiß oder dunkel (schwarz, braun, hellbraun) oder olivfarben, graubeige oder von neutralem Beige. Einige Wintervertreter haben rosige Wangen; bei der Mehrzahl von ihnen ist dies jedoch nicht der Fall. Bei den meisten Wintertypen findet man die im Anschluß aufgeführten Haar-, Haut- und Augenfarbenkombinationen. Suchen Sie sich die auf Sie zutreffende Kombination heraus, indem Sie mit Ihrer Haarfarbe beginnen.

Winterfrauen: Elizabeth Taylor, Jackie Onassis, Jaclyn Smith, Joan Collins, Alice, Liza Minelli.

Bei der Mehrzahl der Wintertypen findet man folgende Haar-
Haut- und Augenfarbenkombinationen:

HAARE	AUGEN	HAUT
Schwarz	Blau, weißgesprenkelte Iris	Weiß
Dunkelbraun Hellblond (selten)		Rosabeige
Schwarz Mittel- bis Dunkelbraun	Dunkelbraun	Oliv Beige Braun Schwarz
Braun	Haselnußbraun (Grünbraun)	Oliv Beige
Braun	Grün, weißgesprenkelte Iris	Beige Graubeige
Graumeliert Silbergrau Weiß	jede der oben genannten Farben	jede der oben genannten Farben

SOMMER

Kleidung: Das Kolorit der Sommerfrau ist zarter als das des Wintertyps. Ihre Haar- und ihre Augenfarbe ist heller. Daher trägt sie weniger intensive Farben. Alle kühlen Blau-, Pink-, Blaugrün-, Flie-
der-, Malven- und Aquatöne von Pastell bis mittelstarker Intensität
stehen ihr, ebenso ein weiches Fuchsienrot, Kirsch- und Melonen-

rot. Gedämpfte Nuancen wie Puder- und Kadettenblau kann sie gut tragen. Jede ihrer dunkleren Farben sollte ebenfalls leicht gedämpft oder angegraut sein. Stark leuchtende, ganz klare Farben erdrücken die Sommerfrau. Wie die Winterfrau sollte sie warme, auf Gold basierende Farben meiden, da diese sie müde und abgespannt aussehen lassen.

Make-up: Optimale Rougetöne für die Sommerfrau sind ein sanftes Rosarot oder Pflaumenblau. Lippenstiftfarben in Rosa, hellem bis mittlerem Pink, Fuchsienrot oder gedämpften Beerenfarben beleben ihren Typ. Ein roter Lippenstift ist für sie zu leuchtend, es sei denn, es handelt sich um ein zartes Melonenrot. Orange- und Pfirsichtöne wirken an der Sommerfrau zu grell, und in allen bräunlichen Nuancen wie Rost oder Zimt macht sie einen trüben Eindruck.

Kolorit: Als Kind ist die Sommerfrau oft blond, doch mit der Zeit dunkeln ihre Haare nach und verwandeln sich in einen «schmutzigen» Blond- oder aschigen Braunton. Einige Sommerfrauen bleiben von Natur aus silberblond. Obwohl es unter den Sommertypen keine «echten» Rothaarigen gibt, kann man bei einigen brünetten Frauen dieser Gruppe dunkelrote Glanzlichter in den Haaren entdecken. Oft sind die Augen von Sommerfrauen von einem kühlen Blau oder Blaugrau; bei einigen von ihnen sind sie aber auch grün und enthalten etwas Braun. Ein braunäugiger Sommertyp ist in der Tat eine Seltenheit, mit Ausnahme bei der schwarzen oder asiatischen Rasse. Braunäugige Blondinen kann man in der Regel der Herbstpalette zuordnen. Die Haut eines Sommertyps, zumindest die Wangenpartie, ist oft rosig überhaucht. Andere Frauen dieser Kategorie wiederum sind blaßbeige oder ganz hell olivfarben, oder ihre Haut ist durchscheinend weiß. Farbige Sommervertreter sind hellhäutiger, aber nicht goldfarben, und der Hautton des asiatischen Sommertyps ist graubeige.

Sommerfrauen: Grace Kelly, Farrah Fawcett, Linda Evans, Candice Bergen, Bo Derek

Bei der Mehrzahl der Sommertypen findet man folgende Haar-, Haut- und Augenfarbenkombinationen:

HAARE	AUGEN	HAUT
Hell- bis Mittel-braun	Blau, weißgesprenkelte Iris	Weiß, zartrosa überhaucht
	Haselnußbraun (enthält zusätzlich Blau)	Rosabeige
	Haselnußbraun (enthält zusätzlich Grün)	Beige, rosa über-haucht
Dunkelaschblond Silberblond	Blau Graublau Grün, weißgespren-kelte Iris	Hell-Oliv Beige Rosabeige
Dunkelbraun	Blau, weißgespren-kelte Iris	Blaß, rosa über-haucht frisch, leicht gerötet
Sanft Graumeliert Perlgrau Perlweiß	Jede der oben genannten Farben	Jede der oben genannten Farben
Schwarz Dunkelaschbraun	Braun	Helles Schwarz Hellbeige (asiatisch)

HERBST

Kleidung: Die Herbstfrau trägt gerne satte, warme Farben wie Pe-trolblau, Zinnoberrot, Flaschen- und Jadegrün, kräftige Lachs- und Pfirsichtöne und Kaffeebraun sowie alle erdigen, gedämpften Nuan-cen wie Oliv, Rost, Gold, Terrakotta, Senf und Khaki. In Ton in

Ton gehaltener Kleidung in Beige und Cremeweiß oder in beige-braunen Farbkombinationen sieht die Herbstfrau super aus. Dazu trägt sie viel Gold-, Messing- oder Kupferschmuck, um ein warmes, ausdruckvolles Gesamtbild zu erzielen. Gedämpfte Farben stehen ihr meistens besser als klare. Auch die leuchtenden Farben aus der Herbstpalette sind in ihrem Fall besser, wenn sie etwas gedeckt sind. Neben den hellhaarigen Herbstfrauen, die die weichen, neutralen, erdfarbenen Töne aus ihrer Palette bevorzugen, gibt es die dunkel-äugigen Brünetten und Rothaarigen, die den kräftigen Rottönen, Flaschengrün und allen intensiveren Farben aus ihrem Bereich zuge-tan sind. Fuchsienrot, Blaurot, Grau und Pinktöne sind nichts für den Herbsttyp, da sie sich mit seinem goldenen Kolorit beißen. In den meisten blassen Farben, besonders in zartem Blau und Pink, sieht er fade aus. Herbstfrauen brauchen kräftige Farben!

Make-up: Die Herbstfrau sieht, was ihre Lippenstift- und Rougefarben anbelangt, in Zimt, Pfirsich, Rost- und Terrakotta-nuancen toll aus. Die hellen Herbstvertreter bevorzugen Mokka-und gedämpfte Pfirsichtöne, während die dunkleren Frauen dieses Typs Nuancen wie Ziegelrot oder Terrakotta bevorzugen. Ein pink-farbener oder fuchsienroter Lippenstift ist für ein Herbstgesicht eine überaus strenge, ja geradezu schreiende Farbe.

Kolorit: Die Haare der Herbstfrau schimmern sehr oft in rötli-chem oder goldenem Licht. Sie können auch dunkelblond sein (und dem «Mausblond» des Sommertyps ähneln, enthalten jedoch mehr Gold) oder auch hellgoldbraun, kastanien-, kupfer- oder haselnuß-braun, rotblond oder rot. Es gibt auch ein paar Herbstvertreterinnen mit dunkelbraunen oder sogar schwarzbraunen Haaren. Diese Frauen können mit Hilfe des Lippenstifttests herausfinden, daß sie eher der Herbst- als der Winterpalette angehören! Herbstaugen sind überwiegend braun oder grün. Beim blauen Herbstauge befinden sich in der Iris wahrscheinlich goldene oder braune Flecken. Aus der Entfernung kann dies wie Stahlblau, Petrolblau oder leuchtendes Türkis wirken. Die Haut des Herbsttyps ist elfenbein- oder pfirsich-farben, goldbeige oder braun und kann bisweilen gelblich aussehen. Die Herbstfrau hat, wie übrigens auch der Wintertyp, keine rosigen

Wangen und benötigt Rouge zur Belebung ihres Teints. Es gibt jedoch auch Herbstfrauen mit frischer, rötlicher Gesichtsfarbe.

Herbstfrauen: Sophia Loren, Vanessa Redgrave, Meryl Streep, Stephanie Powers, Shirley McLaine, Sarah Ferguson.

Bei der Mehrzahl der Herbsttypen findet man folgende Haar-, Haut- und Augenkombinationen:

HAARE	AUGEN	HAUT
Braun		Dunkelbraun
Hellbeigeblond		
Dunkelbraun	Bernstein	
Kastanienbraun		Gelbbeige
Kupferbraun		Dunkles, Goldbeige
Rot		Goldbraun
Kohlschwarz		
Dunkelgoldblond	Dunkelbraun	Elfenbein
Hellgoldbraun		Pfirsich
		Hellbeige
Braun	Hellgoldbraun	Elfenbein
Hellkastanie		Pfirsich
Rot	Grün, Gelbbraun, Gesprenkeltes Iris	Elfenbein
Rotblond		Frisches Pfirsichrosa
Dunkelblond	Klares Hellgrün	Goldbeige
Haselnußblond		
Kastanienbraun	Blau; gelb- oder braungefleckte Iris	Elfenbein
Goldbraun		Hellbeige
Rotbraun	Stahlblau	
Rot	Petrolblau, Türkis	

FRÜHLING

Kleidung: Die Frühlingsfrau sieht in klaren, warmen Farben wie Korallen- und Orangerot, Pfirsich, warmem Rosa, Türkis, Lachs, Goldgelb und Gelbgrün hervorragend aus. Für die blonden und rothaarigen Frühlingstypen sind vor allem Camel, Goldbraun, Pfirsich und Abricot sehr geeignet. Der brünette Frühling mag helles Königsblau, Rot, leuchtendes Marineblau, kräftiges Goldgelb und Veilchenblau besonders gern. Ein blonder Frühlingstyp kann keine gedämpften oder dunklen Farben tragen; in dieser Hinsicht unterscheidet er sich von einem blonden Sommertyp. In gedämpften Malventönen sieht die Frühlingsfrau langweilig aus, und ein dunkles Pflaumenblau ist für sie eine zu harte und erdrückende Farbe. Der brünette Frühlingstyp ähnelt dem Winter, aber ihm stehen weder die auf Blau basierenden Fuchsientöne noch Blau- oder Weinrot. Rothaarige Frühlingsfrauen können ein paar Herbstfarben tragen, sehen aber letztlich vom Gesicht her in den helleren, klareren Frühlingsfarben besser aus.

Make-up: Rouge in warmem Rosa oder klaren Lachstönen belebt die Frühlingsfrau. Ihre bevorzugten Lippenstiftfarben sind klares Lachs, Pfirsichrosa oder Korallentöne. Einige Frühlingsfrauen sehen in Pink besser aus als in Pfirsichtönen, aber dieses Pink muß dann eher gelb- als blaustichig sein. Brünetten oder rothaarigen Frühlingstypen stehen klare orangerote Lippenstifte oftmals ausgezeichnet.

Kolorit: Haare von Frühlingstypen sind überwiegend gold- oder rotblond, hellrot oder goldbraun. Einige Frühlingsfrauen sind von Natur aus flachsblond und vom Typ her sehr hell und fast transparent; wieder andere haben mittel- bis dunkelbraune Haare mit oder ohne rötliche Glanzlichter. Die Mehrzahl der Frühlingsvertreterinnen hat blaue oder grüne Augen mit gelben Flecken in der Iris, obwohl auch etliche hellbraune oder bernsteinfarbene Augen in dieser Kategorie anzutreffen sind. Frühlingsfrauen haben einen überwiegend elfenbein- oder pfirsichfarbenen, goldbeigen oder braunen Teint. Bisweilen ist eine von ihnen besonders frisch und rotwangig.

Frühlingsvertreterinnen der schwarzen Rasse wirken ziemlich hell und goldfarben, was ihnen ein strahlendes Aussehen verleiht, während die Haut eines asiatischen Frühlingstyps in der Regel hell und elfenbeinfarben ist.

Frühlingsfrauen: Zsa Zsa Gabor, Christie Brinkley, Sally Struthers, Julie Andrews, Marilyn Monroe, Goldie Hawn, Jane Pauley.

Nachdem Sie sich nun für eine oder zwei für Sie in Frage kommende Jahreszeiten entschieden haben, wird es Zeit, die Make-up-Farben an sich selbst zu testen! Verzagen Sie nicht, wenn Sie von dem, was Sie hier gerade gelesen haben, noch etwas verwirrt sind — die Make-up-Farben werden Ihnen Klarheit bringen.

Bei der Mehrzahl der Frühlingstypen findet man folgende Haar-, Haut- und Augenkombinationen:

HAARE	AUGEN	HAUT
Flachsblond	Blau, gelbgesprenkelte Iris	Elfenbein
Goldblond Dunkelblond	Grün, gelbgesprenkelte Iris	Pfirsich Goldbeige
Rotblond Rot	Grün Blau	Elfenbein Pfirsich
Hellbraun Dunkelblond	Hellgoldbraun Bernstein	Elfenbein Pfirsich Goldbeige
Goldbraun Rotbraun Braun	Grün Blau	Elfenbein Pfirsichbeige
Rotbraun Braun	Braun	Elfenbein (asiatische Rasse) Goldbraun

2. SCHRITT:
VERGLEICH DER MAKE-UP-FARBEN

Wenn Sie nicht über Mengen von Make-up-Produkten in den vielfältigsten Farben verfügen, müssen Sie sich zur Durchführung dieses Tests in ein Geschäft begeben. Tragen Sie zu dem Anlaß eine weiße Bluse, da diese sich allen Testfarben gegenüber neutral verhält. Wenn Sie zum Beispiel ein fuchsienrotes Top tragen und dann einen zimtfarbenen Lippenstift an sich ausprobieren, würde dieser sich mit der Bluse beißen, und ein objektives Urteil wäre dadurch erschwert.

Verzichten Sie auf Grundierung. Derjenige Farbton nämlich, den Sie zu Hause benutzen, könnte falsch für Sie sein und somit Ihren natürlichen Hautton überdecken. Nachdem Sie Ihre Jahreszeit herausgefunden haben, werden Sie im Anschluß daran die für Sie richtige Grundierung ermitteln.

Ich werde auf vier Lippenstift- und Rouge-Gruppen — eine für jede Jahreszeit — näher eingehen. Selbstverständlich können Sie alle vier Gruppen durchtesten, aber meistens ist das nicht nötig. Nachdem Sie die zuvor aufgeführten Beschreibungstabellen gelesen haben, sollten Sie in der Lage sein, zwei, allerhöchstens drei Jahreszeiten mit in die nähere Auswahl einzubeziehen. Wenn Sie erst einmal Ihre Jahreszeit gefunden haben, können Sie sich mit Begeisterung alle übrigen Make-up-Farben innerhalb Ihrer Palette, die Ihnen auch stehen, anschaffen.

Beginnen Sie im Geschäft mit einer Kosmetikfirma, die viele Farben zur Auswahl hat. Trotzdem müssen Sie eventuell noch Tester von anderen Firmen hinzunehmen, um Ihre Testfarben vollständig zusammenzustellen. Auf den Seiten 37, 39, 41 und 43 habe ich die optimalen Testfarben einer jeden Palette mit einem Sternchen versehen, was Ihnen bei der Ermittlung der Lippenstift- und Rougetester eine Hilfe sein kann. Zudem erhalten Sie am Ende des Buches zusätzlich Informationen, wie Sie sich noch bei der Bestimmung Ihrer Jahreszeit helfen lassen können. Die Wintertester für das Rouge bestehen aus einem klaren Pinkton und Weinrot bei sehr dunkler Haut. Danach suchen Sie sich ein recht ausdrucksvolles, kräftiges

Pink als Lippenstiftfarbe aus, das bei dunklerer Haut ebenfalls dunkler ausfallen sollte. Der Farbton braucht nicht gerade «schreiend» auszufallen, zu blaß sollte er jedoch auch nicht sein. Gegen eine leicht silberglänzende Farbe ist nichts einzuwenden.

Die Sommertester bestehen, was das Rouge anbelangt, aus einem weichen Rosarot, während Sie für die Lippen nach einem zarten Pink Ausschau halten.

Als Herbsttester wählen Sie ein Rouge in einem bräunlichen Pfirsichton, dazu einen terrakotta- oder zimtfarbenen Lippenstift. Das Rouge des Frühlingstesters ist klar lachsfarben. Die Farbe des Lippenstifts sollte genauso sein, nur etwas zarter ausfallen (verzichten Sie auf alle bräunlichen Töne!).

Achten Sie beim Testen aller Farbgruppen darauf, den Lippenstift immer sorgfältig aufzutragen. Benutzen Sie nach Möglichkeit einen Konturenstift (siehe Kap. 12). Jede Farbgruppe soll unter den gleichen fairen Bedingungen getestet werden. Es ist schwierig, die Attraktivität einer unsachgemäß aufgetragenen Farbe zu beurteilen. Ein schief nachgezogener oder flüchtig aufgetragener Lippenstift macht keinen anziehenden Eindruck und wird Ihre Meinung über die Farbe versehentlich beeinflussen.

Nachdem Sie nun die Make-up-Farben der ersten Gruppe aufgetragen haben, unterziehen Sie sich im Spiegel einer genauen Betrachtung. Es wäre sehr gut, wenn Ihnen hierbei eine Freundin zur Seite stehen könnte, so daß Sie ein objektiveres Urteil hören. Sie können auch die Verkäuferin nach ihrer Meinung fragen.

Entfernen Sie nun die erste Farbkombination vollständig von Ihrem Gesicht. Bitten Sie die Verkäuferin zu dem Zweck um etwas Abschminklotion. Wenn diese auf Ihrer Haut ölige Rückstände hinterläßt, bestäuben Sie Ihre Wangen und Lippen mit Transparentpuder. Testen Sie nun die nächste Farbgruppe. Welche von den beiden sieht besser aus? Falls erforderlich, sollten Sie auch noch den dritten und vierten Farbtester ausprobieren, wobei Sie allen Farben die gleiche Sorgfalt beim Auftragen sowie eine kritische Betrachtung zukommen lassen sollten.

Welche Farbgruppe sieht nun an Ihnen am besten aus? Wenn ich mit Kundinnen in Geschäften diese Tests mache, sehe ich die Augen der betreffenden Frauen förmlich aufleuchten, wenn wir ihre richtigen Farben auftragen. Manchmal schminke ich sie zunächst mit den verkehrten Farben, so daß sie den eindrucksvollen Unterschied, den die richtigen Farben danach ausmachen, erkennen können und auf Anhieb wissen — jetzt stimmt's!

Für den Fall, daß Sie immer noch Entscheidungsschwierigkeiten haben — bei folgenden Koloritkombinationen gibt es häufig Probleme:

Blond, blaue Augen — Sommer oder Frühling? Testen Sie das gedämpfte Fuchsienrot aus der Sommerpalette gegen das Korallenrosa des Frühlings.

Brünett, blaue oder grüne Augen — Winter oder Frühling? Testen Sie das klare Rot oder ein Dunkelrot aus der Winterpalette gegen das Orangerot des Frühlings.

Brünett, braune Augen — Winter oder Herbst? Testen Sie das klare Rot aus der Winterpalette gegen das Ziegel- oder Orangerot des Herbstes.

Rothaarig, grüne oder blaue Augen — Herbst oder Frühling? Testen Sie eine bräunliche Schattierung aus der Herbstpalette gegen das zarte Pfirsichrosa des Frühlings.

Brünett, blaue Augen — Sommer oder Winter? Sommer- und Wintervertreterinnen tragen Farben aus denselben Farbfamilien, die sich allerdings in ihrer Intensität unterscheiden. Testen Sie das gedämpfte Fuchsienrot aus der Sommerpalette gegen das leuchtende Fuchsienrot des Winters.

Blond, grüne Augen — Sommer oder Herbst? Testen Sie das zarte Pink aus der Sommerpalette gegen den gedämpften Pfirsichton des Herbstes!

Wenn Sie immer noch keinen Entschluß fassen können, hilft Ihnen ein geschulter Farb- und Imageberater weiter. (Am Ende des Buches erfahren Sie mehr darüber.)

Haben Sie von den vier Haupttestern erst einmal die für Sie vorteilhafteste Farbgruppe ausfindig gemacht, wissen Sie automatisch, zu welcher Jahreszeit Sie gehören. Danach können Sie Ihr Aussehen weiterhin verfeinern, indem Sie nach der für Sie idealen Rouge- und Lippenstiftfarbe, perfekt in Ton und Intensität, Ausschau halten. Abschließend verleihen Sie dann mit Grundierung und Augen-Make-up Ihrem gesamten Erscheinungsbild den letzten Schliff.

Finden Sie, nachdem Sie nun Ihre Jahreszeit kennen, das Gefühl nicht angenehm, daß es von nun an in Ihrer Macht steht, stets die richtigen Entscheidungen zu treffen? Sie brauchen kein Geld mehr für verkehrte Make-up-Farben zu verschleudern! Sonderangebote oder Modefarben können Sie vergessen, es sei denn, es handle sich dabei um *Ihre* Farben!

Sie sollten nun, da Sie über Ihre Jahreszeit Bescheid wissen, nicht voreilig handeln. Bevor Sie sich irgendwelche Make-up-Artikel kaufen, stellen Sie sich am besten eine gut durchdachte Liste zusammen. Kosmetika sind teuer geworden, und jede Farbe, die Sie neu erwerben, soll sich an Ihnen auch voll bezahlt machen. Im nächsten Kapitel erfahren Sie, wie man auf unkomplizierte Weise eine perfekte Auswahl von Farben zur Hand haben und somit tagein, tagaus gleichermaßen attraktiv aussehen kann.

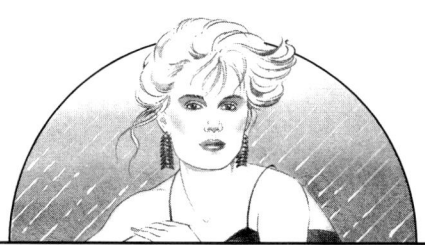

Kapitel 4

Der Kauf des auf Ihre Garderobe abgestimmten Make-ups

Jetzt beginnt für Sie der vergnügliche Teil — wir kommen zum Einkauf Ihrer Make-up-Farben! Da Sie nun Ihre Jahreszeit kennen, wird es leichter denn je für Sie sein, sich diese zu besorgen. Das Wunderbare an «Color Me Beautiful» ist die Tatsache, daß Sie fortan nur eine Rougefarbe, höchstens drei Lippenstifte und ein Grundset von Lidschatten für Ihre gesamten Garderobenfarben benötigen, da diese ja alle eine untereinander harmonierende Farbgruppe verkörpern. Obwohl Ihnen eine Vielfalt von 36 Garderobenfarben und darüber hinaus etliche abgeleitete Nuancen zur Verfügung stehen, entsprechen deren warme oder kühle Untertöne letzten Endes denjenigen der jeweiligen saisonalen Make-up-Palette. Das obgenannte Make-up-Basis-Set ist für den Anfang hervorragend geeignet, und Sie werden mit den Farben immer toll aussehen.

Wenn Sie sich erst einmal daran gewöhnt haben, Ihre Farben zu tragen (und an die damit verbundenen Komplimente), kriegen Sie vielleicht Lust, ein paar zusätzliche Make-up-Farben aus Ihrer Palette auszuprobieren, um diese der Vielfalt Ihrer Garderobenfarben noch präziser anpassen zu können. Sie wirken viel eleganter, wenn Sie beispielsweise zu roter Kleidung ein Rouge in einem subtilen Rotton tragen als wenn Sie in Ihrem generellen Alltagsrouge daherkommen. Außerdem mag man ja nicht jeden Tag dasselbe, und wenn Sie so empfinden wie ich, werden Sie etwas Abwechslung willkommen heißen.

Wir schauen uns zunächst Ihre Garderobenfarben an, und ich zeige Ihnen danach, welche Make-up-Farben zu Ihrem Grundprogramm gehören und wie sie am vielseitigsten zu verwenden sind. Danach folgt eine auf Ihre Garderobe abgestimmte Make-up-Tabelle, die Ihnen einige Anregungen für attraktive Kleidungs- und Make-up-Kombinationen vermitteln soll. Am Ende des Buches finden Sie eine für jede Jahreszeit leerstehende Extratabelle, in die Sie spezielle Bezeichnungen und Firmennamen eintragen können. Vielleicht sind Sie schon im Besitz einiger für Sie richtiger Make-up-Farben; wenn dem so ist, tragen Sie deren Bezeichnung in die Tabelle ein. So können Sie besser abschätzen, welche von den neuen Farben Sie noch in Ihre Sammlung mit hineinbringen wollen. Wenn Sie der Gedanke von zusätzlichen Extrafarben abschreckt, bleiben Sie bei Ihrem Grundset, mit dem Sie immer noch mühelos Staat machen können.

Bei der Auswahl der Lidschatten muß man nicht nur auf die Farbe der Augen achten, sondern auch die Garderobenfarben berücksichtigen. Auf Lidschatten mit gezielten Vorschlägen zur Betonung Ihrer Augenfarbe werden wir in Kapitel 11 näher eingehen. Falls Sie dann später einmal herausfinden, daß sich eine der Tabellenkombinationen als unvorteilhaft für Ihre Augenfarbe erweist, streichen Sie sie einfach von der Liste.

Suchen Sie sich nun auf den folgenden Seiten die Spalte für Ihre Jahreszeit heraus. Studieren Sie zunächst die Sie betreffenden Kleidungsfarben. Danach schauen Sie sich die dazugehörigen, interessanten Make-up-Vorschläge an. Würde es Ihnen keinen Spaß machen, ebenfalls ein perfekt auf Sie abgestimmtes Sortiment von Make-up-Farben zu besitzen?

WINTER

Lippenstift: Werfen Sie noch einmal einen Blick auf die Farbstreifen auf Seite 44. Das Spektrum der Winterpalette hat ein «blaues» Ende, mit Farben wie Kirsch-, Wein- und Fuchsienrot sowie allen Pinktönen, und ein «wärmeres» Ende, das Farben wie Gelb und Scharlachrot aufweist. Für Ihre Grundausstattung benötigen Sie drei Farben: Pink, ein klares Rot und Fuchsienrot — diese harmonieren mit Ihrer gesamten Kleidung. Für ein farblich perfektes Lippenstiftsortiment steht Ihnen eine große Auswahl an Pink und Nuancen in Himbeerrosa zur Verfügung; zudem haben Sie die Wahl zwischen einem fuchsienroten Exemplar, zwei oder drei Rottönen sowie einem pflaumenblauen, weinroten und einem brombeerfarbenen Lippenstift. Zu blauroter Kleidung wählen Sie dann einen bläulichroten Lippenstift; für eine weinrote Garderobe wiederum sind Nuancen in Weinrot, Pflaumenblau oder Himbeerrot angebracht. Fuchsienrote Kleidung braucht auch einen fuchsienfarbenen Lippenstift (Ihre übrigen Pinktöne sind zu diesem Zweck nicht blau genug), und pinkfarbene Kleidung wird mit Pink kombiniert. Kleidung in klarem Rot verlangt nach einer klaren, roten Lippenfarbe, und zu Gelb paßt Geranienrot sehr gut oder ein nicht zu blauer Pinkton. Alle übrigen Garderobenfarben — ob Neutral-, Blau- oder Grüntöne — können mit jedem beliebigen Lippenstift, vorzugsweise Ihrer Lieblingsfarbe aus der Winterpalette, kombiniert werden. Wenn Sie eine Vorliebe für pinkfarben geschminkte Lippen haben, können Sie Pink zu grüner, blauer, weißer oder grauer Kleidung tragen. Wenn Sie ein Schneewittchentyp sind, dem ein roter Lippenstift besonders gut steht, können Sie zu den obengenannten Farben einen leuchtendroten Lippenstift wählen. Zu einer überaus ausdrucksvollen Farbe wie Schwarz paßt ein kräftiger Lippenstiftton in Rot, Zyklam oder Fuchsienrot.

    Rouge: Um eine perfekte farbliche Harmonie zu erzielen, sollte Ihr Rouge stets mit Ihrem Lippenstift übereinstimmen und dementsprechend pink, rot, pflaumenblau, weinrot oder fuchsienrosa ausfallen. Sie können sich aber auch nur ein Rouge in einem klaren, nicht zu blaustichigen Pinkton anschaffen, der dann sowohl zu pinkfarbenen, roten oder fuchsienroten Lippenstiften benutzt werden kann. Bei dunkler Haut sollten Sie es mit weinrotem Rouge als Ausgangsbasis versuchen.

Lidschatten: Ein Grundset besteht aus einem champagnerfarbenen Highlighter, einem Konturschatten in kühlem Grau und einer optimal auf Ihre Augenfarbe abgestimmten Schattierung wie Lila, Marine, Tannengrün oder Petrolblau (s. Kap. 11). Ihre «Traumpalette» könnte eine ganze Anzahl von Farben aus Ihrer Make-up-Palette (von S. 37) enthalten, wobei diese auch auf die Farbe Ihrer Kleidung abgestimmt werden können, solange der Ton mit Ihrer Augenfarbe harmoniert und beim Schminken die Übergänge gut verwischt werden, so daß ein dezenter Gesamteindruck entsteht. Zu blauer Kleidung nimmt man dann Marine- oder Stahlblau, zu grüner Kleidung paßt Mint- oder Tannengrün, zu Türkis sehen Petrolblau oder ein gedämpftes Türkis gut aus, und zu allen Pink- und Purpurfarben ist ein lila Lidschatten angebracht. Mit diesen Farben muß man sehr sparsam umgehen; sie sollten in die neutralen Töne überlaufen und leicht verwischt werden.

MAKE-UP: DAS GRUNDSET FÜR DEN WINTERTYP

Lippenstift	Rouge	Lidschatten
Pink (oder Weinrot für den dunklen Teint) klares Rot Fuchsienrot	klares Pink (oder Weinrot)	*Highlighter:* Champagner *Neutralton:* kühles Grau *Lidfarbe:* Lila oder Marine, Tannengrün oder Petrolblau

KOMPLETTE FARBTABELLE
FÜR MAKE-UP UND GARDEROBE —
WINTER

Farbe der Kleidung	Lippenstift	Rouge	Highlighter	Lidschatten Konturschatten und Lidfarben
alle Pinktöne Zyklam Dunkelviolett Eisviolett	Pink	klares Pink	zartes Pink	Grau; Violett
klares Rot Dunkelrot	klares Rot Dunkelrot	weiches Rot	Champagner	Grau; Marine, Stahlblau, Saphirblau oder Tannengrün
Lila	Fuchsienrot	Fuchsienrot	zartes Pink	Grau; Violett
leuchtendes Weinrot Granatrot	Pflaumenblau, Bordeaux oder Himbeerrot	Pflaumenblau oder Bordeaux	zartes Pink	Grau; Violett, Malve, Stahlblau oder Marine
Zitronengelb Eisgelb	Geranienrot Azaleenrosa	weiches, klares Rot klares Rosa	Champagner zartes Gelb	Kakaobraun; Aquamarin- oder Petrolblau, Petrolgrün, gedämpftes Türkis oder Marineblau
Kobaltblau Königsblau kräftiges Blau Eisblau	freie Wahl aus Ihrer Make-up-Palette	entsprechend der Farbe Ihres Lippenstifts	zartes Grau kühles Blau	Grau; Saphirblau, Marineblau, Stahlblau oder Violett

Farbe der Kleidung	Lippenstift	Rouge	Highlighter	Lidschatten Konturschatten und Lidfarben
kräftiges Türkis Lagunenblau klares Petrol leuchtendes Mintgrün Eisaquamarin	Pink Fuchsienrot	Pink Fuchsienrot	zartes Grau Aquamarin	Grau; gedämpftes Türkis, Petrolblau, Petrolgrün oder gedämpftes Violett
Turmalingrün Intensivgrün Smaragdgrün Tannengrün Eisgrün	freie Wahl aus Ihrer Make-up-Palette	entsprechend der Farbe des Lippenstifts	Champagner Mintgrün	Kakaobraun; Tannengrün, Violett oder Marineblau
Schwarz Weiß Marineblau alle Grautöne	freie Wahl aus Ihrer Make-up-Palette	entsprechend der Farbe des Lippenstifts	Eisgrau	Grau; freie Wahl aus Ihrer Make-up-Palette
Schwarzbraun Taupe	freie Wahl aus Ihrer Make-up-Palette	entsprechend der Farbe des Lippenstifts	Champagner Taupe	Kakaobraun; freie Wahl aus Ihrer Make-up-Palette

SOMMER

Lippenstift: Studieren Sie den Farbstreifen auf Seite 45. Es gibt bei den Garderobenfarben des Sommers ein «blaues» Ende im Farbspektrum, mit Farben wie Kirschrot, Weinrot, gedämpftem Fuchsienrot, Malve, Pflaumenblau und den Pinkschattierungen, während die wärmere Seite des Spektrums Farben wie Melonenrot und ein blasses Zitronengelb enthält. Als Grundausrüstung benötigen Sie drei Lippenstiftfarben: einen zarten Pinkton, ein gedämpftes Fuchsienrot und Melonenrot.

Ein kompletter Lippenstiftsatz besteht aus einer Vielfalt von pink- und rosarotfarbenen Schattierungen, einem gedämpften Fuch-

sienrot sowie Malven-, Pflaumenblau- und Weinrottönen und zwei
Exemplaren in einem sanften Hellrot. Zu blauroter Kleidung tragen
Sie einen bläulichroten Lippenstift. Zu Weinrot passen entweder
Weinrot oder Pflaumenblau. Fuchsienrote Kleidung braucht einen
fuchsienroten Lippenstift, wie auch bei malvenfarbener und pflaumenblauer Kleidung die entsprechenden Lippenfarben angebracht
sind. Zu pinkfarbener Kleidung wählen Sie einen pink- oder rosaroten Lippenstift, während solche in Melonenrot mit einer melonen-
roten Lippenstiftfarbe kombiniert werden muß. Zu gelber Kleidung
wählen Sie entweder Melonenrot und ein nicht allzu blaustichiges
Pink. Ihre übrigen Garderobenfarben, die Neutral-, Blau- und
Grüntöne, können mit allen Lippenstiftfarben aus Ihrer Make-up-
Palette kombiniert werden. Nehmen Sie diejenige, die Ihnen am besten steht.

Rouge: Im Idealfall stimmt Ihr Rougeton mit Ihrer Lippenstiftfarbe überein, so daß Ihre vollständige Rougekollektion aus einem
zarten Rosarot oder einem Pink von mittelstarker Intensität, einem
gedämpften Fuchsienrot, einem gedämpften Malventon oder Pflaumenblau und einem Melonenrot besteht. Als Ausgangsfarbe jedoch
verträgt sich ein Rouge in einem weichen Rosarotton, der nicht zu
blau ausfallen sollte, mit einem pink-, rot- oder fuchsienfarbenen
Lippenstift.

Lidschatten: Ein zu allen Sachen passendes Grundset besteht aus
einem champagnerfarbenen Highlighter, einer Neutralfarbe in kühlem Grau und Lidfarben entweder in Stahlblau, Amethyst, Tannengrün oder Petrolblau, je nachdem, was am besten zu Ihrer Augenfarbe paßt (s. Kap. 11). Ihre erweiterte Lidschattenkollektion enthält
praktisch alle in Ihrer Make-up-Palette aufgeführten Farben (s.
S. 39). Ihre Lidschatten können die Farben Ihrer Kleidung widerspiegeln, solange diese gut zu Ihrer Augenfarbe passen und beim
Schminken die Übergänge gut verwischt werden, so daß ein dezenter Gesamteindruck entsteht. Zu blauer Kleidung tragen Sie dann
stahlblauen Lidschatten, wobei zu grüner Kleidung Mintgrün oder
Tannengrün passen; aquamarin- und türkisfarbene Kleidung kombinieren Sie mit Lidschatten in Aquamarin und gedämpftem Petrol-

blau, und zu Pink- und Malventönen sowie Pflaumenblau benutzen Sie einen amethystfarbenen Lidschatten. Mit diesen Farben muß man beim Auftragen sparsam umgehen und sie mit neutralen Lidschattentönen leicht dämpfen.

MAKE-UP: DAS GRUNDSET FÜR DEN SOMMERTYP

Lippenstift	Rouge	Lidschatten
Rosarot gedämpftes Fuchsienrot Melonenrot	weiches Rosarot	*Highlighter:* Champagner *Neutralton:* kühles Grau *Lidfarbe:* Stahlblau, Amethyst, Tannengrün oder Petrolblau

KOMPLETTE FARBTABELLE FÜR MAKE-UP UND GARDEROBE — SOMMER

Farbe der Kleidung	Lippenstift	Rouge	Lidschatten Highlighter	Konturschatten und Lidfarben
alle Pinktöne alle Rosarottöne Flieder Orchidee Veilchenblau	Rosarot Pink	zartes Rosarot Pink	zartes Pink	kühles Grau; Amethyst, Flieder oder Silber-Malve
Melonenrot Kirschrot	Melonenrot weiches Kirschrot	Melonenrot	Champagner	kühles Grau; Stahlblau, Tannengrün oder Petrolblau

Farbe der Kleidung	Lippenstift	Rouge	Highlighter	Lidschatten Konturschatten und Lidfarben
gedämpftes Fuchsienrot	gedämpftes Fuchsienrot	gedämpftes Fuchsienrot	zartes Pink	kühles Grau; Amethyst, Tannengrün, Stahlblau oder Silber-Malve
Pflaumenblau alle Malventöne Himbeerrot Weinrot/ Kastanienbraun	gedämpftes Pflaumenblau gedämpftes Brombeerrot Weinrot	gedämpftes Pflaumenblau	zartes Pink	kühles Grau; Amethyst, Tannengrün, Stahlblau oder Silber-Malve
blasses Zitronengelb	Melonenrot Pink	Melonenrot mittleres Pink	zartes Gelb Champagner	Kakaobraun; kühles Grau; Aquamarin, Petrolblau, Petrolgrün oder Mintgrün
Puderblau Himmelblau Kadettenblau Vergißmein- nichtblau Lapisblau	freie Wahl aus Ihrer Make- up-Palette	entsprechend der Farbe Ihres Lippenstifts	Champagner zartes Grau	kühles Grau; kühles Blau, Stahlblau oder Amethyst
alle Aquama- rintöne gedämpftes Petrol	freie Wahl aus Ihrer Make- up-Palette	entsprechend der Farbe Ihres Lippenstifts	Champagner Aquamarin	Kakaobraun, kühles Grau; Aquamarin, Petrolblau oder Amethyst
alle Blau- grüntöne Tannengrün	freie Wahl aus Ihrer Make- up-Palette	entsprechend der Farbe Ihres Lippenstifts	Champagner Mintgrün	Kakaobraun; Mintgrün, Tannengrün, Petrolgrün oder Amethyst

Farbe der Kleidung	Lippenstift	Rouge	Highlighter	Lidschatten Konturschatten und Lidfarben
Rauch- und Marineblau Blaugrau helles Blaugrau Taubenblau	freie Wahl aus Ihrer Make-up-Palette	entsprechend der Farbe Ihres Lippenstifts		
Wollweiß Rosabeige Rosabraun Kakaobraun	freie Wahl aus Ihrer Make-up-Palette	entsprechend der Farbe Ihres Lippenstifts	Champagner	Kakaobraun; freie Wahl aus Ihrer Make-up-Palette

HERBST

Lippenstift: Betrachten Sie noch einmal die Farbstreifen auf Seite 46. Die Garderobenfarben der Herbstfrau verlaufen von der warmen, orangefarbenen Seite, wo sich Farben wie Orangerot, Orange, Kürbisgelb, Terrakotta und Goldgelb befinden, bis hin zum kühleren Ende, wo Lachsrosa und ein bräunliches Weinrot angesiedelt sind. Ihre zwei Basis-Lippenstiftfarben bestehen aus einer Lachsfarbe und einer Zimt- oder Terrakottanuance. Eine zünftige Zimtfarbe paßt zu allen Sachen in Ihrem Kleiderschrank, mit Ausnahme der Lachs- und Lachsrosatöne.

Bei einem «idealen» Lippenstiftsortiment haben Sie die Wahl zwischen Farben wie Zimt, Terrakotta, Mokka und pfirsichfarbenen Tönen, einer gedämpften Lachsfarbe, ein oder zwei Rottönen, wie zum Beispiel einem Orangerot oder Ziegelrot, sowie Orange und Mahagonibraun. Zu Ihrer roten Kleidung sieht dann ein roter Lippenstift am besten aus, bei orange- und kürbisfarbener sowie gelber Kleidung wählen Sie einen Orangeton. Zu Terrakotta und Rost tragen Sie einen terrakottafarbenen Lippenstift. Pfirsichfarbene Kleidung harmoniert mit einem gedämpften Pfirsichton. Die pinkähnlichen Nuancen Ihrer Garderobe hingegen, besonders Lachsrosa, müssen mit einem lachsfarbenen Lippenstift kombiniert werden. Bei allen anderen Garderobenfarben wie den Neutraltönen sowie allen Grün- und Blauschattierungen dürfen Sie sich die Lippenstiftfarbe aus Ihrer Palette aussuchen. Ob Sie nun einem bräunlichen oder pfirsichfarbenen Ton oder leuchtendem Orange den Vorzug geben, jede dieser Farben können Sie getrost mit Oliv- oder Flaschengrün, Braun- oder Honiggoldtönen, Lapis- oder Petrolblau kombinieren. Zum warmen Eisengrauton aus Ihrer Palette sieht ein roter oder rotbrauner Lippenstift immer besser aus als eine zu bräunliche Farbe.

Rouge: Im Idealfall stimmt Ihr Rougeton mit dem des Lippenstifts überein — ob es sich dabei nun um einen Pfirsichton handelt, um Kastanienbraun, Terrakotta, Ziegelrot oder Lachs. Als Ausgangsfarbe besorgen Sie sich einen bräunlichen Pfirsichton, der sich mit allen Ihren Garderobenfarben recht gut verträgt. Bei einem sehr hellen Teint sollten Sie es mit zartem Abricot versuchen.

Lidschatten: Ein Grundset, das zu allem paßt, besteht aus einem champagnerfarbenen Highlighter und einem bronzefarbenen Konturschatten, wobei für die Augenlider Farben wie Petrolblau, gedämpftes Türkis, Olivgrün, warmes Grün oder Kupferbraun optimal sind (s. Kap. 11). Ihre erweiterte Lidschattenkollektion könnte praktisch alle in Ihrer Make-up-Palette aufgeführten Farben enthalten (s. S. 41). Ihre Lidschatten können die Farben Ihrer Kleidung widerspiegeln, solange die Töne mit Ihrer Augenfarbe harmonieren. Bei blauer Kleidung verwenden Sie dann einen lapisblauen Lidschatten, petrol- und türkisfarbene Kleidung kombinieren Sie mit Petrol; zu Kürbisgelb, Orange oder Braun wählen Sie Pfirsich- und Kupfertöne, und zu Ihren Grüntönen nehmen Sie ein warmes Grün. Achten Sie auf jeden Fall darauf, diese Lidschattenfarben mit einigen von Ihren Neutralfarben zusammenzubringen, so daß sie nicht zu leuchtend ausfallen.

MAKE-UP: DAS GRUNDSET FÜR DEN HERBSTTYP

Lippenstift	Rouge	Lidschatten
Terrakotta oder Zimt gedämpftes Lachsrosa	bräunlicher Pfirsichton	*Highlighter:* Champagner *Neutralton:* Bronze *Lidfarben:* Petrolblau, gedämpftes Türkis, Olivgrün, warmes Grün oder Kupferbraun

KOMPLETTE FARBTABELLE FÜR MAKE-UP UND GARDEROBE — HERBST

Farbe der Kleidung	Lippenstift	Rouge	Lidschatten Highlighter	Konturschatten und Lidfarben
Orangerot Zinnoberrot Tomatenrot	Orangerot Ziegelrot	Ziegelrot	Champagner	Kaffeebraun; gedämpftes Türkis, warmes Grün oder Kupfer
bräunliches Weinrot Mahagoni	Mahagoni Mokka	Mokka	warmes Pink	Kaffeebraun; Bronze oder Kupfer
alle Abricot- und Pfirsichtöne	bräunlicher Pfirsichton	bräunlicher Pfirsichton, Abricot	blasses Pfirsichrosa	Goldbraun; Petrol oder Kupfer

Farbe der Kleidung	Lippenstift	Rouge	Highlighter	Lidschatten Konturschatten und Lidfarben
Orange/ Kürbisgelb Terrakotta Rost	Orange/ Kürbisgelb Terrakotta	Terrakotta Kastanien- braun	Champagner blasses Pfirsichrosa	Goldbraun; Kupfer, warmes Grün, Petrolblau oder Petrolgrün
Hellgold/Beige Gold Goldgelb Senf	Zimt Terrakotta bräunlicher Pfirsichton Orangerot	Abricot bräunlicher Pfirsichton	Champagner helles Goldgelb	Goldbraun; Petrolblau, Grün, Aquamarin oder Bronze
Purpurlila Aubergine	Orangerot orangefarbenes Korallenrot Lachs	Ziegelrot Lachs	Champagner	Bronze; Violett oder warmes Grün
Lachsrosa Lachs	bräunliches Lachsrosa	Lachs	warmes Pink	Kitt; gedämpftes Türkis oder warmes Grün
Petrolblau Türkis Jadegrün	freie Wahl aus Ihrer Make- up-Palette	entsprechend der Farbe des Lippenstifts	Champagner Aquamarin	Bronze; Petrolblau, Petrolgrün oder gedämpftes Türkis
alle Lapisblautöne	freie Wahl aus Ihrer Make- up-Palette	entsprechend der Farbe des Lippenstifts	Champagner Beige	Kitt; Lapisblau, Violett oder Kupfer
leuchtendes Gelbgrün Flaschengrün Olivgrün Moosgrün Graugrün	freie Wahl aus Ihrer Make- up-Palette	entsprechend der Farbe des Lippenstifts	Champagner Beige	Bronze; Olivgrün, Salbeigrün, warmes Grün oder Kupfer

Farbe der Kleidung	Lippenstift	Rouge	Highlighter	Lidschatten Konturschatten und Lidfarben
Cremeweiß warmes Beige Khaki/ Naturbraun Camel Kaffebraun Dunkelbraun/ Graubraun Bronze Kitt (warmes Grau)	Mokka Honigbraun freie Wahl aus Ihrer Make-up-Palette	Mokka Kastanien-braun entsprechend der Farbe Ihres Lippenstifts	Champagner	Kaffeebraun; freie Wahl aus Ihrer Make-up-Palette
Marineblau	freie Wahl aus Ihrer Make-up-Palette	entsprechend der Farbe Ihres Lippenstifts	Champagner	Kitt (warmes Grau); freie Wahl aus Ihrer Make-up-Palette

FRÜHLING

Lippenstift: Werfen Sie noch einmal einen Blick auf den Farbstreifen der Frühlingspalette von Seite 47. Das «wärmere» Ende des Spektrums enthält Farben wie Orangerot, Orange, Pfirsich und Gelb; am «kühleren» Ende hingegen befinden sich warme Rosatöne und Veilchenblau. Als Ausgangsfarben legen Sie sich einen rein lachsfarbenen Lippenstift und einen in Mohnrot zu. Lachs ist eine Farbmischung aus Orange und Pink und paßt zu Ihrer Pfirsich- und rosafarbenen Kleidung, sogar zu Veilchenblau sowie zu allen Ihren Neutral-, Blau- und Grüntönen. Zum Rot Ihrer Palette tragen Sie den mohnroten Lippenstift.

Ein komplettes, auf Ihre Kleidung abgestimmtes Sortiment besteht aus einer Reihe von Lachs- und Korallentönen, einer Pfirsichfarbe, ein oder zwei warmen Pinktönen, einem Mohnrot und eventuell einem hellorangefarbenen Lippenstift. Orangerote Kleidung sieht mit einem orangeroten Lippenstift am besten aus; zu Orange

und Pfirsich wählen Sie vorzugsweise einen pfirsichfarbenen Lippenstift; gelbe Kleidung kombinieren Sie mit Pfirsich- und Korallentönen; für Ihre pink- und veilchenblaue Garderobe wählen Sie Pink.

Die übrigen Kleidungsfarben, die Neutral-, Grün- oder Blau-
töne, können mit jeder beliebigen Lippenfarbe aus Ihrer Palette
kombiniert werden. Wählen Sie Ihren Lieblingston. Ein warmes
Pink, Pfirsich, Koralle und sogar Ihr orangeroter Lippenstift harmonieren gleichermaßen mit dem Elfenbein, Marineblau, Gelb oder
Irischgrün, Lapisblau oder Aquamarin aus Ihrer Garderobe.

Rouge: Ein ideales Rouge-Sortiment, das alle Ihre Garderobenfarben abdeckt, besteht aus einem klaren Lachs-, Abricot- oder Pfirsichton, einem warmen Pink und weichen Mohnrot. Ihr Ausgangston jedoch sollte eine klare Lachsfarbe sein, da diese recht gut zu
Ihrer gesamten Kleidung paßt.

Lidschatten: Ein mit allen Farben harmonierendes Grundset
besteht aus einem champagnerfarbenen Highlighter, einem goldbraunen Konturschatten und Lidfarben in Petrol- oder Lapisblau,
Pfirsich oder einem warmen Grünton, je nachdem, welche Farbe am
vorteilhaftesten zu Ihren Augen passt. Ihre Traumkollektion kann
alle Farben aus Ihrer Make-up-Palette enthalten (s. S. 43). Solange
die Lidschatten mit Ihrer Augenfarbe harmonieren, können Sie sich
dabei auch nach der Farbe Ihrer Kleidung richten. Zu Blau tragen
Sie dann einen lapisblauen Lidschatten, zu Aquamarin und Mintgrün sehen Petrol oder Aquamarin am besten aus; bei pfirsich-,
orange- und orangeroter Kleidung ist ein pfirsichfarbener Lidschatten angebracht, und zu Grün tragen Sie einen warmen Grünton.
Gehen Sie beim Auftragen sparsam mit diesen Farben um, und verwischen Sie diese leicht mit Ihren Neutraltönen.

MAKE-UP: DAS GRUNDSET FÜR DEN FRÜHLINGSTYP

Lippenstift	Rouge	Lidschatten
Lachs Mohnrot	Lachs	*Highlighter:* Champagner *Neutralton:* Goldbraun *Lidfarbe:* Petrol- oder Lapis- blau, Pfirsich oder warmes Grün

KOMPLETTE FARBTABELLE
FÜR MAKE-UP UND GARDEROBE —
FRÜHLING

Farbe der Kleidung	Lippenstift	Rouge	Lidschatten	
			Highlighter	Konturschatten und Lidfarben
warmes Pastellrosa Korallenrosa warmes, kräftiges Rosa Veilchenblau	warmes Pastellrosa Korallenrosa	warmes Pink klares Pink	warmes Pink	warmes Grau; Veilchenblau
Lachs	Lachs Lachsrosa	Lachs	warmes Pink	Honiggold; Petrolblau oder warmes Grün
Flamingo	Korallenrosa	Lachs weiches Mohn- rot	Pastell-Pfirsich	Goldbraun; Hell-Kupfer
alle Abricot- und Pfirsich- töne Hellorange	Pfirsich Abricot Hellorange	klarer Pfirsichton Abricot	Pastell-Pfirsich	Goldbraun; Petrolblau, warmes Grün, Salbeigrün oder Hell-Kupfer

Farbe der Kleidung	Lippenstift	Rouge	Highlighter	Lidschatten Konturschatten und Lidfarben
Orangerot Klatschmohn	Orangerot Mohnrot	weiches Mohnrot	Pastell-Pfirsich	Goldbraun; Bronze, Kupfer oder Petrolblau
Gelbbeige klares Goldgelb Sonnengelb	Pfirsich Lachs Koralle	klarer Pfirsichton Lachs Mohnrot	Elfenbein zartes Goldgelb	Goldbraun; Bronze, Aquamarin, Petrolgrün oder Lapisblau
alle Gelbgrün- töne Hellgrün Irischgrün	freie Wahl aus Ihrer Make- up-Palette	entsprechend der Farbe des Lippenstifts	Champagner zartes Goldgelb	Goldbraun; warmes Grün, Salbeigrün, Petrolgrün oder Bronze
alle Lapisblau- töne Kornblumen- blau Mittelblau	freie Wahl aus Ihrer Make- up-Palette	entsprechend der Farbe des Lippenstifts	Champagner	Honiggold; Lapis- oder Veilchenblau
alle Aquama- rintöne Mintgrün helles Petrolblau	freie Wahl aus Ihrer Make- up-Palette	entsprechend der Farbe des Lippenstifts	Aquamarin	Honiggold; Petrolblau, Petrolgrün oder Aquamarin
Eierschale warmes Hellbeige Gold-Camel/ Naturbraun Goldbraun Schokoladen- braun	freie Wahl aus Ihrer Make- up-Palette	entsprechend der Farbe des Lippenstifts	Elfenbein . Champagner	Honiggold; freie Wahl aus Ihrer Make- up-Palette
warmes Hellgrau Mittelgrau helles Marine- blau klares Marine- blau	freie Wahl aus Ihrer Make- up-Palette	entsprechend der Farbe des Lippenstifts	Champagner	Kieselgrau; freie Wahl aus Ihrer Make- up-Palette

DIE BESORGUNG IHRES MAKE-UPS

Ausgestattet mit Ihrer koordinierten Kleidungs- und Make-up-Farb-tabelle und der gedruckten Make-up-Palette Ihrer Jahreszeit sind Sie für Ihre Einkäufe nun gut gerüstet.

Doch auch mit Tabellen und Farbvorlagen kann die Riesenaus-wahl bei den Testern immer noch überwältigend auf Sie wirken. Wie soll man hier vorgehen? Verzagen Sie nicht — es gibt ein narren-sicheres System, das Ihnen die Sache erleichtert. Ob Sie sich nun einen Lippenstift oder eine Grundierung kaufen wollen — Sie ver-fahren immer nach demselben Schema. Nehmen wir an, Sie wollen sich einen Lippenstift anschaffen. Zunächst trennen Sie die warmen Testfarben von den kalten (später erfahren Sie dann noch genau wie), holen die für Sie in Frage kommenden Exemplare hinaus und stellen diese der Reihe nach, von Hell nach Dunkel, auf den Laden-tisch. Jetzt testen Sie zuerst den in der Mitte befindlichen Ton. Fällt dieser zu dunkel aus, kommt er in den Tester zurück, und Sie kön-nen alle noch dunkleren Farben vergessen. Probieren Sie nun die nächsthellere Nuance, dann die noch hellere und so weiter, bis Sie die für Sie richtige Nuance gefunden haben. Oft wirkt die Farbe auf der Haut völlig anders als in den Tuben, Flaschen oder Tiegeln, da-her ist für den Anfang ein Ton von mittlerer Intensität sinnvoll. Bei einem solchen Verfahren behalten Sie die Übersicht über die Farben, und Sie wissen genau, welche davon Sie bereits getestet haben. Sie werden sehr bald herausfinden, ob bei einer bestimmten Kosme-tikreihe Ihre Idealfarbe zu finden ist. Wenn ja, dann war Ihnen ein schneller Erfolg beschert. Verzweifeln Sie nicht, wenn es auf Anhieb nicht klappt. Gehen Sie einfach weiter zum nächsten Verkaufstisch.

Dieses System funktioniert besonders gut bei Produkten, die sich aus dem Testbehälter herausnehmen lassen. Rouge und Lidschatten sind in der Regel am Behälter befestigt, so daß sie nicht aufgereiht werden können, aber verfahren Sie dennoch nach dem obengenann-ten Prinzip, indem Sie mit dem mittleren Ton als Testfarbe beginnen und sich von da aus entweder auf die helleren oder auf die dunkle-ren der in Betracht gezogenen Farben konzentrieren.

Oftmals brauchen Sie diese Tests nicht allein durchzuführen. Die Mehrzahl des Verkaufspersonals von größeren Kosmetikfirmen ist mit der Farblehre vertraut und hat, was dieses Gebiet anbelangt, an Schulungen teilgenommen, so daß ein großer Teil sich ganz gut auskennt. Zusammen mit der Verkäuferin können Sie dann die beschriebene Methode des Aufreihungs- und des Mitteltontests anwenden, um die für Sie optimale Farbe herauszufinden.

Überprüfen Sie den Farbton bei natürlichem Tageslicht. In fast allen Geschäften herrscht fluoreszierendes Licht vor, daher ist es manchmal gut, sich einen Handspiegel auszuleihen und sich damit an die Eingangstür des Ladens oder ans Fenster zu begeben, so daß man die Farbe besser beurteilen kann. Beim Testen neuer Produkte sollten Sie sich stets fragen, ob die Beschaffenheit der Farbe stimmt (zu blau, zu gelb?), ob die Farbintensität für Sie schmeichelhaft ist (zu dunkel, zu hell?) und ob die Farben klar und gedämpft genug für Sie sind. Bald schon werden Sie haargenau wissen, was in Ihrem Fall in Frage kommt! Die Kosmetikverkäuferin ist in der Lage, Ihnen beim Auftragen des Make-ups zu helfen. Die meisten Frauen schätzen persönliche Zuwendung und fachkundige Beratung sehr. Wenn Sie mit dem Schminken noch ungeübt sind oder sich mit Make-up nicht wohl fühlen, sollten Sie eine Fachkraft um Hilfe bitten. Teilen Sie ihr klar mit, wie Sie sich Ihr Make-up vorstellen. Wenn Sie der Meinung sind, daß die Verkäuferin für Ihren Geschmack zu stark geschminkt ist, geben Sie ihr zu verstehen, daß Sie ein eher natürliches Aussehen bevorzugen. Lassen Sie sich nicht einschüchtern. Ich versichere Ihnen, man wird Ihnen gerne behilflich sein; eine gute Fachkraft ist immer eher um die Zufriedenheit Ihrer Kundinnen als um ihr eigenes Wohlergehen bemüht. Das Einkaufen von Make-up wird Ihnen von nun an mehr Spaß denn je machen, da Sie nun wissen, wonach Sie zu suchen haben. Sie werden keine kostspieligen Reinfälle mehr erleben und können davon überzeugt sein, daß Sie Ihr Geld lohnend investiert haben. Bringen Sie Ihre neuesten Errungenschaften nun nach Hause, befreien Sie sie von den netten Verpackungen, und bringen Sie sie so unter, daß sie jederzeit greifbar sind.

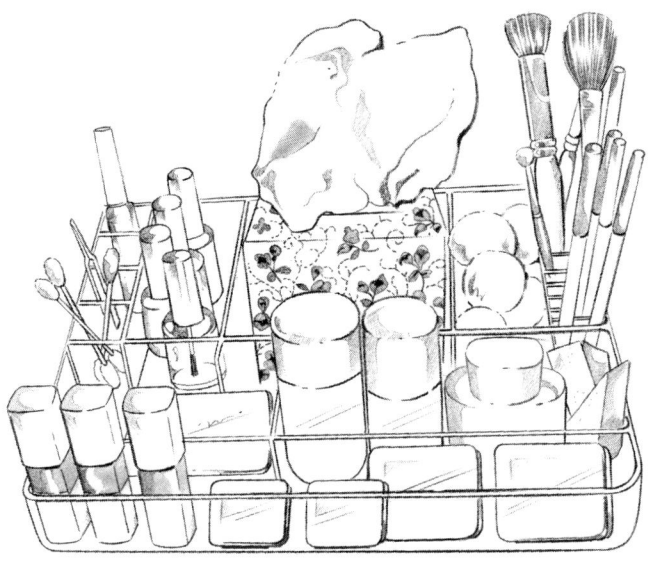

DIE SYSTEMATISCHE ANORDNUNG
IHRER MAKE-UP-UTENSILIEN

Am meisten profitieren Sie von Ihren neuen Farben, wenn Sie sich einen Plastikbehälter zulegen, in dem Sie Ihr Make-up wie Ihre Kleidung griffbereit und in geordnetem Zustand aufbewahren können. Stellen Sie Ihre Lippenstifte in eine der abgeteilten Kammern, Ihre Rougekollektion kommt in ein anderes Fach. Oft haben diese Plastikbehälter auch Vertiefungen, Löcher für Mascara-, Lippenkonturen- und Augen-Make-up-Stifte. Bei Ihrer Schminkroutine am Morgen ersparen Ihnen auf diese Weise wohlgeordnete und griffbereite Make-up-Utensilien viel Zeit. Einmal habe ich die Zeit, die ich für mein Make-up brauchte, mit der Uhr gestoppt und festgestellt, daß mir beim Suchen nach bestimmten Augen- oder Lippenstiften kostbare Minuten verlorengingen. Heute kann ich ein vollständiges Make-up, bestehend aus Grundierung, Abdeckcreme, Puder, Rouge, Lidstrich, Lidschatten, Mascara und Lippenstift innerhalb von sechs Minuten bewerkstelligen, vorausgesetzt, daß sich alles, was ich dazu brauche, an seinem Platz befindet.

Zu guter Letzt sollten Sie sich nun noch einige «Schminkwerkzeuge» anschaffen, die Sie für ein gekonnt aufgetragenes Make-up benötigen.

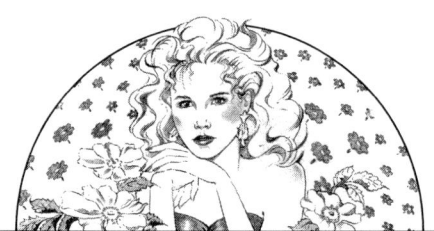

Kapitel 5

Schminkutensilien für Ihre Schönheit

Haben Sie jemals versucht, eine dünne Linie mit einem dicken Pinsel zu zeichnen oder zu diesem Zweck ein Exemplar benutzt, dessen Borsten nach allen Seiten abstanden? Ich schon. Mein erstes geschäftliches Unternehmen bestand darin, Plätzchen zu verzieren und auszuschmücken. Ich habe aus Brotteig kleine Figuren geformt, Haken für den Weihnachtsbaum an ihre Köpfe montiert, sie gebakken und sie anschließend bemalt. Ich habe ausgeklügelte Flickenmuster für ihre Kleidung entworfen, und jedem Männchen verpaßte ich lange Wimpern, Wangen und einen lächelnden Mund. Nachdem ich eine Reihe von ihnen mit klumpigen Wimpern und schiefem Lächeln gezeichnet hatte, merkte ich, daß hier ohne einen ganz feinen, vorn spitz zulaufenden Nerzpinsel nichts gelingen würde. Mit dem richtigen Pinsel war die ganze Sache dann ein Kinderspiel.

Bevor wir mit unserem Make-up-Unterricht im zweiten Teil dieses Buches beginnen, brauchen Sie die richtigen Werkzeuge. Mit guten Schminkutensilien sind Sie in der Lage, die Farbmenge der Make-up-Produkte zu kontrollieren; außerdem können Sie mit Ihnen Farbübergänge verwischen und kleine Schminkfehler korrigieren. Selbst die exklusivsten Kosmetika sehen, wenn minderwertige Applikatoren benutzt werden, unausgegoren aus.

Viele Frauen halten die Anschaffung von Spezialpinseln für überflüssig. Die winzigen Pinselchen jedoch, die in den Lidschatten und Rougekästchen enthalten sind, eignen sich zwar für ein schnelles Auffrischen zwischendurch, aber Sie werden mit Ihnen keine so natürliche, organisch wirkende Maquillage erzielen wie mit Pinseln von normaler Größe und bester Qualität, die Sie extra kaufen müssen. Nach nur einer Probeanwendung werden Sie den Qualitätspinseln für immer den Vorrang geben und diese Investition nie bereuen, zumal die Pinsel jahrelang halten.

Kaufen Sie, wenn möglich, ausschließlich Pinsel aus Naturhaar. Naturhaare sind hautfreundlich, halten länger, geraten nicht aus der Form und rutschen beim Auftragen nicht weg. Das Gewicht der Naturhaare verleiht darüber hinaus einem Pinsel die optimale Balance. Bei der Herstellung von Pinseln werden in der Regel Haare von Ponys, Ziegen, Nerz, Kamel- und Eichhörnchen verwendet. Es besteht kein Grund zur Aufregung, wenn Ihr neuerworbener Pinsel am Anfang ein paar Haare verliert. Falls dies aber nach rund einer Woche immer noch der Fall ist, sollten Sie das beanstanden.

Qualitativ hervorragende Pinsel und andere Auftrageutensilien für das Make-up werden in den meisten Kaufhäusern angeboten. Kaufen Sie sich gleich ein ganzes Set, wenn es Ihr Geldbeutel erlaubt, oder schaffen Sie sich einige unterschiedliche Exemplare an, je nach Ihren finanziellen Möglichkeiten. Als Set kosten die Pinsel meistens weniger, als wenn Sie sie einzeln erstehen. Qualitativ gute Sets kosten — grob geschätzt — zwischen 60 und 130 DM (50 bis 110 sFr.)

Pinselsets werden oft in röhrenähnlichen Plastiktaschen angeboten. Für unterwegs ist das ausgezeichnet, aber für den täglichen Gebrauch eignet es sich nur bedingt. Meine Pinselsammlung bewahre ich in einem dekorativen Becher aus Plexiglas oder in einer hübschen Keramiktasse auf. Der Behälter sollte allerdings auf keinen Fall zu leicht sein, sonst bringt ihn das Gewicht der Pinsel leicht zum Umkippen. Wenn Sie oft auf Reisen sind, empfehle ich Ihnen drin-

gend, sich ein zweites Pinselset für unterwegs zuzulegen, das Sie
dann immer in Ihrem Koffer lassen. Als ich einmal während des
Sommerurlaubs vergessen hatte, meine Pinsel mitzunehmen, konnte
ich nicht glauben, wieviel schwieriger es plötzlich war, mein
Make-up aufzutragen. Ich brauchte doppelt so lange, und das Resultat fiel nicht zufriedenstellend aus.

Folgende Pinsel würden ein komplettes, ideales Set ergeben. Sie
sind in der Reihenfolge aufgeführt, wie Sie sie nacheinander benutzen würden. In den nächsten Kapiteln werden Sie noch mehr über
den Gebrauch dieser Pinsel erfahren. Wenn Sie sich jetzt noch kein
komplettes Set zulegen können, machen Sie den Anfang mit einem
Rougepinsel, einem Puderpinsel und einem Lidschattenschwämmchen. Zum ebenmäßigen Konturieren der Lippen sollte ein Lippenpinsel ebenfalls nicht fehlen.

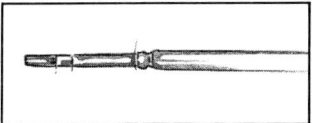 UNTERLIDPINSEL

Ein Unterlidpinsel ist ein schmaler, abgeflachter Malpinsel von ungefähr einem halben Zentimeter Breite; er wird beim Auftragen von
Abdeckcreme bei dunklen Augenrändern oder Mundfalten benutzt
und eignet sich auch hervorragend zum Verteilen von Glanzlichtern
auf den Wangenknochen. Ich habe immer gern zwei von diesen Pinseln zur Hand, dann kann ich das zweite Exemplar zum Verwischen
des Lidstrichs verwenden, um harte Übergänge zu mildern. Dieser
Pinsel besteht im Idealfall aus echten, widerstandsfähigen Nerzhaa-
ren.

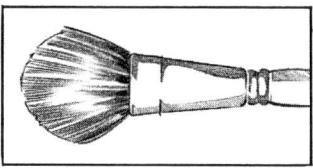 PUDERPINSEL

Das ist der größte Pinsel aus Ihrer Sammlung. Er wird zum Aufstäuben von losem oder gepreßtem Puder benutzt. Er soll leicht abgerundet und sehr füllig sein. Hierfür eignen sich weiche Haare aus Pony-, Eichhörnchen- oder Ziegenfell (oder eine Kombination davon).

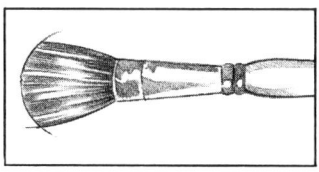 ROUGEPINSEL

Der Rougepinsel gehört zu Ihren wichtigsten Schminkutensilien. Er ist zwar kleiner als der Puderpinsel, ähnelt ihm aber in Form und Material. Mit dem Rougepinsel wird das Rouge aufgetragen und verwischt. Er sollte zum Teil aus Nerz sein, da Nerzhaare genügend Stand haben, um eine exakte Richtungsführung des Rougepuders zu gewährleisten. Da ein korrektes Plazieren der Rougefarbe das A und O ist, sollte an der Qualität dieses Pinsels nicht gespart werden.

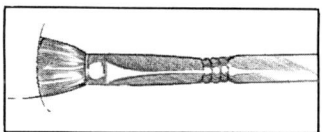 KONTURENPINSEL

Der Konturenpinsel sieht wie ein an der Spitze gerade abgeschnittener Rougepinsel aus. Die flachen, steilen Pinselborsten eignen sich neben dem Konturieren hervorragend zum Entfernen von überschüssigem Rougepuder oder zum Verwischen der Rouge- oder Lidschattenfarben.

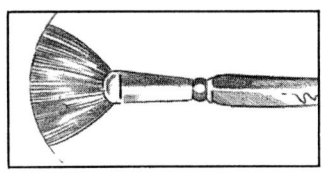

FÄCHERPINSEL

An diesem dünnen, fächerähnlichen Pinsel werden Sie Ihre Freude haben. Aufgrund seiner weichen Borstenbeschaffenheit (in der Regel Ziegenfell) ist ein leichtes Auftragen eines jeden Puders gewährleistet. Zum Entfernen von überschüssigem, losem Puder ist er ideal, ebenso zum Auftragen von Glanzpuder am Abend. Auch wenn Sie nur einen Hauch von leuchtender Rougefarbe auflegen wollen, ist dieser Pinsel besonders geeignet. Mit der dünnen Kante läßt sich gut Konturschatten zum «Aushöhlen» der Wangenknochen verteilen.

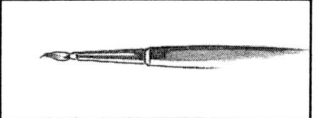

LIDSTRICHPINSEL

Dieser dünne, spitz zulaufende Pinsel wird in nassem Zustand benutzt, um festen Kompaktlidstrich vom Stein aufzutragen oder um Ihren Lidschatten in einen Lidstrich zu verwandeln. Kaufen Sie sich aus Haltbarkeitsgründen einen nicht zu weichen Nerzpinsel mit fester Spitze. Bei unreiner Haut ist es angebracht, sich einen zweiten Pinsel dieser Art zuzulegen. Mit diesem können Sie dann Abdeckcreme über die Grundierung auf die Problemzonen tupfen.

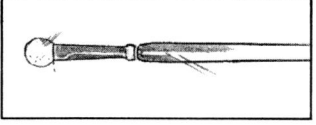

LIDSCHATTENSCHWÄMMCHEN

Ein Schwämmchen wirkt bei der Verteilung des Lidschattenpuders intensiver als ein Pinsel; daher ist es am besten, es beim Auftragen von hellen bis mittelstarken Farben zu verwenden oder bei Farben, bei denen Sie mehr Deckkraft wünschen. Ein sauberes Schwämmchen eignet sich auch hervorragend zum Verwischen von hartnäckigen Ecken oder zum «Ausradieren» von Patzern. Wenn man das Lidschattenschwämmchen mit der Kante benutzt, kann man damit den Lidstrich verwischen, um einen weicheren Effekt zu erzielen. Lidschattenschwämmchen sind nicht teuer; setzen Sie also mehrere davon auf Ihre Liste. Vergewissern Sie sich, daß das Auftrageschwämmchen den kosmetischen Anforderungen entspricht, das heißt, es sollte sich glatt anfühlen. Kaufen Sie kein porös aussehendes oder kratziges Exemplar.

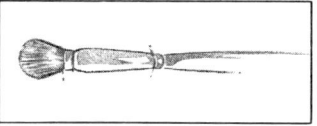 WEICHER LIDSCHATTENPINSEL

Dieser Pinsel ist eine Miniaturausgabe Ihres Rougepinsels. Er gleicht ihm in der Form und Haarbeschaffenheit. Er bewirkt eine weniger intensive Farbverteilung der Lidschatten als das Schwämmchen und eignet sich besonders für dunkle Farben, mit denen man sparsam umgehen muß. Auch zum Verwischen der Farben kann man den weichen Lidschattenpinsel benutzen.

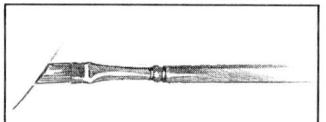 AUGENKONTURENPINSEL

Dies ist mein Lieblingspinsel; mit ihm hat man die Plazierung des Lidschattens gut im Griff. Dieser Pinseltyp sieht wie ein schräg angeschnittener Unterlidpinsel aus. Hiermit kann man sehr schön die Lidfalte betonen. Für diesen Pinsel sind Nerzhaare optimal, da sie ihm Substanz verleihen.

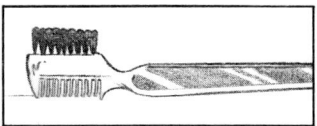

BRAUEN- UND WIMPERNBÜRSTE MIT KAMM

Auf der einen Seite dieses praktischen Utensils befindet sich so etwas wie eine dünne, steife Zahnbürste, auf der anderen ein winziger Kamm. Die Bürste ist für die Pflege und die Formgebung Ihrer Augenbrauen gedacht, während der Kamm dazu da ist, Ihre Wimpern nach dem Auftragen von Mascara vorsichtig zu trennen.

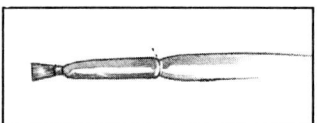

LIPPENPINSEL

Mit diesem abgeflachten, schmalen Pinsel, der zum Umranden Ihrer Lippenkonturen sowie zum Auftragen der Lippenfarbe gedacht ist, avancieren Sie zur Schminkexpertin! Schief angemalte Lippen sind damit nicht mehr Ihr Problem! Nerzhaare sind bei diesem Pinsel eine Notwendigkeit, da diese steif genug sind, um die Farbe gleichmäßig zu verteilen. Sie bleiben auch länger in Form und garantieren somit eine größtmögliche Kontrollfunktion. Ich bevorzuge ein versenkbares Modell, da man es zum Auffrischen des Make-ups in der Handtasche mitnehmen kann.

Waschen Sie Ihre Pinsel von Zeit zu Zeit in einer milden Seifenlauge aus; anschließend trocknen Sie sie mit einem Handtuch ab. Die Pinsel sollten nicht über längere Zeit im Wasser liegenbleiben, sonst werden die Stiele rissig. Glätten und formen Sie die Pinselhaare. Danach werden die noch feuchten Pinsel flach auf ein Handtuch zum Trocknen gelegt. Sie trocknen schneller, wenn sich die Pinselköpfe frei über der Ablage befinden, so daß Sie von allen Seiten Luft abbekommen. Lassen Sie die Pinsel nicht im aufrechtstehenden Zustand trocknen, da auf diese Art Wasser in die Holzstiele sikkern kann. Wenn Sie lieber Alkohol zum Reinigen und Sterilisieren Ihrer Pinsel verwenden möchten, können Sie dies unbedenklich tun; den Naturhaaren schadet dies nicht. Jeden Tag sollten Sie wenigstens ein Lidschattenschwämmchen reinigen, so daß es zum Gebrauch für den folgenden Tag sauber und trocken ist.

Neben den Pinseln sollen hier noch einige andere, für Sie wichtige Schminkutensilien erwähnt werden.

MAKE-UP-SCHWÄMMCHEN

Make-up-Schwämmchen werden beim Auftragen und Verteilen der Grundierung benutzt. Gute Schwämmchen bestehen aus dichtem, für kosmetische Zwecke geeignetem Latex. Wenn Sie sich über das Material des Schwämmchens nicht im klaren sind, prüfen Sie, ob seine Poren so gut wie unsichtbar sind und ob es sich glatt auf Ihrer Haut anfühlt. Meistens werden die Schwämme in Dreiecks- oder Rautenformen angeboten, so daß Sie mit deren spitz zulaufenden Enden in alle Furchen und Winkel Ihrer Nasen- und Augenpartie gelangen können. Sie können Ihren Schwamm auch zum Verteilen oder Abschwächen Ihres Rouge- oder Lidschattenpuders benutzen, wenn Sie einmal glauben, zuviel aufgelegt zu haben. Es ist sinnvoll, mehrere Schwämmchen vorrätig zu haben und diese häufig zu waschen, so daß immer ein sauberes, trockenes Exemplar bereitliegt.

WATTEBÄLLCHEN ODER PADS

Hauptsächlich benötigt man sie zum Verteilen von Hautpflegeprodukten wie Reinigungsmilch, Gesichtslotion und Augen-Make-up-Entferner. Sie können aber auch zum Verwischen und Dämpfen von Lidschatten und Rougefarben benutzt werden. Bei empfindlicher Haut sollten Sie darauf achten, daß die Pads oder Wattebällchen aus reiner Baumwolle sind und nicht aus Synthetik. Kunstfasern können eine hautabschleifende Wirkung haben; außerdem sind sie nicht so saugfähig wie Baumwolle.

OHRENSTÄBCHEN

Ohrenstäbchen können zum Verwischen und Verteilen von Lidstrichen und Lidschatten benutzt werden; außerdem läßt sich mit ihnen verkleckste Wimperntusche entfernen.

ZELLSTOFFTÜCHER

Zellstofftücher sind zum Wegwischen von Farbe oder zum Reinigen von Pinseln geeignet, aber nicht so gut für Ihre Haut. Papier wird aus Holzfaser hergestellt, und seine leicht angerauhte Oberflächenstruktur könnte sich auf eine empfindliche Haut reizfördernd auswirken.

PINZETTE

Eine Pinzette benötigt man, um wildwüchsige Härchen aus dem Brauenbereich zu zupfen. Sie können zwischen allen möglichen Pinzettenarten wählen; mein Lieblingsexemplar sieht wie eine Schere aus.

WIMPERNFORMER

Dieses Werkzeug erfordert bei der Anwendung ein gewissenhaftes Vorgehen und eine ruhige Hand. (Sie wollen Ihre Wimpern ja nicht abbrechen oder ausziehen!) Der Wimpernformer funktioniert nach einem Klemmprinzip, indem er einen Knick in Ihre Wimpern bringt, so daß diese einen Aufwärtsschwung erhalten. Nach jedem Gebrauch sollten Sie das Gummipolster abspülen. Wenn Sie den Wimpernformer oft benutzen, sollten Sie noch einen Ersatzgummi in Reserve halten. Zuerst werden die Wimpern geformt, erst danach tragen Sie Wimperntusche auf.

ANSPITZER

Wenn Sie Konturenstifte für die Lippen oder Augen-Make-up-Stifte benutzen, brauchen Sie dazu unbedingt einen Anspitzer. Manche Make-up-Stifte werden zusammen mit einem Anspitzer verkauft. Ist dies bei Ihnen nicht der Fall, so können Sie sich im Schreibwarengeschäft einen besorgen. Wenn die weicheren Konturen- oder Kohlstifte während des Anspitzens abbrechen, sollten Sie sie einige Minuten vor dem Anspitzen in den Kühlschrank legen.

SPIEGEL- UND LICHTVERHÄLTNISSE

Falls an Ihrem Schminkplatz keine guten Lichtverhältnisse herrschen, sollten Sie sich eventuell einen beleuchtbaren Schminkspiegel anschaffen. Viele von diesen haben regulierbares Licht, wie Tages- und Abendbeleuchtung, Kunst- oder Naturlicht. Niemand hält sich den ganzen Tag an ein und demselben Ort auf, daher sollte Ihr Spiegel sich an einem möglichst hellen Ort befinden, so daß Sie sehen können, was Sie tun. Klares Licht, das keine Schatten wirft, ist wichtiger als die Farbe des Lichts (es sei denn, Sie gehen zum Abendessen aus und wollen wissen, wie Sie in dieser Situation aussehen). Ein Vergrößerungsspiegel ist beim Augenbrauenzupfen oder bei Sehschwierigkeiten vor einem normalen Spiegel praktisch.

EINKAUFSLISTE

Hier sind noch einmal alle Ihre Schönheitsutensilien aufgelistet. Streichen Sie die Dinge, die Sie bereits haben, durch; danach verwenden Sie diese Liste als Merkblatt fürs Einkaufen.

Unterlidpinsel
Puderpinsel
Rougepinsel
Konturenpinsel
Fächerpinsel
Lidstrichpinsel
Lidschattenschwämmchen (zwei)
Weicher Lidschattenpinsel
Augenkonturenpinsel
Brauen- und Wimpernbürste

Lippenpinsel (zwei; einen für die Handtasche)
Pinselbehälter
Make-up-Schwämmchen
Wattebällchen oder Pads
Ohrenstäbchen
Zellstofftücher
Pinzette
Wimpernformer
Anspitzer
Vergrößerungsspiegel und gutes Licht

Sie haben nun alles, was Sie brauchen, um Ihre eigene Visagistin zu werden. Sie stehen kurz vor dem Abenteuer des Schminkunterrichts. Doch zunächst müssen Sie, wie jeder Künstler, die Leinwand präparieren ...

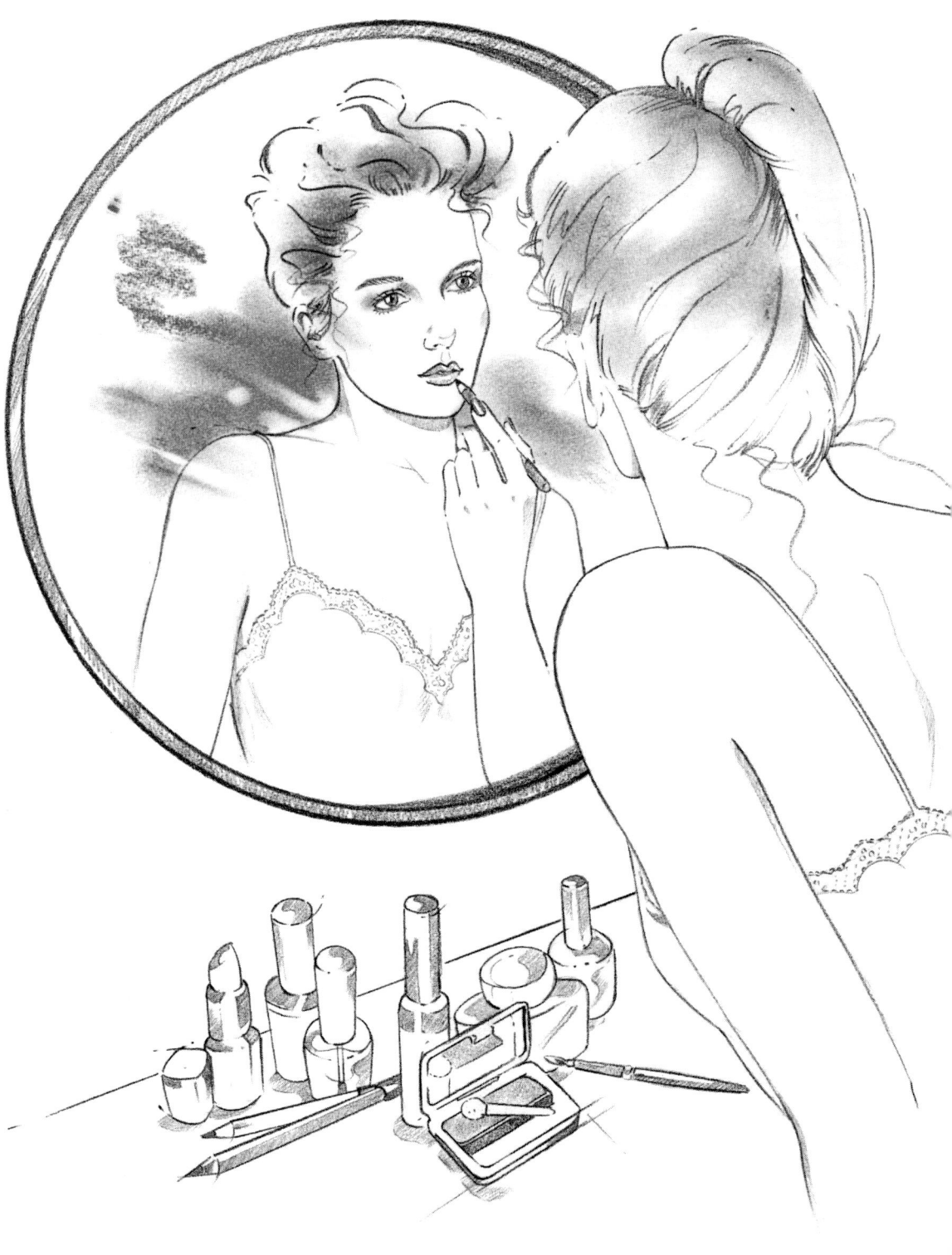

ZWEITER TEIL

MAKE-UP-UNTERRICHT

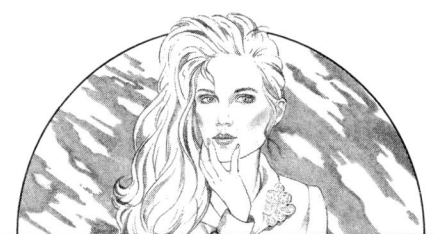

Kapitel 6

Die Pflege der Haut

Sie haben nun Ihre Jahreszeit herausgefunden und alle Ihre Schminkwerkzeuge beisammen — aber warten Sie noch einen Moment! Bevor Sie auch nur einen Hauch von Make-up auflegen, sollten Sie unbedingt darauf achten, daß Ihre Haut porentief rein und gut gepflegt ist. Bei nachlässiger Hautpflege kann ein Make-up nie zu optimaler Wirkung gelangen.

Bei Make-over-Demonstrationen auf meinen Geschäftsreisen sehe ich oft Frauen mit pergamentähnlicher, trockener, ja sogar rauher Haut. Wenn ich mich dann nach ihren Pflegeprodukten erkundige, bekomme ich oft zu hören: «Ich wasche mein Gesicht mit irgendeiner Seife, die da gerade in der Dusche liegt, und ab und zu benutze ich ein bißchen Feuchtigkeitscreme.» Solch eine von radikaler Körperseife malträtierte, nach Feuchtigkeit lechzende Haut saugt die Grundierung auf wie ein Schwamm und macht einen trockenen, lederartigen Eindruck. Durch nachlässige Pflege wird die Haut nicht nur vorzeitig Falten bekommen, Sie bringen sich darüber hinaus um einen Ihrer größten äußerlichen Vorzüge — um eine schöne Haut.

Ich verstehe den Widerwillen der Frauen, sich vom Umgang von Wasser und Seife auf eine moderne Hautpflegeroutine umzustellen. Wir sind verwirrt von all den sich im Handel befindlichen Produkten und wissen nicht mehr, welche wir kaufen und wie wir sie anwenden sollen. Ich versichere Ihnen jedoch, daß es sich für Ihre Haut lohnen wird, wenn Sie sich einmal die Mühe machen, den Ablauf eines Hautpflegeprogramms zu erlernen. Unsere Großmütter kannten zur Bekämpfung des Alterungsprozesses nur Seife und Niveacreme; wir aber genießen die Vorzüge der jüngsten Produkte aus der geradezu dramatischen Entwicklung in der Hautpflegeforschung. Spezielle neue Bestandteile (vor allem Enzyme und Vitamine) können die Faltenbildung der Haut verzögern und sie glatt und elastisch erhalten.

Sie werden sich wahrscheinlich fragen, ob Sie die Zeit für ein gründliches Hautpflegeprogramm aufbringen können. Kein Grund zur Panik! Ganz ehrlich: Ich brauche hier länger für die Beschreibung der Hautprodukte und des Pflegeprogramms, als Sie für die Anwendung benötigen.

Die wichtigsten Richtlinien bei der Hautpflege basieren auf gesundem Menschenverstand. Zunächst wird Ihre Haut gründlich gereinigt, wobei Sie gelegentlich ein Peeling zur Entfernung abgestorbener Hautzellen benutzen. (Die Anlagerung dieser Zellen ist die Ursache für ein rauhes, schuppiges Hautbild.) Dann befeuchten und erfrischen Sie Ihre Haut mit einem tonisierenden oder adstringierenden Gesichtswasser, welches ebenfalls für die Erhaltung der Elastizität Ihrer Haut förderlich ist. Danach — und das ist neu — werden die Zellen während ihres Wachstums gestärkt, so daß sie möglichst rund und prall an die Hautoberfläche gelangen (die einzigen Teile unseres Körpers, die wir «prall» wünschen!). Danach benutzen Sie ein Feuchtigkeitspräparat, um die Feuchtigkeit in Ihrer Haut zu speichern. Zu guter Letzt wird die Augenpartie befeuchtet. Das Ganze dauert fünf Minuten oder weniger. Schauen Sie dabei auf die Uhr — Sie werden schon sehen!

Ungefähr alle zwei Wochen sollten eventuell vorhandene, überflüssige Gesichtshaare entfernt werden. Bei einigen Frauen ist es notwendig, die Form der Augenbrauen zu korrigieren; vereinzelte Härchen müssen ausgezupft, auffällige Schnurrbarthaare gebleicht oder mit Wachs entfernt werden. Danach ist Ihre Haut glatt, von jeglichem Flaum befreit und aufnahmefähig für das Make-up. Sie werden von den Resultaten begeistert sein!

BESTIMMEN SIE IHREN HAUTTYP

Bevor ich auf die Pflege Ihres Gesichts zu sprechen komme, sollten wir uns noch eine Minute Zeit nehmen, um Ihren Hauttyp zu bestimmen, da dieser ausschlaggebend für Ihre Pflegeprodukte ist. Füllen Sie den folgenden Fragebogen aus! Sie erfahren dann, ob Ihre Haut zum trockenen, normalen, fettigen oder gemischten Typ gehört. Frauen mit Mischhaut haben eine «normale» Wangenpartie, während Stirn, Nase und Kinn Merkmale der fettigen Haut aufweisen (allgemein T-Zone genannt).

Umkreisen Sie anschließend die in der Tabelle aufgeführten Aussagen, die auf Ihre Haut zutreffen. Danach addieren Sie alle Aussagen einer jeden Spalte. Die am häufigsten mit Kreisen versehene Spalte ist entscheidend für die Bestimmung Ihres eigentlichen Hauttyps. Sind Ihre Kreise ziemlich gleichmäßig auf zwei Spalten verteilt, ordnen Sie sich der öligeren Kategorie zu. Es ist besser, wenn man irrtümlicherweise ein fettärmeres Pflegeset verwendet, da zu fetthal-

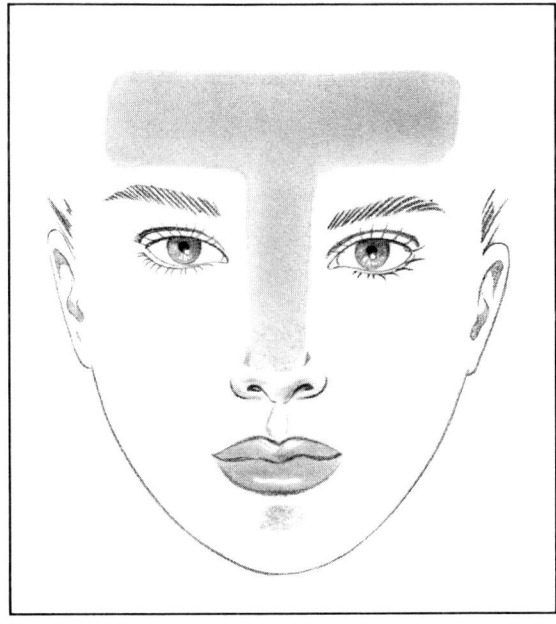

Die T-Zone ist der Bereich von Stirn, Nase und Kinn, der wie ein T geformt ist. Dieser ist öliger als die Wangenpartie.

tige Produkte die Entstehung von unreiner Haut verursachen können. Bei Bedarf wechseln Sie dann später zu reichhaltigeren Produkten über.

Von Zeit zu Zeit sollten Sie Ihren Hauttyp nochmals überprüfen.
Viele Faktoren können Ihre Haut in Mitleidenschaft ziehen; dazu
gehören persönliche Krisen, Stress, eine Heirat oder Scheidung,
Schwangerschaften, ein neuer Job, bestimmte Medikamente oder
einfach der Alterungsprozeß der Haut. Bei heißen, feuchten Wetter-
verhältnissen kann Ihre Haut so fettig werden, daß Sie wenig oder
gar keine Feuchtigkeitscreme benötigen. Im Winter, bei kaltem Wetter, in beheizten Räumen und bei trockener Luft können sogar normale Haut- und Mischhautarten völlig verdörren. Reagieren Sie
stets mit feinem Gespür auf Ihr Hautbild, und achten Sie darauf, wie
Ihre Haut sich anfühlt. Richten Sie sich bei der Dosierung all Ihrer
Pflegeprodukte nach den Bedürfnissen Ihrer Haut. Wenn Sie sich
zum Beispiel an der Grenze von normaler und fettiger Haut befinden, ist es angebracht, während Tagen, an denen Ihre Haut mehr
Fett produziert, die Feuchtigkeitscreme wegzulassen. Oder aber Ihre
Haut benötigt während der Wintermonate Pflegeprodukte für trokkene Haut und im Sommer welche für den normalen Hauttyp.

Nicht vergessen — das, was Sie an Nahrung zu sich nehmen,
wirkt sich auf Ihre Haut aus. Essen Sie reichlich Obst und Gemüse
— das ist Nahrung mit hohem Wassergehalt — und trinken Sie viel
Wasser, um Ihre Haut von innen her zu befeuchten. Vermeiden Sie
Fette, Koffein und Zigaretten. Fette sind unverdaulich, Koffein
überstimuliert die Adrenalindrüsen, und beide können eine erhöhte
Fettproduktion und unreine Haut verursachen. Zigaretten haben
eine Verengung der Blutgefäße zur Folge und verringern so die Ab-
gabe von Sauerstoff an die Haut (betrachten Sie einmal die Krähen-
füße eines starken Rauchers!). Gönnen Sie sich zur Erholung Ihrer
Haut ausreichend Schlaf. Aerobic ist gut für Sie, da dieser Sport den
ganzen Körper besser durchblutet.

Ihre Haut ist der Spiegel Ihrer körperlichen und geistigen Verfassung. Passen Sie gut auf sie auf.

FRAGE	TROCKEN	NORMALE/ MISCHHAUT	FETTIG
Haben Sie Pickel?	Selten	Gelegentlich	Häufig
Haben Sie Mitesser?	Wenige oder keine	Einige in der T-Zone	Problem
Wie sehen Ihre Poren aus?	Fast unsicht- bar	Sichtbar in der T-Zone	Vergrößert
Wie reagiert Ihre Gesichts- haut eine Stunde nach ei- ner Reinigung mit Wasser und Seife ohne Feuchtigkeits- creme, und wie fühlt sie sich an?	Sie ist trok- ken und spannt	Die Haut spannt leicht während der ersten hal- ben Stunde; nach einer Stunde spannt sie nicht mehr und ist in der T-Zone leicht fettig	Nach einer hal- ben Stunde ist die Haut wieder fettig, glänzende Nase und Stirn nach einer Stunde
Wie sehen Ihre natürlichen Far- ben aus?	Sehr hell bis hell	Hell bis mittel	Olivfarben bis dunkel
Haben Sie Fal- ten im Gesicht?	Ein paar um die Mund- und Augen- partie herum	Ein paar um die Augenpartie herum	Keine oder nur ganz wenige
Wie reagiert Ihre Haut auf Sonnenbestrah- lung?	Sie bekommt leicht einen Sonnenbrand	Zuerst Sonnen- brand, dann all- mählich Bräu- nung	Selten Sonnen- brand; bräunt schnell

FÜNF SCHRITTE ZU EINER SCHÖNEN HAUT

Nach der Ermittlung Ihres Hauttyps gilt es nun, die Produkte zur Verschönerung Ihrer Haut auszuwählen und das Pflegeprogramm so anzuwenden, daß Ihnen dies so selbstverständlich erscheint wie das Zähneputzen. Zu den Hautpflegeprodukten gehören fünf Hauptgruppen: die Reinigungspräparate, die Toner, die Regenerierungsprodukte (dazu gehören die zellerneuernden Mittel), die Feuchtigkeitscremes und spezielle Augencremes. Wir werden alle fünf Schritte dieses Grundpflegeprogramms durchgehen und jedes Produkt und seine Funktion näher betrachten. Auf den Seiten 110 bis 114 finden Sie in den Hautpflegetabellen präzise Anweisungen für Ihren Hauttyp.

Das Einkaufen von Hautpflegeprodukten ist unkompliziert, da sämtliche Kosmetikfirmen entsprechende Serien für jeden Hauttyp herausbringen. Ich empfehle Ihnen dringend, alle Ihre Hautpflegeartikel aus einer Kosmetikreihe zu erwerben, da diese aufeinander abgestimmt sind. Wenn Sie den Reiniger von der einen Firma kaufen, das Regenerierungspräparat von einer anderen und die Feuchtigkeitscreme von einer dritten, riskieren Sie, von einem Wirkstoff zuviel abzubekommen und von einem anderen zuwenig.

1. SCHRITT: REINIGEN

Der Grundstein Ihres Hautpflegeprogramms besteht aus einer gründlichen Reinigung des Gesichts, ohne es dabei seiner wesentlichen Fette zu berauben. Dazu müssen Sie sich ein spezielles Gesichtsreinigungsprodukt anschaffen und es zweimal am Tag anwenden, genauso wie Sie Ihre Zähne putzen. Bei Bedarf können Sie auch damit unter die Dusche gehen. Sie sehen, Sie brauchen nicht alle Ihre Gewohnheiten zu ändern! Gesichtsreinigungsmittel gibt es in allen möglichen Ausführungen, flüssig, als Gel, als Creme, als Öl oder am Stück (Gesichtsseife).

Massieren Sie Ihr Reinigungsprodukt sanft aufwärtskreisend in Ihre Haut ein, um den unter den Gesichtshärchen liegenden Schmutz gründlich zu entfernen und um die Oberfläche der Poren zu reinigen. Benutzen Sie dazu Ihre Fingerspitzen, einen weichen Waschlappen oder eine Reinigungsbürste (meine Vorliebe!). Machen Sie aus einer langweiligen Pflichtübung etwas Besonderes, indem Sie Ihrem Gesicht bei jeder Reinigung eine kleine Massage gönnen.

Tiefenreinigung

Ihre tägliche Gesichtsreinigung macht Ihre Haut weich und sauber, doch gelegentlich sollten Sie zusätzlich einen Tiefenreiniger anwenden, eine spezielle Rubbelcreme oder Maske, die dazu da sind, abgestorbene Hautzellen zu entfernen und Ihre Poren überaus gründlich zu reinigen. Abgestorbene, nicht abgetragene Hautzellen können zur Verhornung der Haut, zu Pickeln und einem vergröberten Hautbild führen. Wenn Sie ein zellerneuerndes Produkt benutzen, welches den Wuchs neuer Hautzellen begünstigt, sind Tiefenreiniger in Ihrem Fall von besonderer Wichtigkeit. Rubbelcremes haben eine leicht schmirgelartige Wirkung und sind vor allem zum Entfernen der abgestorbenen Hautzellen gedacht; Masken helfen, die Poren zu reinigen. Beide Produkte beleben und stimulieren die Haut. Sie können entweder die Rubbelcreme, die Maske oder beides benutzen; in diesem Fall tragen Sie dann die Rubbelcreme zuerst auf und danach die Maske. Sie werden begeistert sein, wie Ihre Haut sich anfühlt. Wie bei allen anderen Hautpflegeprodukten sind diese Tiefenreiniger für verschiedene Hauttypen erhältlich; überprüfen Sie also vorher die Verpackungsaufschrift.

Rubbelcremes: Sie enthalten in vielen Fällen kleine Schleifpartikelchen. Wählen Sie ein Produkt aus feinstgemahlenen Nüssen, Mandeln oder Kleie. Vermeiden Sie Rubbelcremes, die Nußschalen oder Kerne enthalten; diese sind zu grob für die Haut und können sie aufscheuern.

Zur Anwendung der Rubbelcreme aus der Tube drücken Sie einen Teelöffel voll auf Ihre Handfläche; für einen Tiegel benutzen Sie einen kleinen Löffel oder einen Spachtel. (Um Bakterienablagerungen zu vermeiden, ist es ratsam, Ihre Finger nicht mit dem Inhalt des Tiegels in Berührung zu bringen.) Massieren Sie die Rubbelcreme mehrere Minuten lang mit den Fingerspitzen in aufwärtskreisenden Bewegungen in Ihre Gesichts- und Halspartie ein; vermeiden Sie dabei die Gegend um die Augen herum. Spülen Sie hinterher alles gründlich mit warmem Wasser ab. Fühlt sich Ihre Haut jetzt nicht toll an?

Masken: Einige Masken enthalten Mischungen aus Lehm und Tonerde, die überschüssige Fette absorbieren und Schmutz und Unreinheiten aus der Haut ziehen. Diese Lehmmasken sind für normale und fettige Hauttypen geeignet; Frauen mit trockener Haut sollten sie nicht anwenden.

Spezielle Feuchtigkeitsmasken, die oft Honigzusätze enthalten, wirken reinigend und leicht stimulierend auf die Haut; zudem speichern sie Feuchtigkeit und pumpen so die Zellen an der Hautoberfläche auf. Obwohl diese Feuchtigkeitsmasken in erster Linie für die trockene Haut gedacht sind, kann hiervon jeder Hauttyp von Zeit zu Zeit profitieren, vor allem bei kaltem, trockenem Klima oder wenn die Haut besonders viel Sonne oder Wind abbekommen hat.

Die Maske wird in einer dünnen, ebenmäßigen Schicht aufgetragen; die Gegend um die Augen herum wird ausgespart. Wenn Sie eine Lehmmaske benutzen, lassen Sie diese antrocknen und «steif» werden. Die Feuchtigkeitsmasken hingegen bleiben geschmeidig. Richten Sie sich nach den auf der Verpackung stehenden Gebrauchsanweisungen, und übertreiben Sie nicht — eine längere Einwirkungszeit ist besonders bei den Lehmmasken *nicht* von Vorteil. Nun spülen Sie Ihre Maske gründlich mit warmem Wasser ab und tupfen Ihr Gesicht leicht mit einem sauberen, weichen Handtuch trocken.

2. SCHRITT: KLÄREN

Nach der Haupt- und Tiefenreinigung tragen Sie Ihr Gesichtswasser auf. Dieses — es kann auch «Freshner», «Adstringent», «Toner», «Rinse» oder sogar «Skin Softener» heißen — entfernt die letzten Spuren vom Gesichtsreiniger sowie überschüssiges Fett und zieht die Poren an der Hautoberfläche vorübergehend zusammen. Außerdem

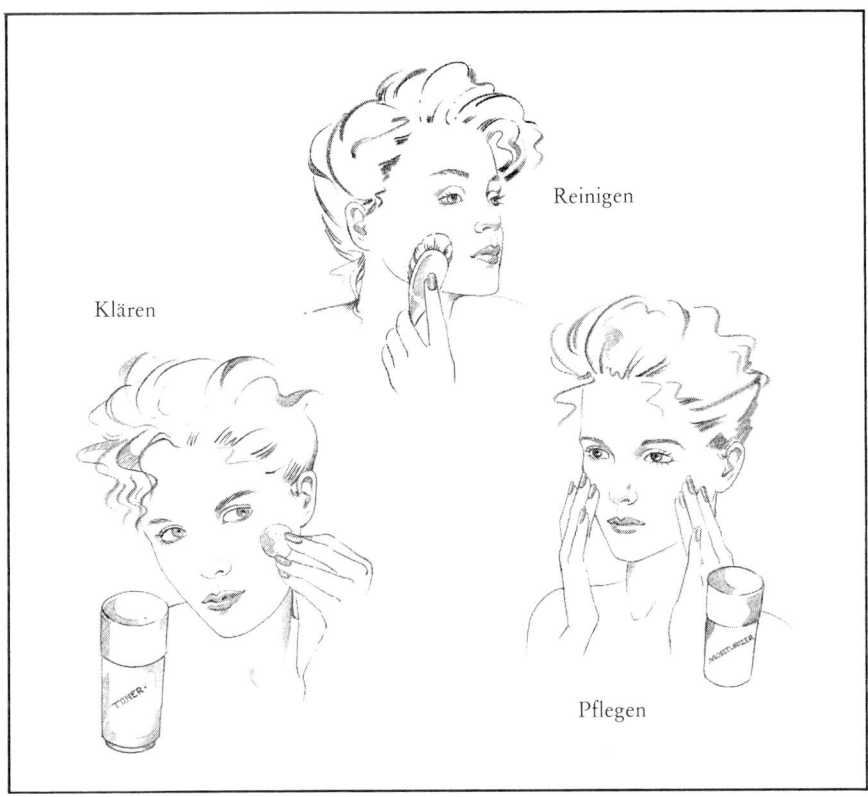

Reinigen

Klären

Pflegen

gibt das Gesichtswasser der Haut ihren normalen pH-Wert zurück und schützt sie auf diese Weise auch vor Bakterien. Manche Gesichtslotionen enthalten Zusätze, die die Haut weicher machen, um sie auf die nachfolgenden Nähr- und Feuchtigkeitslotionen vorzubereiten.

Das Gesichtswasser wird mit einem Wattebausch (oder einem Pad) wiederum in aufwärtskreisenden Bewegungen vom Hals bis zum Haaransatz aufgetragen. Reiben Sie dabei nicht zu kräftig; die Reinigungskraft des Gesichtswassers wird dadurch nicht erhöht, und Ihrer Haut kann das eher schaden. Lassen Sie die empfindliche Augenpartie aus, da Gesichtswasser eine austrocknende Wirkung haben kann. Benutzen Sie Ihr Gesichtswasser zweimal am Tag, immer nach der Grundreinigung oder nach der zusätzlichen Tiefenreinigung mit Rubbelcreme oder Maske. Danach fühlt Ihr Gesicht sich prickelnd und erfrischt an.

3. SCHRITT: REGENERIEREN

Der nächste Schritt zu einer schönen Haut heißt *Regenerieren;* hierbei handelt es sich um ein tolles neues Konzept, das in den letzten fünf oder sechs Jahren in der Hautforschung von sich reden gemacht hat. Alle Hauttypen können von den Regenerierungsprodukten profitieren. Diese haben in den unteren Hautschichten die Aufgabe, die wachsenden Zellen mit Nahrung zu versorgen, so daß diese prall und gesund heranreifen. Zu diesen Zellversorgungsmitteln gehören die Zellerneuerungsprodukte, Anti-Falten-Cremes und «Anti-Aging»-Lotionen. Die Funktion all dieser Mittel besteht darin, die Entstehung der Falten schon im Ansatz zu verhindern. In der Regel sollten Frauen Ende 20 mit dem Gebrauch eines Regenerierungsprodukts beginnen, sobald das Wachstum der Zellen sich verlangsamt. Regenerierungsprodukte werden sehr sparsam aufgetragen. Sie sind meist von dünnflüssiger, nicht fettender Konsistenz und sollen vor den Feuchtigkeitsspendern aufgetragen werden. Die Mehrzahl der Zellerneuerungsprodukte wird in einem Pipettenfläschchen angeboten. Sie geben einfach drei bis fünf Tropfen auf Ihre Fingerspitzen und verteilen sie dann leicht auf Ihrem Gesicht. Was die Cremes anbelangt, so nehmen Sie auch davon nur einen Klecks auf die Fingerspitzen und massieren sie sanft in die Haut ein. Lassen Sie diese Produkte ein oder zwei Minuten einziehen, bevor Sie Feuchtigkeitscreme auftragen. Regenerierungsprodukte benutzen Sie zweimal am Tag, immer nach dem Gesichtswasser.

4. SCHRITT: PFLEGEN

Nun muß Ihre Hautoberfläche gut befeuchtet werden. Feuchtigkeitscremes können Falten nicht «ausradieren», auch nicht geschädigte oder alternde Hautzellen «reparieren». Sie enthalten jedoch Feuchtigkeitsspender, Substanzen, die Wasser aus der Luft anziehen und es an die Hautoberfläche bringen, was bewirkt, daß die Zellen dort straffer aussehen. Darüber hinaus versiegeln diese Produkte die eigene Hautfeuchtigkeit (Wasser) und verhindern somit, daß Unreinheiten durch die Poren gelangen können.

Vorsicht! Vaseline darf nie als Feuchtigkeitscreme benutzt werden, denn sie erstickt die Haut; diese öffnet dann in dem verzweifelten Bemühen, zu atmen, ihre Poren — für immer. Dasselbe gilt für Feuchtigkeitsprodukte mit Mineralölen. Ihre Haut braucht Sauerstoff, genau wie Sie!

Welchem Hauttyp Sie auch angehören, denken Sie daran, daß der Feuchtigkeitsbedarf Ihrer Haut sich ändert. Richten Sie sich am besten danach, wie Ihre Haut sich anfühlt. Wenn sie spannt, juckt oder rauh ist, wird es eventuell Zeit, daß Sie auf ein reichhaltigeres Produkt umsteigen. Wenn Sie anderseits auf Stirn und Nase zu glänzen anfangen oder Pickel bekommen, greifen Sie auf eine leichtere Creme zurück. Jede Frau sollte Ihren Hals mit Feuchtigkeit versorgen, da sich dort keine Fettdrüsen befinden und Altersspuren sich am ehesten bemerkbar machen.

Verteilen Sie eine dünne Schicht Ihrer Creme sanft aufwärtsstreichend von der Halswurzel bis hinauf zum Haaransatz; bei Bedarf werden nur die trockeneren Hautpartien befeuchtet. Die Augenpartie sollten Sie freilassen, da die feuchtigkeitsbindenden Mittel, die in diesen Cremes enthalten sind, die Haut um die Augen herum aufblasen können und dann Schwellungen verursachen, wodurch die Haut überdehnt wird, was dann letzten Endes zur Entstehung von Falten führt.

Verwenden Sie immer gerade so viel Feuchtigkeitscreme, wie die Haut braucht. Um es noch einmal zu betonen — mehr ist nicht besser; die überschüssige Creme staut sich dann einfach an der Hautoberfläche.

5. SCHRITT: GLÄTTEN DER AUGENPARTIE

Bis jetzt ist bei Ihrer Hautpflege die Augenpartie ausgespart worden. Warum? Die Haut um Ihre Augen herum hat keine Fettdrüsen, ist sehr dünn und empfindlich und anfällig für Falten. Darum ist hier eine Spezialpflege angebracht. Sie benötigen Augencreme, da diese sich von Ihrem Feuchtigkeitsprodukt unterscheidet — sie enthält besondere Wirkstoffe und keine feuchtigkeitsbindenen Mittel.

Vor dem Auftragen einer Augencreme müssen Sie Ihr Augen-Make-up gründlich entfernen. Es ist wichtig, daß Sie das jeden Abend mit allergrößter Sorgfalt erledigen. Benutzen Sie dazu immer einen speziellen Augen-Make-up-Entferner; Seife hat in diesem Fall eine zu austrocknende Wirkung auf die Haut. Augen-Make-up-Entferner gibt es in flüssiger Form, als Gel oder als Creme. Zudem gibt es auf diesem Gebiet ölhaltige und ölfreie Produkte. Ich mag die ölfreien Augen-Make-up-Entferner für den alltäglichen Gebrauch lieber, da sie nicht schmieren. Wenn man einmal etwas davon ins Auge kriegt, ist einem die Sicht nicht gleich vernebelt. Zudem eignet sich diese Art von Entferner wunderbar zum Ausbessern von Fehlern beim Augen-Make-up. Ein in diese Lotion eingetauchtes Ohrenstäbchen kann ein Zuviel an Mascara oder Lidschatten im Nu entfernen, ohne den Rest Ihres Make-ups zu ruinieren. Beim Entfernen von wasserfester Wimperntusche müssen Sie sich eines der öligen, eigens für wasserfeste Mascara hergestellten Produkte kaufen. Kein Augen-Make-up-Entferner sollte brennen. Falls dies aber doch der Fall sein sollte, enthält das betreffende Produkt zweifellos ein Bestandteil, auf das Sie allergisch reagieren; wechseln Sie also zu einer anderen Marke über. Beim Gebrauch des Augen-Make-up-Entferners träufelt man etwas davon auf einen Wattebausch und fährt damit auf dem Oberlid von oben nach unten und danach den unteren Wimpernrand entlang von außen nach innen. Durchtränken Sie den Wattebausch nicht, sonst wischen Sie Make-up in Ihre Augen.

Nachdem das Augen-Make-up völlig entfernt ist, können Sie nun die Haut um Ihre Augen herum mit Ihrer Spezialcreme befeuchten. Augencremes rangieren von reichhaltigen Salben bis hin zu ganz leichten Creme- und Gelsorten und werden für alle Hauttypen angeboten. Die Salben sind eher für die Nacht geeignet, da sie etwas klebrig sind, während die leichteren Produkte sogar unter dem Make-up verwendet werden können. Halten Sie nach einer

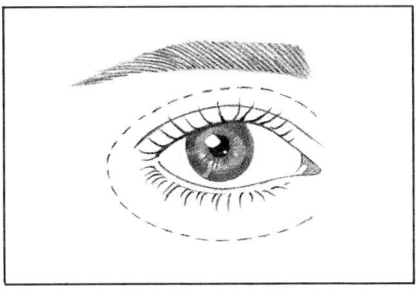

Die Jochbeinknochen
umgeben Ihre Augenhöhlen-
partie.

Creme mit Vitamin E Ausschau; es ist ein natürlicher «Glattma-cher».

Tragen Sie Ihre Augencreme mit dem Ringfinger auf, denn die-ser hat am wenigsten Kraft. So können Sie Ihre Haut nicht überdeh-nen. Klopfen Sie sanft eine winzige Menge der Creme auf Ihre sich direkt unter und über den Jochbeinknochen befindende Augenhöh-lenpartie. Bringen Sie die Creme nicht in die Nähe der Wimpern, da sie durch die Körperwärme schmelzen und in die Augen geraten kann. Die Augencreme wird zweimal am Tag, nach der Feuchtig-keitscreme, aufgetragen.

Sind Ihre Augen aufgrund von Allergien, zuviel Schlaf oder so-gar vom Weinen rot und geschwollen, sollten Sie vielleicht einmal eines von diesen herrlichen neuen Augengels ausprobieren, die speziell dafür entwickelt wurden. Diese Gels reduzieren Wasser-ansammlungen im gesamten Augenbereich; außerdem wirken sie kühlend und erfrischend. Das Gel wird vor dem Auftragen Ihrer Augencreme einfach auf die geschwollenen Hautstellen aufgetragen.

Es folgen nun ein paar Tabellen mit den Hautpflegeprogrammen in systematischer Reihenfolge, die jeden Schritt, für alle Hauttypen gesondert, noch einmal zusammenfassen. Am Ende des Buches fin-den Sie die Pflegeprogramme in einer Tabelle zum Heraustrennen vor.

Ich habe die Pflegeprogrammtabellen für alle drei Hauttypen an der Innentür meines Badezimmerschränkchens befestigt. Wenn ich einmal aus irgendeinem Grund mein Pflegeprogramm ändern muß, kann ich alle Schritte mit Leichtigkeit überprüfen. Vielleicht denken

Sie ja auch daran, Ihre Kosmetikprodukte im Bad auf Ihrem
Schränkchen oder sonstwo aufzureihen und sie mit Klebeetiketten
oder einem Filzschreiber zu numerieren. Nach der Anschaffung
meines Regenerierungsprodukts und einer Rubbelcreme, die zu meiner Grundpflege hinzukamen, merkte ich, daß ich ziemlich viel Zeit
mit dem Lesen der Gebrauchsanweisungen verbrachte und mich immer zu erinnern versuchte, welches Produkt denn nun an der Reihe
war. Nach ein paar Übungstagen kennen Sie Ihr Programm auswen-
dig. Und nach ein paar Wochen werden Sie durch einen schönen
Teint belohnt!

HAUTPFLEGEPROGRAMM
FÜR DIE TROCKENE HAUT

1. SCHRITT: REINIGEN

Wählen Sie Reinigungscreme, -milch oder -öl; diese Produkte kann
man mit warmem Wasser abspülen oder, falls die Haut extrem trok-
ken ist, einfach mit einem sauberen Tuch entfernen. Wenn Sie Seife
bevorzugen, wählen Sie ein überfettes Produkt mit Feuchtigkeitszu-
sätzen und beruhigenden Hautmitteln.

Tiefenreinigung:
Benutzen Sie einmal in der Woche nach Ihrem gewohnten Reinigungspräparat abwechselnd eine sanfte Rubbelcreme oder eine Ho-
nigmaske für trockene Haut. Wenn Ihre Haut nicht besonders empfindlich ist, können Sie gelegentlich auch beide Produkte gleich hintereinander nehmen. In dem Fall tragen Sie dann die Maske nach
der Rubbelcreme auf. Achtung: Lehmmasken sind nichts für trokkene Haut.

2. SCHRITT: KLÄREN

Nach der Reinigung bzw. Tiefenreinigung wird das Gesichtswasser
aufgetupft. Sie benötigen ein Produkt ohne Alkoholzusätze, da Alkohol für Ihre Haut zu scharf ist. Halten Sie nach einem Gesichtswasser aus den Extrakten der wilden Haselnuß Ausschau; dies ist ein

die Haut nicht austrocknendes Ersatzmittel für Alkohol, das ebenfalls zur Verengung der Poren verwendet werden kann. Bei besonders trockener Haut ist es angebracht, das Gesichtswasser nur einmal am Tag zu benutzen.

3. SCHRITT: REGENERIEREN
Verteilen Sie ein paar Tropfen Ihres Zellerneuerungsprodukts oder eine der Anti-Faltencremes, die sich «Nährcreme» und nicht Feuchtigkeitscreme nennen, auf Ihrem Gesicht.

4. SCHRITT: PFLEGEN
Als Tagescreme wählen Sie ein reichhaltiges Feuchtigkeitsprodukt und für die Nacht eine Nachtcreme. Im Winter ist es bei spröder oder rissiger Haut angebracht, Ihre Nachtcreme auch tagsüber zubenutzen. Vergessen Sie nicht, Ihren Hals mit Feuchtigkeitscreme zu versorgen.

5. SCHRITT: GLÄTTEN IHRER AUGENPARTIE
Verwenden Sie morgens und abends eine Augencreme.

Morgens	Abends
Reinigungsprodukt	Augen-Make-up-Entferner
Gesichtswasser	Reinigungsprodukt
Regenerierungsprodukt	Gesichtswasser
Reichhaltige Feuchtigkeits-creme	Regenerierungsprodukt
	Nachtcreme
Augencreme	Augencreme

HAUTPFLEGEPROGRAMM FÜR DIE NORMALE ODER DIE MISCHHAUT

1. SCHRITT: REINIGEN
Versuchen Sie es mit einem flüssigen Reinigungspräparat oder mit einer Gesichtsseife, je nachdem, was Ihnen eher zusagt. Flüssige Reinigungsprodukte für normale Haut müssen mit Wasser abgespült

werden, da diese meistens sanfte, speziell für die Gesichtshaut entwickelte Fettlöser enthalten, Wirkstoffe, die in Produkten für die trockene Haut nicht vorkommen.

Tiefenreinigung
Benützen Sie einmal in der Woche nach Ihrer regulären Gesichtsreinigung eine Rubbelcreme oder eine Maske für die normale Haut oder die Mischhaut.

2. SCHRITT: KLÄREN
Versuchen Sie es, wenn Ihre Haut im Winter oder bei einem eher trockenen Klima zu Trockenheit oder Sensibilität neigt, mit einem Gesichtswasser ohne Alkohol. In wärmeren, eher feuchten Klimazonen können Sie ein Adstringent mit geringem Alkoholanteil benutzen.

3. SCHRITT: REGENERIEREN
Verteilen Sie ein paar Tropfen Ihres Regenerierungs- oder Nährprodukts Ihrer Wahl auf Ihrem Gesicht. Sie sollten es nur nachts benutzen, besonders wenn Ihre Haut in der T-Zone fettig ist.

4. SCHRITT: PFLEGEN
Verwenden Sie im Sommer eine leichte Feuchtigkeitscreme; im Winter darf sie etwas reichhaltiger sein; dann können Sie auch eine Nachtcreme in Erwägung ziehen. Bei einer Mischhaut geben Sie die Feuchtigkeitscreme nur auf die Wangen- und Halspartie und sparen die fetthaltige T-Zone aus. Wenn sich Ihre Haut nach fünf Minuten klebrig anfühlt, geben Sie etwas Gesichtswasser auf einen Wattebausch und tupfen damit Ihr Gesicht ab, um überschüssige, von der Haut nicht aufgesogene Creme zu entfernen.

5. SCHRITT: GLÄTTEN IHRER AUGENPARTIE
Benutzen Sie morgens und abends eine Augencreme.

Morgens
Reinigungsmilch oder
Gesichtsseife
Gesichtswasser/Adstringent
(Regenerierungsprodukt)
Feuchtigkeitscreme
Augencreme

Abends
Augen-Make-up-Entferner
Reinigungsmilch oder
Gesichtsseife
Gesichtswasser/Adstringent
(Zellversorgungsprodukt)
Feuchtigkeitscreme bzw. Nacht-
creme
Augencreme

HAUTPFLEGEPROGRAMM FÜR DIE FETTIGE HAUT

1. SCHRITT: REINIGEN

Die meisten Frauen mit fettiger Haut fühlen sich mit einer Gesichtsseife am wohlsten. Versuchen Sie es einmal mit einer Haferseife. Sie hat eine leicht schmirgelartige Wirkung und entfernt abgestorbene Hautzellen, die sich gerne an der fettigen Haut festsetzen. Überschüssiges Fett kann man auch entfernen, indem man das Waschbecken mit heißem Wasser füllt und sich das Gesicht zwanzigmal nacheinander naßspritzt, um durch den Dampf die Poren zu öffnen. Waschen Sie Ihr Gesicht nicht zu oft, um es vom Fett zu befreien. Zweimal reinigen am Tag ist genug. Ihre «schlaue» Haut, all ihrer Fette beraubt, macht dann nämlich «Überstunden» und produziert immer mehr Öl; so glänzen Sie mehr denn je!

Tiefenreinigung

Benutzen Sie zweimal in der Woche eine Rubbelcreme für fettige Haut und eine Maske einmal in der Woche nach der Anwendung Ihres regulären Gesichtsreinigers.

2. SCHRITT: KLÄREN

Wählen Sie ein adstringierendes Gesichtswasser, bei dem Alkohol unter den ersten fünf Inhaltsstoffen mitaufgeführt ist. Halten Sie nach Produkten, die Borsäure enthalten, Ausschau.

3. SCHRITT: REGENERIEREN

Verwenden Sie ein ganz leichtes Nährprodukt, am besten eines mit wenig oder gar keinen Fettanteilen. Die flüssigen Zell-erneuerungsprodukte (meist in einem Pipettenfläschchen) sind für die fettige Haut optimal. Benutzen Sie diese bei sehr fettiger Haut nur abends.

4. SCHRITT: PFLEGEN

Vielleicht braucht Ihr Gesicht gar keine Feuchtigkeitscreme — oft-mals reichen die eigenen Hautfette aus. Aber pflegen Sie Ihren Hals! Während der trockenen Wintermonate (was die Luftfeuchtigkeit an-belangt) ist es eventuell angebracht, daß Sie auf Ihre Wangenpartie eine leichte Feuchtigkeitscreme auftragen. Einige Hautfirmen stellen spezielle Feuchtigkeitsprodukte für fettige Haut her. Ihre Wirkung besteht darin, die Haut ohne unerwünschte Ölzusätze glatt zu hal-ten. Wenn Sie zu Pickelbildung neigen, empfiehlt es sich, die Feuch-tigkeitscreme mit Ausnahme der Halspartie ganz wegzulassen. Mit dem Älterwerden wird Ihre Haut trockener; mit der Zeit werden Sie dann ein Feuchtigkeitspräparat benutzen müssen. Wenn dieses sich fünf Minuten nach dem Auftragen klebrig anfühlt, fahren Sie mit ei-nem Wattebausch, den Sie mit Ihrem Adstringent angefeuchtet ha-ben, übers Gesicht, um überschüssige Cremereste zu entfernen.

5. SCHRITT: GLÄTTEN DER AUGENPARTIE

Benutzen Sie morgens und abends eine Augencreme.

Morgens
Gesichtsseife
Adstringierendes Gesichtswasser
(Regenerierungsprodukt)
Feuchtigkeitscreme auf die Hal-spartie oder nach dem jeweiligen Bedürfnis der Haut (Adstringent)
Augencreme

Abends
Augen-Make-up-Entferner
Gesichtsseife
Adstringierendes Gesichtswasser
Regenerierungsprodukt
Feuchtigkeitscreme auf die Hals-partie oder nach dem jeweiligen Bedürfnis der Haut (Adstringent)
Augencreme

GESICHTSHAARE

Ein paar von uns sind mit einem flaumigen Oberlippenbart «gesegnet». Das ist jedoch kein Grund zu verzweifeln; man kann die Härchen problemlos bleichen, und in blondem Zustand kommen sie so gut wie gar nicht zur Geltung. Es gibt mehrere ausgezeichnete Produkte (speziell zur Entfernung von Gesichtshärchen) in Drogerien zu kaufen. Sehr dichte Schnurrbarthaare sollten lieber entfernt werden, da sie beim Auftragen des Lippenstiftes stören und Ihre Mundkontur so nicht zur Geltung kommt. Eine Möglichkeit ist, die Härchen mit Wachs zu entfernen, wobei dies von Zeit zu Zeit wiederholt werden muß. Ein entsprechender Service wird in den meisten Kosmetiksalons angeboten; Sie können sich den Wachs dafür aber auch in einer Drogerie kaufen und sich die Härchen selber wegmachen. Bei Bedarf können Sie sich Ihre Barthaare mit der Epiliermethode oder durch Elektrolyse auch dauerhaft entfernen lassen. Im Telefonbuch können Sie sehen, wo dieser Dienst angeboten wird.

AUGENBRAUEN

In manchen Fällen ist es angebracht, die Augenbrauen in Form zu bringen, indem Härchen ausgezupft werden, die sich zu weit unten auf dem Jochbeinbogen befinden. Ihr Lidschatten hat, wenn er auf wildwachsenden Brauenhärchen aufgetragen wird, nicht mehr denselben Effekt; außerdem läßt ein schön geschwungener Brauenbogen Ihre Augen größer aussehen. Doch lassen Sie sich auf diesem Gebiet nicht zu Übertreibungen hinreißen. Egal, ob gerade dicke oder dünne Brauenbögen in Mode sind, zupfen Sie Ihre Brauen nie zu dünn. Manchmal wachsen ausgezupfte Augenbrauen nicht nach. Natürlich gezupfte Brauen, nicht zu dünn und nicht zu dick, sind zeitlos und immer schmeichelhaft.

Da Ihre Brauen den Rahmen für Ihre Augen darstellen, ist es wichtig, daß ihre Länge zur Form der Augen paßt. Auf der Zeichnung sehen Sie, wie die richtige Länge ermittelt wird.

Halten Sie einen Bleistift oder einen langstieligen Pinsel so, daß er von der Außenseite der Nase bis hin zu Ihrer Tränendrüse ver-

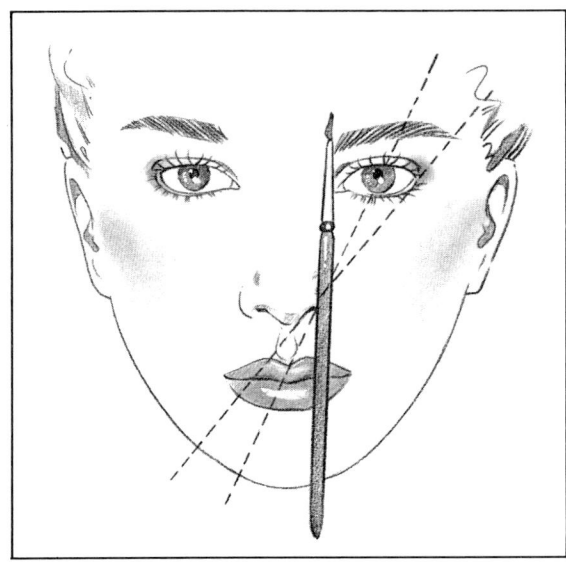

Befreien Sie den unteren Brauenbereich und die Stellen jenseits der abgegrenzten Zonen von überflüssigen Härchen.

läuft. Dann drehen Sie den Stift so, daß er von der Nase bis hin zum äußeren Augenwinkel reicht. Zupfen Sie jeglichen Brauenwildwuchs aus, der über diesen abgegrenzten Bereich hinausgeht. Danach befreien Sie den unteren Brauenbereich von überflüssigen Härchen. Konstruieren Sie einen sanften Bogen, der die Form Ihrer Augen unterstreicht, wobei sich der höchste Punkt der Brauen am äußeren Pupillenrand befindet. Führen Sie Ihren Stift oder Pinselstiel von Ihrer Nase bis zum Pupillenrand, um herauszufinden, wo dieser höchste Punkt ist.

. . . UND IHRE ÜBRIGE ERSCHEINUNG

Vernachlässigen Sie ebensowenig den Rest Ihres Körpers. Trachten Sie immer danach, daß Ihre Beine und Unterarme frei von Haarstoppeln sind. Cremen Sie nach jedem Bad und jeder Dusche Ihre Beine, Arme, Hände und Ellbogen ein, um juckender, trockener Haut vorzubeugen; wählen Sie dazu vorzugsweise eine Lotion in Ihrem Lieblingsduft. Zudem sollten Sie sich ab und zu einen «Schönheitstag» gönnen. Ein entspannender Tag, an dem Sie Ihren Bedürfnissen volle Aufmerksamkeit schenken, wird sich nicht nur auf Ihre innere Schönheit, sondern auch auf Ihre Haut positiv auswirken.

Übrigens kann Ihr Mann oder Ihr Freund dieselben Produkte wie Sie benutzen. Die Hautpflegeserien sind anders verpackt, doch der Inhalt ist derselbe. Seine Haut muß genauso liebevoll gepflegt werden wie Ihre. Veranstalten Sie doch beide zum Beispiel einmal im Monat einen gemeinsamen Gesichtspflegeabend — eine Gelegenheit, sich zu verwöhnen und den Alltag auszublenden.

EIN TAG FÜR DIE SCHÖNHEIT

Ein Schönheitstag kann Ihr Selbstgefühl beflügeln. Machen Sie einfach folgendes:

1. Waschen Sie zuerst Ihre Haare; benutzen Sie dazu Ihr Lieblingsshampoo.
2. Danach lassen Sie sauberes, angenehm warmes Wasser mit Badezusätzen nach Ihrer Wahl in die Wanne laufen, entweder mit einem zarten Schaumbad oder mit einem parfümierten Badeöl, das Ihre Haut weicher macht.
3. Während das Badewasser einläuft, trocknen Sie Ihre Haare ab und tragen danach eine Haarkur in verschwenderischer Menge auf. Spülen Sie Ihr Haar noch nicht aus; Sie setzen sich eine Duschhaube auf, schlingen darum noch ein Handtuch und lassen dann die Kur langsam einwirken.
4. Steigen Sie nun in die Wanne. Entspannen Sie sich dort volle 5 bis 10 Minuten und verbannen Sie für den Augenblick alle Ihre Sorgen. Dann:
   - Schrubben Sie die Hornhaut an Füßen, Fersen und Ellenbogen mit einem Bimsstein ab.
   - Schäumen Sie einen Luffaschwamm mit Ihrer kostbarsten Seife ein, und arbeiten Sie sich von den Zehenspitzen bis zu den Schultern langsam aufwärts, wobei Sie sich besonders auf die rauhen Stellen konzentrieren.

5. Spülen Sie sich ab, steigen Sie aus der Wanne, und tupfen Sie sich mit einem Handtuch trocken.

6. Verwöhnen Sie sich mit einer reichhaltigen Body-Lotion, vielleicht in Ihrem Lieblingsduft. Massieren Sie sie gut auf Ihren trockenen Körperpartien ein.

7. Hüllen Sie sich in Ihren warmen Frottéebademantel.

8. Da Ihre Poren jetzt vom Wasserdampf schön geöffnet sind, sollten Sie Ihr Gesicht nun gründlich reinigen. Massieren Sie es zur Lockerung der Muskeln leicht mit Ihren Fingerspitzen. Nach dem Abspülen verwenden Sie ein wenig von Ihrer Rubbelcreme — so wird Ihr Gesicht ganz glatt und leuchtend.

9. Gönnen Sie sich nun eine Maske. Tragen Sie diese im Badezimmer auf, und legen Sie sich dann während der Einwirkzeit auf Ihr Bett. Lagern Sie die Füße hoch, schließen Sie die Augen, entspannen Sie sich, denken Sie an etwas Schönes, und lassen Sie sich, wenn Sie wollen, von Ihrer Lieblingsmusik berieseln.

10. Gehen Sie wieder ins Bad, und spülen Sie Ihre Maske und Ihre Haarkur mit warmem Wasser ab. Ihr eingecremter Körper soll trocken bleiben. Spülen Sie Ihre Haare danach im Waschbecken zuerst mit warmem, dann mit kaltem Wasser. Trocknen Sie Ihre Haare ab, und kämmen Sie sie vorsichtig aus. Gönnen Sie ihnen einmal eine Fönpause, und lassen Sie sie an der Luft trocknen.

11. Vollenden Sie Ihre Gesichtspflege mit Gesichtswasser, einem Regenerierungsprodukt, einer Feuchtigkeitscreme (bei Bedarf) und einer Augencreme. Tupfen Sie von der Augencreme auch ein wenig auf Ihre Lippen, damit sie besonders glatt werden.

12. Wenn Sie die Möglichkeit haben, noch ein wenig länger abzuschalten, machen Sie es sich mit einer heißen Tasse Kräutertee und einem tollen Buch gemütlich, und lassen Sie es sich gutgehen.

INHALTSSTOFFE UND ALLERGIEN

Die Mehrzahl der heutigen Hautpflegeprodukte sind eine Kombination aus der fortgeschrittenen Wissenschaft und Technologie und einer Auswahl von altbewährten Kräutern und Pflanzen mit beruhigender und heilender Wirkung. Viele Hausmittel unserer Urgroßmütter haben ja wirklich geholfen!

Hautpflegeprodukte enthalten Fettstoffe (überwiegend Öle und Silikon, um die Feuchtigkeit zu versiegeln und die Haut weicher zu machen), Feuchtigkeitsspender (um der Haut Feuchtigkeit zuzuführen), heilende, lindernde Zusätze, Emulsionsmittel (um die Wirkstoffe miteinander zu vermischen), Schutz- und Konservierungsmittel (damit das Produkt nicht frühzeitig verdirbt) sowie Pflanzen- und Kräuterauszüge und neuere, ganz «besondere» Wirkstoffe. Halten Sie bei der Auswahl Ihrer Hautpflegemittel nach folgenden Inhaltsstoffen Ausschau: nach Hyaloronsäure (spendet Feuchtigkeit), collagenhaltiger Aminosäure (ein der Versorgung der wachsenden Zellen dienendes Protein), hydrolisiertem Elastin (spendet Feuchtigkeit und verbessert die Elastizität der Haut), Retinol (Vitamin A) und Vitamin E (enthält Fettstoffe und Antioxidantien, welche den Alterungsprozeß durch Zellzerfall verhindern sollen). Aminosäurehaltige Produkte enthalten Moleküle, die klein genug sind, die Oberflächenhaut zu durchdringen und die Babyzellen in ihrem Wachstum zu fördern. Produkte mit dem Wort «löslich» in der Beschreibung besitzen größere Moleküle, die nur an der Hautoberfläche wirken. Einige natürliche, besonders wirksame Substanzen sind Sesam-, Süßmandel- und Weizenkeimöle (Fette), Lanolin (ein Wachsfett und ein ausgezeichnetes Mittel zum Weichpflegen der Haut), Allantoin (schützt, heilt, beruhigt, glättet und verhindert allergische Reaktionen), das *Gelée Royale* der Bienenkönigin (Vitamin B) sowie Aloë-Vera-Extrakte, Aprikosenkerne, Birkenblätter, Kamille, Nelkenblüten, Huflattich, Rosmarin und Salbei (jeweils zum Weichpflegen, Beruhigen oder Stimulieren der Haut gedacht).

Es besteht kein Grund zur Panik, wenn Ihre Haut kurz, nachdem Sie mit einer neuen Pflegeserie begonnen haben, Unreinheiten

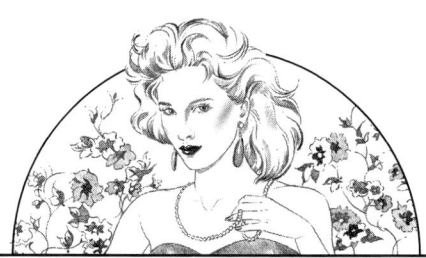

Kapitel 7

Grundierung

Geradeso, wie ein Künstler seine Leinwand speziell präpariert, um die Oberflächenfarbe und kleine Unebenheiten auszugleichen, erfüllt die Grundierung bei Ihrer Haut dieselbe Funktion, nämlich deren Struktur zu glätten und ihren Farbton auszugleichen. Zum erstenmal kam ich in der Schule während einer Theatervorführung mit Make-up in Berührung; der Direktor hatte veranlaßt, daß Theaterschminke in Form von festem Puder-Make-up aufgetragen wurde. Dieses war schwer und pappig, so daß ich ein schmutziges Gefühl auf der Haut hatte. Nach dieser Erfahrung schreckte ich jahrelang vor Make-up zurück. Als ich es schließlich doch einmal wagte, konnte ich den Unterschied kaum glauben. Die Grundierungen von heute sind glatt, leicht und angenehm. Das richtige Produkt für Ihre Haut werden Sie überhaupt nicht spüren.

Einige Frauen benutzen kein Make-up, da Sie denken, daß es ihre Poren verstopft. Es entbehrt jedoch nicht einer gewissen Ironie, daß gerade diese Frauen Rouge und Augen-Make-up direkt auf ihre Haut auftragen, eine Gewohnheit, bei der die Poren viel eher verstopfen. Tatsächlich schützt die Grundierung ihre Haut (sowie Ihre Poren) vor Schmutz und Abgasen; zudem vermindert sie durch Wind und Sonne entstehende Feuchtigkeitsverluste.

DIE WAHL DER RICHTIGEN FARBE

Der Schlüssel zu einem natürlichen Aussehen liegt in der Wahl der richtigen Grundierung. Die Farbe muß mit Ihrem Hautton übereinstimmen. Oft bekomme ich von Frauen zu hören, daß es eine frustrierende Aufgabe ist, eine für ihre Haut passende Grundierung zu finden. Wie gut erinnere ich mich noch daran, wie ich für meinen olivfarbenen Teint ein besonderes Make-up aussuchte — und eine Stunde später wie eine Orange aussah! Aber es besteht kein Grund zur Verzweiflung. Da Sie nun Ihre Jahreszeit kennen, finden Sie die für Sie perfekte Farbe viel leichter. Ich rate Ihnen, Ihre Grundierung dort zu kaufen, wo Ihnen Tester zur Verfügung stehen. In der Flasche wirkt die Grundierung meist dunkler als auf der Haut; also müssen Sie die Farbe auftragen, um sich ein Urteil bilden zu können.

Um die für Sie perfekte Grundierung ausfindig zu machen, müssen Sie zunächst feststellen, welche Farbnuancen für Ihre Jahreszeit in Frage kommen. Sind Sie ein Winter- oder Sommertyp, so halten Sie nach kühlen oder nach auf Rosa basierenden Tönen Ausschau. Oft tragen die blaustichigen Grundierungen Farbbezeichnungen wie «Rose», «Sand», «Rachel», «Mahagony» oder «Neutral». Herbst- und Frühlingstypen suchen sich warme, auf Gelb basierende Schattierungen aus. Diese heißen dann meistens «Porcelain», «Ivory», «Peach», «Golden», «Bronze» oder «Natural». Wenn einige Nuancen keinen Hinweis auf die Farbe der Grundierung geben, wie zum Beispiel «Beige Delight», dann fragen Sie die Verkäuferin, ob sie darüber Bescheid weiß, welche Farben von Ihren Produkten auf Rosa bzw. Gelb basieren.

Wenn die Verkäuferin Ihnen keine Auskunft geben kann, müssen Sie sich auf die Urteilskraft Ihrer Augen verlassen. Einige Töne sind ganz offensichtlich pink- oder pfirsichfarben, andere Schattierungen jedoch machen einen eher neutralen Eindruck. Es ist immer schwierig, einen Farbton ganz für sich allein abzuschätzen, also schauen Sie sich zum Vergleich mehrere auf einmal an. Geben Sie drei oder vier farblich verschiedene Grundierungen auf Ihren Handrücken. Welche davon schimmern violett oder rosa? Es handelt sich dabei um die kühlen Schattierungen; diese sind bestens für Sommer- und Winterfrauen geeignet. Die warmen Töne sehen leicht gelblich oder pfirsichfarben aus und gehören zu den Herbst- und Frühlingsfrauen.

Wenn Sie erst einmal die kühlen und warmen Grundierungen aussortiert haben, können Sie sich eher auf die für Sie in Frage kommende Nuance konzentrieren:

Grundierungen für den Wintertyp: ein kühler Neutralton für den olivfarbenen, asiatischen oder farbigen Teint; ein Beigeton, der etwas Rosa enthält, bei einer rosig überhauchten Gesichtsfarbe; ein blasser Sandton bei sehr heller Haut.

Grundierungen für den Sommertyp: ein rosafarbenes Beige für den rosig überhauchten Teint; ein kühler Neutralton, wenn Ihre Haut mehr beige als rosa ist.

Grundierung für den Herbsttyp: ein warmer Pfirsichton bei stark sommersprossiger Haut oder einem rötlichen Teint; elfenbeinfarbene Grundierung bei heller, leicht cremefarbener Haut; ein warmes, natürliches Beige für den beigefarbenen Teint; Goldbeige bei ziemlich goldfarbener Haut.

Grundierungen für den Frühlingstyp: ein warmer oder rosafarbener Pfirsichton bei einer stark rötlichen oder sehr frischen Gesichtsfarbe; Porzellan- oder Elfenbeinbeige bei heller, cremefarbener Haut; Goldbeige für den dunkleren goldfarbenen Teint.

Suchen Sie sich die warme bzw. kühle Grundierung aus, die mit Ihrem Hautton am ehesten übereinstimmt. Zum Schluß müssen Sie die Grundierungsfarbe nun auf Ihrem Gesicht, vorzugsweise am Kieferknochen, testen. Ihre Hautfarbe an den Händen und Handgelenken unterscheidet sich gewaltig von Ihrer Gesichtsfarbe. Ebensowenig sollten Sie Ihre Grundierung nach der Farbe Ihrer Wangen aussuchen, da diese viel mehr Rosa als der Rest Ihrer Haut enthalten. Vermeiden Sie es, Ihrem Gesicht «etwas Farbe» geben zu wollen, indem Sie eine Grundierung wählen, die dunkler als Ihre Haut ist. Am Kieferknochen wird dann eine unnatürlich aussehende Linie zu sehen sein, und Sie werden älter aussehen. Tatsächlich läßt eine Grundierung, die eine Spur heller ist als Ihr eigener Hautton, Sie jünger erscheinen. Versuchen Sie es einmal, aber übertreiben Sie es nicht, sonst sehen Sie kreidebleich aus. Benutzen Sie beim Kauf Ihrer Grundierung die sich auf der nächsten Seite anschließende Testübersicht, welche Ihnen bei der Wahl der für Sie idealen Grundierung behilflich sein kann.

Wenn Sie erst einmal den perfekten Ton für Ihre Grundierung gefunden haben, ist es ratsam, diesen von Zeit zu Zeit in bezug auf seine Richtigkeit hin zu überprüfen. Die Sonne, Ihre Ernährung, Medikamente, Streß und Ihre allgemeine gesundheitliche Verfassung können die Farbe Ihrer Haut beeinflussen und somit auch das Aussehen Ihres Make-ups. Bei gebräuntem Teint halten Sie sich ebenfalls an die Prinzipien von kühl und warm, dann jedoch fällt Ihre Grundierung einen Ton dunkler aus.

TESTANLEITUNG ZUM HERAUSFINDEN DER FÜR SIE IDEALEN GRUNDIERUNG

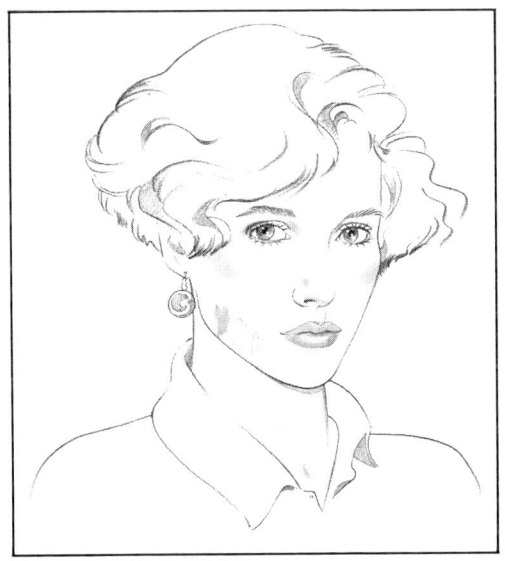

1. Ihre Jahreszeit ist ausschlaggebend bei der Wahl von zwei oder drei Nuancen aus derselben Farbgruppe.

2. Ihr Gesicht sollte sauber und frei von Make-up sein. Tragen Sie von jedem in Frage kommenden Ton einen dünnen Streifen entlang Ihrer Kieferpartie von oben nach unten auf.

3. Lassen Sie die Grundierungsproben einige Minuten lang einwirken, und beobachten Sie jede einzelne beim Trocknen. Überprüfen Sie die Ergebnisse nach Möglichkeit bei natürli-

chem Tageslicht. Die für Sie falsche Farbe sticht von Ihrem Gesicht ab und hinterläßt einen deutlichen Streifen auf der Haut, während die richtige Farbe in Ihre Haut übergeht und der Streifen fast völlig verschwindet. Ist keine dieser Schattierungen perfekt, wiederholen Sie die ganze Prozedur — eventuell müssen Sie woanders eine andere Maske ausprobieren.

4. Sobald Sie die für Sie optimale Farbe ausfindig gemacht haben, entfernen Sie alle anderen Streifenproben und tragen den passenden Ton erneut entlang Ihrer Kieferpartie auf. Dieser sollte sich ohne Übergänge mit der Haut vermischen und nicht wahrnehmbar sein.

5. Sind Sie davon überzeugt, die passende Grundierung gefunden zu haben, tragen Sie sie direkt vom Tester auf Ihr ganzes Gesicht auf, und lassen Sie sie dort eine Weile einwirken. Sehen Sie damit nach einer Stunde immer noch sehr gut aus, haben Sie die richtige Wahl getroffen. Macht Ihr Gesicht einen kreideartigen Eindruck, ist die Grundierung wahrscheinlich zu hell oder zu kühl für Sie. Ist Ihr Gesicht orangefarben, ist die Grundierung entweder zu dunkel, zu warm oder zu ölhaltig.

DIE FÜR SIE IDEALE ZUSAMMENSETZUNG IHRER GRUNDIERUNG

Man muß zwischen drei verschiedenen Zusammensetzungen bei den Grundierungen unterscheiden: Es gibt auf Wasser oder auf Öl basierende und ölfreie Produkte. Die Mehrzahl der heutigen modernen Grundierungen sind auf Wasserbasis aufgebaut und werden in flüssiger, cremiger und schaumartiger Konsistenz oder in Kompaktform angeboten. Sie weisen alle nur einen geringen Ölanteil auf und decken die Haut leicht bis mittelstark ab. Sie sind für fast alle Hauttypen geeignet und werden in der Regel nach Ihrer Feuchtigkeitscreme und anderen Hautpflegeprodukten aufgetragen. Diese Grundierungen können ein gründliches Hautpflegeprogramm nicht ersetzen, denn dadurch wird Ihre Haut mit der nötigen Feuchtigkeit versorgt, so daß sich Ihre Grundierung leicht und angenehm anfühlt. Die auf Wasser basierenden Grundierungen lassen sich leicht und mühelos mit einem Schminkschwämmchen auftragen.

Bei extrem trockener Haut sollten Sie eine Grundierung auf Ölbasis in Erwägung ziehen. Öl ist in dem Fall einer der Hauptwirkstoffe. Diese Grundierungen besitzen in der Regel eine stärkere Deckkraft, was Falten betonen kann, aber der trockenen Haut geben sie besonderen Schutz, was vor allem im Winter oder in kalten Klimazonen angebracht ist. Die fettige, zu Unreinheiten neigende Haut benötigt eine Grundierung von ölfreier Konsistenz. Frauen mit nur leicht fettiger Haut können im Sommer oder bei jedem heißen, feuchten Klima zu einer ölfreien Grundierung überwechseln. Ölfreie Grundierungen lassen sich nicht ganz so leicht verteilen, aber sie sind ein wahrer Segen für diejenigen Frauen, die unter einer allzu fettigen Haut leiden. Die ölfreien Grundierungen werden mit den Fingerspitzen aufgetragen. Lassen Sie sie einziehen, und «polieren» Sie danach Ihr Gesicht mit einem trockenen Kosmetikschwämmchen. Da diese ölfreien Produkte überwiegend aus Wasser und Puder bestehen, eignet sich die Poliertechnik gut zum Glätten der Grundierung. Einige Sorten sind so dünn, daß man sie vor dem Polieren mit einem Wattebausch auftragen kann. Um die Augen herum darf eine ölfreie Grundierung nicht aufgetragen werden, da sie dort auf die Haut eine zu austrocknende Wirkung ausübt. Zum Schminken Ihrer Augenpartie müssen Sie sich dann eine zweite Grundierung mit einigen Ölanteilen anschaffen oder dort einen Abdeckstift benutzen. In jedem Fall sollte die Farbe dafür gleich hell oder leicht heller ausfallen.

Um den Ölgehalt eines Produkts zu ermitteln, müssen Sie die Verpackungsaufschrift lesen. Die Wirkstoffe sind in der Reihenfolge Ihrer dominierenden Anteile aufgelistet. Bei einem auf Öl basierenden Produkt liegt Öl an zweiter oder dritter Stelle (Wasser kommt immer zuerst), bei einem auf Wasseranteilen basierenden Produkt wird Öl als Wirkstoff erst in der Mitte oder gegen Ende des Wirkstoffverzeichnisses aufgeführt, während eine ölfreie Grundierung offensichtlich keine Ölzusätze enthält. Erkundigen Sie sich zudem bei der Verkäuferin nach der Deckkraft eines Produkts. Bei klarer, schöner Haut benötigen Sie allenfalls eine hauchdünne leichte Grundierung. Bei der Durchschnittshaut mit ein paar kleinen Unvollkommenheiten ist ein Produkt von mittelstarker Deckkraft erwünscht. Sehr stark deckende Grundierungen spart man sich besser für die Bühne auf, es sei denn, Sie leiden unter Hautverfärbungen im Gesicht. Bei Problemhaut tendiert man zu stärker deckenden Grundierungen; diese betonen Hautunreinheiten aber nicht nur, sondern verschlimmern sie darüber hinaus und sind folglich am besten zu vermeiden.

Achtung! Vermischen Sie Ihre Grundierung nie mit Wasser, um sie transparenter zu machen. Das Wasser würde nämlich nicht nur das chemische Gleichgewicht Ihres Produkts verändern, sondern auch das Entstehen von Bakterien begünstigen. Wenn Sie eine transparentere Grundierung wünschen, tragen Sie Ihr Make-up mit einem angefeuchteten Kosmetikschwämmchen auf oder kaufen Sie sich ein leichteres Produkt.

INHALTSSTOFFE UND ALLERGIEN

Grundierungen enthalten zum größten Teil Wasser, Talg, Öl, Pigmentstoffe, verschiedene Pflegesubstanzen für die Haut, Konservierungsmittel und manchmal auch Duftstoffe.

Alle Hauttypen profitieren von Aloë Vera (einem Weichmacher für die Haut), löslichem Collagen (um die äußere Hautschicht geschmeidig zu halten), Hyaloronsäure (als Feuchtigkeitsspender), hydrolisiertem Elastin (zur Verbesserung der Elastizität) und PABA (Sonnenschutzmittel).

Bei allergischer und empfindlicher Haut ist eine Grundierung mit Mandel-, Sesam- oder Avocadoölen angebracht. Diese natürlichen Öle sind bekannt wegen ihrer beruhigenden und reizarmen Eigenschaften. Obwohl Mineralöl ebenfalls zu den natürlichen Substanzen zählt, sollten Sie es nur bei ausgesprochen trockener Haut benutzen, da es schwer auf der Haut liegt und ihr das Atmen erschwert. Lanolin ist ein ausgezeichnetes Fettmittel; größere Mengen davon können jedoch die Haut reizen. Die meisten Grundierungen enthalten jedoch nur sehr wenig Lanolinanteile; schrecken Sie also nicht davor zurück, wenn es am Ende der Wirkstoffliste aufgeführt ist.

Wenn Sie zu Akne neigen, lassen Sie von allen ölhaltigen Grundierungen die Finger weg — es sei denn, das Öl werde als einer der allerletzten Inhaltsstoffe aufgeführt. Weiterhin sind Duftstoffe jeder Art und Reinigungsmittel wie Natriumlaurinsäuresulfat und -Laureth-4 für Aknehaut nicht angebracht. Einige Dermatologen sind der Meinung, daß Isopropylmyristinsäureester das Entstehen von Pickeln bei akneanfälliger Haut verschlimmern kann. Dieses Mittel verbessert zwar die Aufnahme von Fettstoffen, was gut für die trokkene Haut ist, kann aber ein Problem für alle bedeuten, die aufgrund vermehrter Talgdrüsenfunktion zu Hautunreinheiten neigen.

SPEZIALPRODUKTE ZUM ABDECKEN

Zusätzlich zu Ihrer Grundierung ist die Anschaffung eines der speziellen Abdeckprodukte zu überlegen. Diese sind zum zusätzlichen Unsichtbarmachen von Problemzonen gedacht. Dazu gehören der Abdeckstift, das Farbkorrekturmittel und die Lidschattengrundierung. Ein Abdeckstift läßt Flecken, Pickel, dunkle Augenringe und die von der Nase zum Mund senkrecht verlaufenden Falten optisch verschwinden. Abdeckstifte werden in lippenstift- oder mascaraähnlichen Hülsen oder Röhrchen angeboten, und es gibt sie in heller, mittlerer und dunkler Farbintensität. Im Idealfall stimmt die Farbe des Abdeckstifts mit dem Ton der Grundierung überein oder ist etwas heller. Ist sie um die Augen herum zu hell, sehen Sie wie eine Eule aus!

Wenn Sie den Abdeckstift unter den Augen auftragen, geben Sie etwas davon auf Ihren Lidpinsel und tragen nur soviel davon an den betroffenen Stellen auf, wie Sie wirklich brauchen. Wenn zuviel Abdeckcreme über die ganze untere Augenpartie verteilt wird, sieht diese geschwollen aus. Verteilen Sie das Produkt abschließend sanft mit den Fingerspitzen.

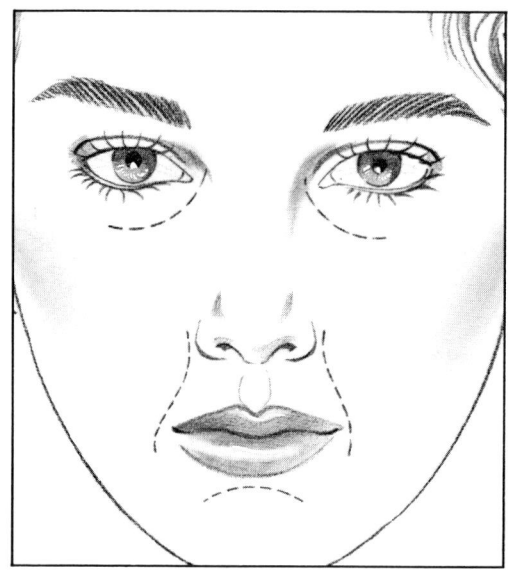

Tragen Sie die Abdeckcreme mit Ihrem Unterlidpinsel auf die dunklen Partien um Augen, Mund, Kinn und Nase herum auf, und klopfen Sie sie leicht mit den Fingerspitzen ein.

Abdeckcreme kann unter oder über die Grundierung, aber auch ganz allein aufgetragen werden. Ich verteile sie gern leicht klopfend über die Grundierung; das sieht am natürlichsten aus. Sind dunkle Augenringe bei Ihnen ein gravierendes Problem, sollten Sie die Abdeckcreme etwas stärker als gewöhnlich unter der Grundierung auftragen. Die Grundierung klopfen Sie ganz zart auf die Haut, damit die Abdeckcreme an Ihrem Platz bleibt. Bevorzugen Sie nur Abdeckcreme unter den Augen, muß diese farblich genau mit Ihrer Grundierung harmonieren.

Farbkorrekturmittel werden für extrem rötliche oder extrem gelbliche Haut hergestellt. In Ihrer Beschaffenheit ähneln sie den Grundierungen; sie sind allerdings etwas dünnflüssiger. Sie werden in Tuben, Röhrchen oder kleinen Flaschen angeboten und vor der Grundierung aufgetragen. Ein aquamarinfarbener Ton neutralisiert rötliche Haut, ein gelblicher Hautton wird mit einer fliederfarbenen Schattierung aufgefrischt. Bei der rötlichen Haut wird meistens nur auf der Wangenpartie eine ganz dünne Schicht mit einem Kosmetikschwämmchen aufgetragen. Beim gelblichen Teint werden Stirn, Wangen und Kinn leicht mit dem Farbkorrekturmittel betupft.

Lidschattengrundierung wird auf das Augenlid und den unteren Brauenbereich aufgetragen und überdeckt dort Äderchen oder sehr dunkle Lider. Zudem hält Ihr Augen-Make-up mit einer Lidschattengrundierung den ganzen Tag und sorgt dafür, daß sich nichts davon in der Lidfalte absetzt. Aus diesem Grund benutzen viele Frauen hier statt der eigentlichen Grundierung eine «Eye Base», auch wenn sie keine Adernprobleme oder zu dunkle Lider haben. «Eye Bases» werden in neutralen Tönen in mascaraähnlichen Röhrchen, Tuben oder kleinen Töpfchen angeboten. Sie tragen Sie entweder mit einem Applikationsschwämmchen, Ihren Fingerspitzen oder einem sauberen Lidschattenschwämmchen auf und verteilen es dann mit Ihrem Make-up-Schwamm. Darüber kommt dann keine Grundierung mehr. Frauen mit farbigen Hauttypen brauchen dieses Abdeckprodukt nicht, könnten aber an seiner Stelle eine spezielle, dünne, fast transparente Lidschattengrundierung benutzen, um die Haftfähigkeit des Lidschattens zu verbessern. Diese dünnflüssigen Lidschattengrundierungen sind in den Farben Taupe, Silber und Gold erhältlich.

Bei schweren Narbenproblemen oder Pigmentstörungen kann man Spezialprodukte kaufen. Meistens werden Sie vom Hautarzt verschrieben, aber es gibt auch ein paar Kosmetikfirmen, die solche Produkte im Sortiment haben — diese müssen Sie auskundschaften. Ein paar auf farbige Haut spezialisierte Hautpflegeserien führen manchmal Pigmentkorrekturstifte, die vor allem für die Lippen gedacht sind.

DAS AUFTRAGEN DER GRUNDIERUNG

Sie haben nun alles, was Sie an Schminkgegenständen brauchen, wie Grundierung, Abdeckcremes, Kosmetikschwämme und Pinsel, beisammen und sind gut ausgerüstet, ein tolles Make-up hinzuzaubern! Lassen Sie sich nicht einschüchtern. Es dauert nicht länger als eine Minute, Grundierung aufzutragen. Eine weitere Minute benötigen Sie für den Fall, daß Sie Abdeckcreme und Lidschattengrundierung verwenden wollen. Drei Minuten dauert das Ganze mit einem Farbkorrekturmittel. Mit ein wenig Übung wird der vollständige Ablauf Ihres Schminkprogramms (inklusive Puder, Rouge, Lidschatten, Mascara und Lippenstift) nicht länger als fünf bis acht Minuten in Anspruch nehmen. Abends, wenn Sie etwas Besonderes vorhaben, können Sie sich mehr Zeit zum Schminken nehmen und länger an Ihrem Make-up herumwerkeln und experimentieren, doch Ihr Tages-Make-up ist eine Kleinigkeit. Es gibt keine wirkliche Entschuldigung dafür, das Haus unvollständig hergerichtet zu verlassen!

Tragen Sie die Grundierung immer mit Ihrem Kosmetikschwamm auf. Ihre Finger können an Ihrer Haut zerren und sie überdehnen, außerdem fällt das Ergebnis so weniger gleichmäßig aus. Mit einem trockenen Schwamm wird die Grundierung etwas intensiver aufgetragen. Für eine eher transparente Maquillage benutzen Sie einen leicht angefeuchteten Schwamm, der jedoch nicht naß sein darf. Vorerst aber lesen Sie einfach nur weiter und entspannen sich. Alle Anleitungen finden Sie am Ende des Buches noch einmal in den Übersichtstabellen zusammengefaßt vor.

ALLE SCHRITTE AUF EINEN BLICK

1. Tupfen Sie das Farbkorrekturmittel mit einem trockenen Kosmetikschwämmchen auf die betroffenen Hautstellen und verteilen Sie es gleichmäßig.

2. Träufeln Sie nun etwas von der Grundierung auf eine Kante des Kosmetikschwämmchens. Tauchen Sie Ihre Finger nicht in die Flasche ein, denn auf diese Weise wird ihr Inhalt mit Bakterien verunreinigt.

3. Geben Sie jeweils eine kleine Menge von der Grundierung auf Ihre Stirn-, Nasen-, Kinn- und Wangenpartie, und verteilen Sie sie dann gleichmäßig über das ganze Gesicht, wobei Sie immer von oben nach unten und von innen nach außen streichen. (Die Wuchsrichtung Ihrer Gesichtshaare verläuft von oben nach unten.) Die Grundierung soll am Kieferknochen enden. Ihre Gesichtsfarbe un-

terscheidet sich von der Ihres Halses; deshalb wirkt Grundierung auf dem Hals immer unnatürlich. An der Halsgrenze sollte sie darum immer sorgfältig verwischt werden, so daß sich dort keine sichtbaren Ränder abzeichnen.

4. Tragen Sie die Grundierung vorsichtig mit der Kante des Make-up-Schwämmchens unter den Augen und um die Nase herum auf. Wenn Sie für die Augenlider keine Abdeckcreme benutzen, sollten Sie diese Partie Ihrer Augen ebenfalls mit Grundierung versehen.

5. Mit der im Schwämmchen verbleibenden Grundierung betupfen Sie ganz leicht Ihre Lippen; zuviel Grundierung bewirkt, daß die Lippenstiftfarbe verläuft.

6. Bei Bedarf: Verteilen Sie mit Ihrem Unterlidpinsel etwas Abdeckcreme unter Ihren Augen, aber nur gezielt auf eventuell vorhandene dunkle Stellen. Noch einmal: Geben Sie keine Abdeckcreme auf geschwollene Hautbereiche; diese werden dadurch nur noch mehr hervorgehoben. Gleichermaßen verfahren Sie beim Vertuschen von Nasen-, Mund- oder Kinnfalten. Auch Hautunreinigkeiten werden mit Abdeckcreme betupft. Verteilen Sie diese leicht klopfend mit sauberen Fingerspitzen.

7. Bei Bedarf: Geben Sie auf jedes Augenlid einen kleinen Tupfer «Eye Base» und verteilen Sie sie mit Ihren Fingerspitzen oder mit einem Schwämmchen über den gesamten Lidbereich bis hinauf zu den Augenbrauen. Lassen Sie das Produkt dann ein paar Minuten bei geschlossenen Augen einwirken.
Fertig! Gar nicht so schwer, nicht wahr? Im folgenden haben Sie die Wahl zwischen zwei Möglichkeiten: Um zu lernen, wie ein attraktives Tages-Make-up aufgetragen wird, können Sie das nächste Kapitel überspringen und mit dem übernächsten, in dem es um das Pudern geht, weitermachen. Wenn Sie jedoch noch etwas über Konturengestaltung erfahren möchten, sollten Sie sich nun ins achte Kapitel vertiefen.

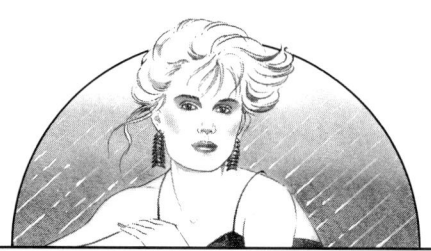

Kapitel 8

Konturengestaltung

Konturengestaltung oder die Skulpturierung des Gesichts ist die Kunst, bestimmte Teile Ihres Gesichts besonders hervorzuheben und andere zurücktreten zu lassen. Um den Anschein von Vorhandensein zu erzeugen, wird nach dem aus der Kunstlehre bekannten Licht- und Schattenprinzip gearbeitet. Durch Gesichtsskulpturierung kann eine Verschmälerung der Nasenpartie bewirkt werden, man kann eine kantige Kieferpartie oder ein Doppelkinn weniger auffällig gestalten, Augen optisch weiter auseinanderrücken, hohe Wangenknochen vortäuschen und das Gesicht sogar vorübergehend «liften».

Konturengestaltung ist nicht jedermanns Sache. Manche Frauen kommen ohne sie aus, andere wollen nicht so lange an sich herumbasteln. Zudem muß man tagsüber äußerst subtil dabei vorgehen, da ein skulpturiertes Gesicht bei hellem Licht leicht unnatürlich wirken kann. Für Foto- oder Filmaufnahmen oder anläßlich eines glanzvollen Abendereignisses sollten Sie es jedoch mit dieser Technik einmal versuchen.

Skulpturiert wird stets nach dem Auftragen der Grundierung und vor dem Verteilen des Gesichtspuders. Die zwei damit verbundenen Techniken sind einmal das «Highlighting» — das Aufhellen dient der Betonung bestimmter Gesichtspartien — und das «Konturieren», wobei ein dunklerer Ton nicht nur zur Formgebung, sondern auch zur Abschwächung bestimmter Gesichtspartien gedacht ist. Zum Aufhellen benötigen Sie eine um ein oder zwei Töne hellere Grundierung oder Abdeckcreme als gewöhnlich. Abends darf diese sogar weiß oder perlmuttfarben sein. Zum Konturieren eignen sich Grundierung, Abdeckcreme oder Kompaktpuder in einem etwas dunkleren Ton, als für Sie sonst üblich ist. Als Konturenmittel empfiehlt sich eine Grundierung oder Abdeckcreme für fast alle Ihre Skulpturarbeiten besonders gut, da sie im Gebrauch überaus einfach und unauffällig sind. Doch um Ihre Augenpartie optisch zu «liften», benötigen Sie getönten Kompaktpuder, den Sie dann im Bedarfsfall für einige der Verschmälerungstechniken benutzen können. Wählen Sie einen gedämpften Neutralton, der etwas dunkler als Ihre Grundierung ausfällt. Richten Sie sich beim Kauf dieses Produkts nach Ihrer Jahrszeit: Winter- und Sommervertreter wählen einen leicht rosafarbenen Beigeton; das Beige des Herbst- und Frühlingsvertreter ist eher goldfarben. Zum Kauf eines Konturpuders müssen Sie sich unter Umständen in einen Kosmetik- oder Drogeriegroßhandel begeben, da die meisten Kosmetikserien dieses Produkt nicht führen.

Haben Sie erst einmal die richtigen Schminkprodukte und alle dazugehörigen Utensilien beisammen, kommt es beim richtigen Konturenzeichnen vor allem auf eine leichte Hand und sorgfältig ausgewogene Übergänge an. Mit anderen Worten: Hüten Sie sich vor Übertreibungen!

Bestimmen Sie nun, welche Gesichtspartien Sie bearbeiten wollen.

AUGEN

Die Augen werden skulpturiert, nachdem Sie Ihre Grundierung sowie Ihre regulären Abdeckcremes (inklusive Lidschattengrundierung) aufgetragen haben. Eine optisch weiter auseinanderstehende und straffere Augenpartie erzielen Sie, wenn Sie mit Ihrem Unterlidpinsel einen mittelgroßen Tupfer von Ihrem «Highlighter» auf die Innenwinkel der Augen, an jeder Seite Ihres Nasenrückens entlang,

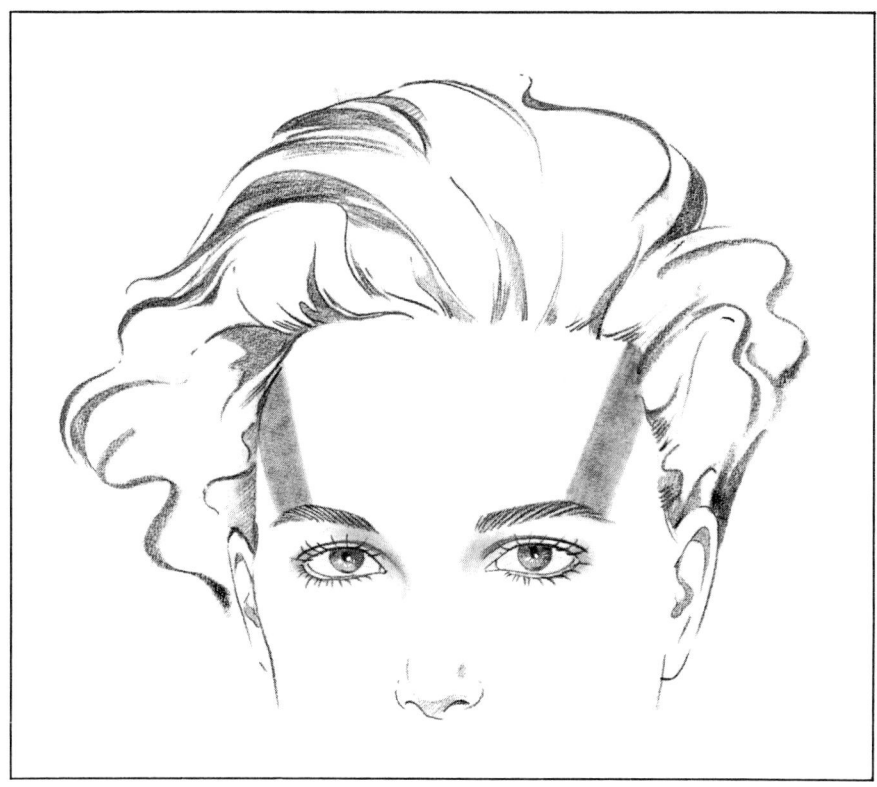

setzen. Pressen Sie jeden Tupfer ein paar Sekunden lang mit sanftem Druck an die Haut, um subtilere Farbübergänge zu bekommen. Danach wiederholen Sie denselben Vorgang an den Außenwinkeln beider Augen. (Eine Ausnahme: Bei eng zusammenstehenden Augen sollten Sie die Highlighter an den äußeren Augenwinkeln weglassen.) Die Highlighter bewirken eine Auflösung der Abgrenzungslinien Ihrer Augen und lassen Sie so größer erscheinen.

Zur optischen Straffung Ihrer Augenpartie wird Konturpuder genau über die äußere Hälfte Ihrer Augenbrauen plaziert und bis zum Haaransatz hochgezogen. Dazu nehmen Sie entweder Ihren Rougepinsel oder Ihren dicken, weichen Puderpinsel, um einen zarten Effekt zu erzielen. Man sollte von dem eigentlichen Farbton nicht viel erkennen, sondern nur eine ganz sanfte Schattierung

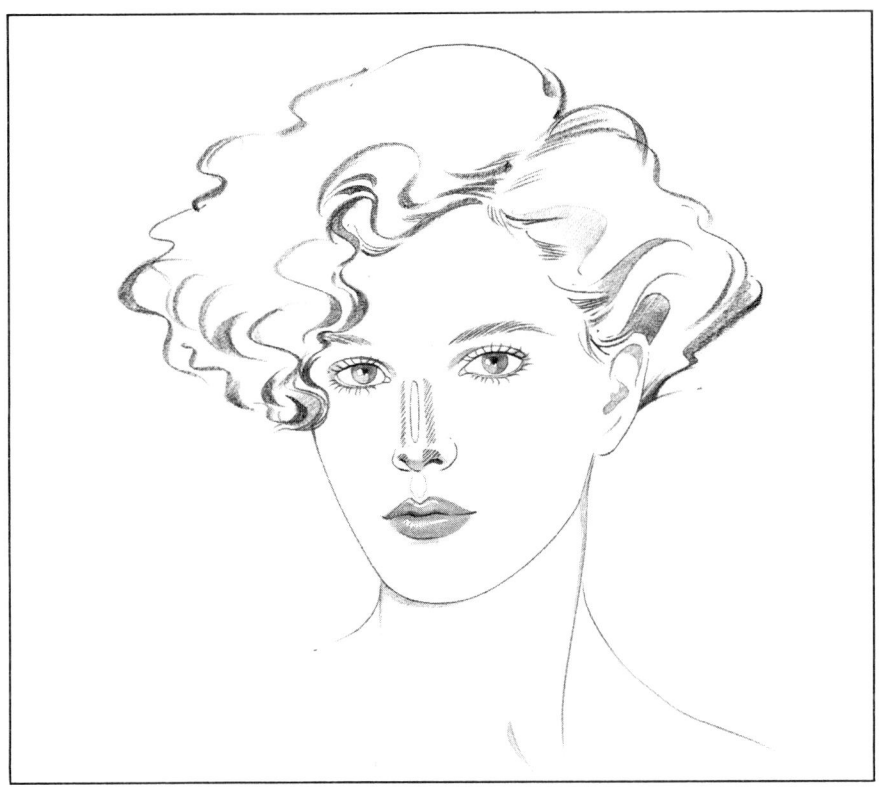

wahrnehmen, die das Auge scheinbar «liftet». Danach tragen Sie Ihr normales Augen-Make-up auf (s. Kap. 11).

NASE

Zur optischen Verschmälerung Ihrer Nase brauchen Sie Highlighter, Konturschatten und einen sauberen Unterlidpinsel. Mit Ihrem Highlighter ziehen Sie dann auf der Mitte des Nasenrückens eine gerade Linie, welche Sie leicht in die Haut einklopfen. Danach ziehen Sie mit Ihrem Konturschatten an jeder Seite Ihrer Nase eine Linie, die Sie wiederum leicht einklopfen. Vergewissern Sie sich, daß an den Grenzstellen von Highlighter und Konturschatten keine auffälligen Übergänge zu erkennen sind. Nun geben Sie noch einen

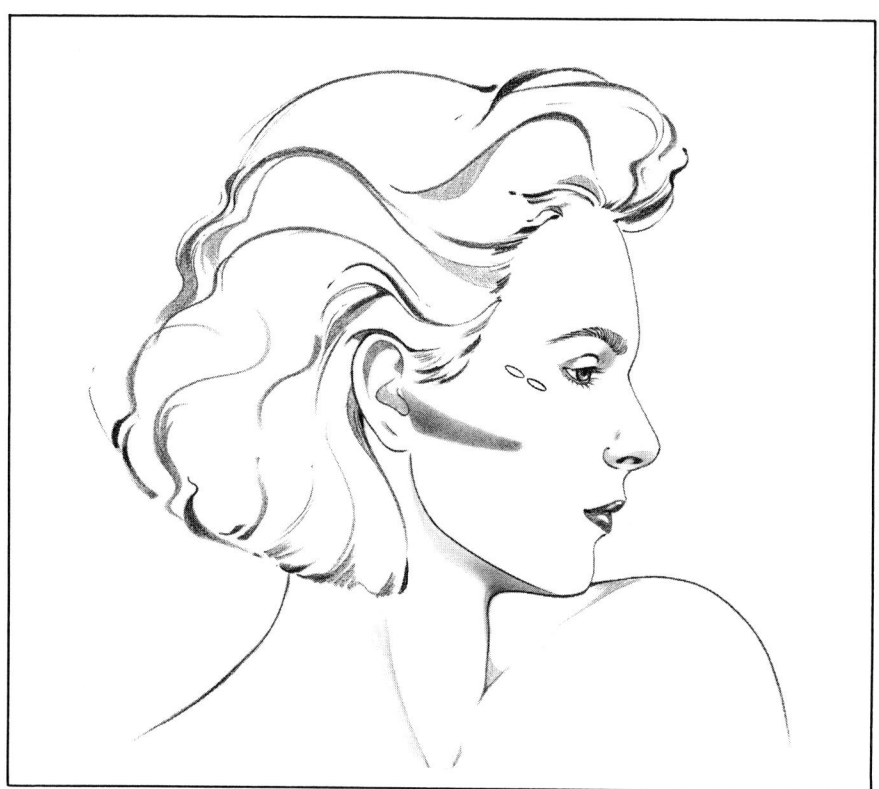

Hauch Konturschatten auf die Schrägseiten Ihrer Nasenspitze —
dadurch bekommt diese eine markante Form. Zum Schluß pressen
Sie Ihren noch mit der regulären Grundierung befeuchteten
Schwamm mit leichtem Druck auf Ihre Nase, um den Skulpturie-
rungseffekt leicht abzuschwächen.

WANGEN

Es ist nicht nötig, mit den nie aus der Mode gelangenden hohen
Wangenknochen eines Fotomodells geboren zu werden. Hier erfahren Sie, wie man sie bekommt: Zunächst ertasten Sie Ihre Wangenknochen mit den Fingerspitzen. Auf ihre höchste Stelle tupfen Sie
mit Ihrem Unterlidpinsel etwas Highlighter, führen ihn in einer Li-

nie bis zum Haaransatz hoch und verwischen ihn leicht. Danach ziehen Sie mit Ihrem Konturschatten eine Parallellinie an der untersten Stelle der Wangenknochen, Wangenhöhle genannt. Danach gleichen Sie erneut die Farbübergänge aus. Fahren Sie nun mit Ihrem noch von der Grundierung angefeuchteten Make-up-Schwämmchen über Ihre Wangenpartie, um die Konturen zu mildern. Bei einer erwünschten Intensivierung der herausgearbeiteten Kontur geben Sie mit Ihrem Fächerpinsel zusätzlich noch etwas Konturpuder unter die Wangenknochen. Das Rouge wird dann hinterher auf deren höchsten Punkt verteilt. Bei einem sehr hohlwangigen oder überaus schmalen Gesicht wirkt die Wangenpartie fülliger, wenn der Highlighter unterhalb der Wangenknochen aufgetragen und oben weggelassen wird. Geben Sie jedoch keinen dunklen Konturschatten auf den oberen Punkt der Wangenknochen, da durch diese Technik Ihre Augenhöhlen eingefallen wirken.

LIPPEN

Viele von uns haben unproportionierte Lippen, wobei die eine meistens kleiner oder größer als die andere ist. Diese Ungleichheiten kann man folgendermaßen ausbalancieren:

Decken Sie Ihre Lippen zunächst mit Grundierung ab, um die Lippenränder unsichtbar zu machen. Danach ziehen Sie, vorsichtig strichelnd, zur optischen Vergrößerung einer kleinen Lippe mit einem Unterlidpinsel eine dünne Hightlighterkontur entlang des äußeren Lippenrandes. Eine zu volle Lippe wirkt kleiner, wenn eine ähnliche Linie mit Konturschatten gezeichnet wird. Bei einer schmalen Lippe können Sie Ihren Lippenkonturenstift leicht außerhalb Ihrer natürlichen Mundkontur verlaufen lassen, bei einer zu vollen Lippe innerhalb (s. S. 195). Gehen Sie hierbei subtil ans Werk. Die Arbeiten sollten nicht zu erkennen sein. Nach der Konturengestaltung des Mundes tragen Sie wie gewohnt Ihren Lippenstift auf (s. Kap. 12).

KINN- UND KIEFERPARTIE

Bei einer kantigen Kieferpartie (die breiter als Ihre Wangenknochen ist) oder einem störenden Doppelkinn verwenden Sie entweder Ihren Konturschatten allein oder benutzen ihn in der Kombination mit getöntem Puder. Verteilen Sie den Konturschatten einfach auf Ihrer Kieferpartie und unterhalb des Kinns. Für den Abend oder bei Fotoaufnahmen können Sie bei Bedarf noch getönten Puder darüberstäuben. Wenn es Ihnen lieber ist, können Sie zur sanfteren Konturierung ausschließlich getönten Puder verwenden.

Es macht Spaß, diese kleinen Tricks zur Erlangung dramatischer Spezialeffekte einmal an einem regnerischen Tag oder je nach Lust und Laune auszuprobieren. Beim Alltags-Make-up wird Ihre Grundierung einfach nur mit Puder überstäubt.

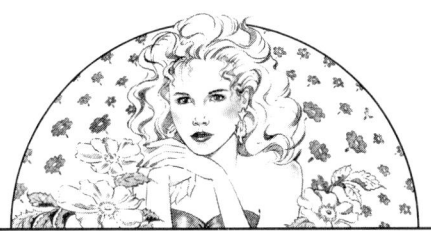

Kapitel 9

Puder

Nach Grundierung, Abdeckcreme und Konturenschatten kommt nun der Puder an die Reihe. Flüssigrouge allerdings wird vor dem Puder aufgetragen. Das Rouge bespreche ich im nächsten Kapitel.

Puder benötigen wir aus drei Gründen. Zunächst einmal entfernt er alle eventuellen öligen Rückstände von der Grundierung und macht darüber hinaus die Haut glatt und zart, was eine gute Voraussetzung für eine gelungene Rouge-Applikation ist. Wenn das Rouge unmittelbar auf die Grundierung aufgetragen wird, kann es sich festsetzen oder streifig wirken, vor allem bei heißem oder feuchtem Wetter.

Zweitens hält Puder Ihre Grundierung den ganzen Tag lang frisch. Drittens, und das ist das Beste, erhält Ihre Haut durch den Puder ein sehr schönes mattes Aussehen, was Ihnen Komplimente in bezug auf Ihre samtige Haut einbringen wird. Pudern Sie einmal nur eine Seite Ihres Gesichts, damit Ihnen der Unterschied deutlich wird! Moderne Puderprodukte sind außerordentlich leicht und transparent und unterscheiden sich sehr von den Pudersorten unserer Großmütter. Die neuen Puderarten betonen Fältchen nicht und können auch auf die Augenpartie aufgetragen werden (vorausgesetzt, die Augen sind dabei geschlossen).

Puder ist für jeden Hauttyp geeignet. Nur wenn Sie eine ölfreie Grundierung benutzen, benötigen Sie keinen Puder. Ölfreie Grundierungen enthalten bereits Pudermittel in wäßriger Form, so daß Sie beim Trocknen bereits wie gepudert aussehen. Nach dem Polieren sieht Ihre Haut dann bereits matt und geglättet aus.

DIE WAHL DER KORREKTEN FARBE

Die Puderschattierungen ähneln den Grundierungsfarben. Sie können sich auch für einen farblosen Transparentpuder entscheiden, der sich jeder Grundierung anpaßt; er geht einfach in den jeweiligen Farbton über, auch bei schwarzer Haut. Zudem werden Puderfarben in Pink-, Pfirsich-, Flieder- und Grüntönen angeboten, und zwar sowohl in matter als auch in irisierender Ausführung; dann gibt es noch Glanzpuder in Gold und Silber. Matter Puder ist eher geeignet für den Tag, glänzende Produkte eignen sich für den Abend.

Bei der Farbwahl des Puders, der Ihrem Hautton möglichst entsprechen sollte, machen Sie es so wie bei der Farbwahl der Grundierungen: Schattierungen in Rosabeige sind für die «kühlen» Jahreszeiten (Winter und Sommer) gedacht, während die goldbeigen Töne zu den «warmen» Jahreszeiten (Frühling und Herbst) passen. Farbloser Transparentpuder paßt zu allen Jahreszeittypologien ausgezeichnet. Ich bevorzuge diese Art, da Transparentpuder völlig natürlich wirkt und man damit nichts verkehrt machen kann.

Bei der Wahl von getönten Pudersorten richten Sie sich wiederum nach Ihrer Palette. Pink und Silber passen zu den kühlen Jahreszeiten, Pfirsich- und Goldtöne zu den warmen. Grüner und fliederfarbener Puder ähneln den Farbkorrekturmitteln. Fliederfarbener Puder eignet sich zur Belebung gelblichblasser Haut, Grün dämpft einen stark rötlichen Teint.

PUDERTYPEN

Hier unterscheidet man zwischen zwei Arten: dem losen Puder und dem Kompaktpuder.

Loser Puder ist sehr begehrt, da er keine zusätzlichen, komprimierenden Fette enthält. Diesen Puder benutzt man zu Hause. Er verleiht Ihnen einen wundervollen, samtigen Teint. Er läßt sich mit einer Puderquaste oder einem dicken Pinsel problemlos und in beliebiger Menge auftragen — überschüssiger Puder läßt sich leicht abbürsten. Loser Puder wird meist in dosenartigen Behältern angeboten. Ich persönlich bevorzuge die Fläschchen mit Schüttelvorrichtung, aus denen man genau die Menge Puder, die man für eine Anwendung benötigt, auf die Hand geben kann. Diese Methode verhindert, daß loser Puder überall auf Ihrem Schminktisch verstreut wird, was nicht nur eine staubige Angelegenheit, sondern auch Verschwendung bedeuten würde. Da Ihr Puderpinsel zudem nur mit dem abgegebenen Puder in Berührung kommt, brauchen Sie keine Angst zu haben, daß Bakterien in den Behälter gelangen.

Kompaktpuder ist Puder in gepreßter Form. Er kann leicht überall mit hingenommen werden und eignet sich hervorragend zum Auffrischen des Make-ups. Zur schnellen Korrektur der Maquillage während des Tages halte ich immer Kompaktpuder in meiner Handtasche bereit. Wenn Sie Kompaktpuder häufig verwenden, sollten Sie zur Verhinderung von Öl- und Bakterienansammlungen die Puderquaste öfter waschen. Reinigen Sie sie einfach in einer milden Seifenlauge, und geben Sie sie anschließend in den Wäschetrockner.

DAS AUFTRAGEN DES PUDERS

Der Umgang mit Puder ist schnell und unkompliziert, so daß Sie nichts dagegen haben werden, diesen Schritt in Ihr tägliches Schminkprogramm mit einzubeziehen. Fehler kann man dabei keine machen, und die Ergebnisse sind immer zufriedenstellend. In diesem Kapitel lernen wir, wie matter Puder aufgetragen wird. In Kapitel 13 wird dann die Anwendung des Glanzpuders näher erläutert.

● Loser Puder wird aufgetragen, indem Sie zunächst eine kleine Menge davon auf Ihre innere Handfläche geben. Tauchen Sie den Pinsel in den Puder, und klopfen Sie überschüssige Mengen ab. Mit abwärtsführenden Pinselstrichen (zur Glättung Ihrer Gesichtshärchen) wird der Puder der Reihenfolge nach leicht über die Stirn-, Wangen-, Nase-, Kinn- und Augenpartie verteilt, wobei der Hauptanteil des Puders sich im Gesicht und nicht so sehr im Augenbereich befinden soll. Danach fahren Sie noch einmal leicht mit dem Pinsel übers Gesicht, um eventuell überschüssigen Puder zu entfernen.

● Um Ihrem Gesicht einen Hauch Frische zu verleihen, tauchen Sie Ihren Puderpinsel zuerst in Ihre Rougefarbe, danach in Transparentpuder und bestäuben dann damit Ihr ganzes Gesicht. Die Spur Farbe läßt es besonders strahlend aussehen.

● Damit der Puder auch wirklich gut hält und Ihre Grundierung über Stunden schützt, können Sie ihn mit einem trockenen Kosmetikschwämmchen oder einer festen Puderquaste gut andrücken. Tauchen Sie die Quaste leicht in den Puder ein und drücken Sie diese dann, leicht klopfend, an Ihr Gesicht. Nicht reiben, nur drücken und klopfen! Haben Sie das Gefühl, zuviel des Guten getan zu haben, so daß die Puderschicht zu dick ist, wird der Überschuß mit dem Puderpinsel abgebürstet.

● Kompaktpuder wird entweder mit der dazugehörigen Quaste oder mit einem Extrapinsel aufgetragen. Kompaktpuder wird leicht hart, aber Sie können Ihn wieder auflockern, indem Sie mit dem Pinselstiel ganz leicht ein X in die Puderoberfläche ritzen. Kompaktpuder wird genauso wie loser Puder aufgetragen. Bei Benutzung der Quaste klopfen Sie den Puder einfach dort auf, wo er gebraucht wird, so lange, bis jeglicher Fettglanz verschwunden ist.

Die «Leinwand» ist nun hergerichtet — lassen Sie uns jetzt zum vergnüglichen Teil des Make-ups übergehen und tolle Farben mit ins Spiel bringen!

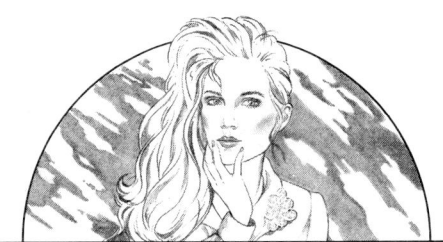

Kapitel 10

Rouge

Kein anderes Schminkmittel bringt so schnell ein sichtbares Ergebnis wie Rouge. Wenn Sie nicht von Natur aus rotwangig sind, belebt Rouge Ihr Gesicht und verleiht ihm einen jugendlich frischen Ton. Aber auch beim rosig überhauchten Teint bewirkt Rouge eine ebenmäßigere Verteilung der Farbe, denn bei naturroten Wangen zentriert sich die Farbe meist nur vorne an einer Stelle. Rouge gibt es in allen möglichen Ausführungen, daher sollte es nicht schwer sein, das für Sie passende Produkt ausfindig zu machen. Noch erfreulicher ist die Tatsache, daß Rouge in einer Vielfalt von Farben, wo für jede Jahreszeit etwas dabei ist, angeboten wird.

DIE WAHL DER FÜR SIE RICHTIGEN FARBE

Wenn Sie Ihre Jahreszeit kennen, ist es leicht, das für Ihren Hautton und Ihre Garderobe passende Rouge ausfindig zu machen. Da sich sowohl die Farben Ihrer Kleidung als auch Ihre Rougetöne von Ihrer Palette ableiten, harmonieren Ihr Make-up und Ihre Garderobe automatisch!

Sie können eine Rougefarbe als Ausgangsbasis zu Ihrer gesamten Kleidung tragen, aber Sie sehen noch besser aus — auf jeden Fall wird es Ihnen mehr Spaß machen —, wenn Ihnen mehrere Rougetöne zur Verfügung stehen, die Sie dann präziser auf Ihre Garderobe abstimmen können. Eine Winterfrau kann zu Ihrer fuchsienroten Bluse durchaus ein pinkfarbenes Rouge auflegen; einen ausgewogenen Eindruck macht sie in diesem Fall jedoch mit einem Rouge in Fuchsienrot. Bei einer terrakottafarbenen Bluse sieht ein pfirsichfarbenes Rouge akzeptabel aus, doch warum versuchen Sie nicht einmal, umwerfend auszusehen, indem Sie einen passenden Terrakottaton auflegen?

Benutzen Sie die für Ihre Jahreszeit auf Ihre Garderobe abgestimmte Make-up-Tabelle als Einkaufshilfe. Beginnen Sie mit einem Rouge für jeden Tag, danach können Sie, je nachdem, was Sie zu investieren bereit sind, Ihre Rougesammlung allmählich ausbauen. Rufen Sie sich noch einmal, wenn Sie auf der Suche nach einem bestimmten Farbton sind (zum Beispiel Pflaumenlila oder Pfirsichrosa, je nach Jahreszeit), folgendes Auswahlverfahren ins Gedächtnis: Beginnen Sie mit einer Farbe von mittelstarker Intensität; wenn diese zu hell oder zu dunkel ausfällt, wählen Sie daraufhin einen helleren oder dunkleren Farbton. Rouge in Kompaktform kann einen trügerischen Eindruck machen; die Farbtöne fallen dann auf der Haut ganz anders aus.

Hier ein paar Orientierungshilfen zu einer sinnvollen Erstellung Ihrer Rougekollektion:

Winter: Ihr Grundton ist ein klares, mittelstarkes Pink. Bei eher dunkler Haut nehmen Sie Weinrot. Vor allem farbige Winterfrauen sollten weinrotes Rouge als ihre Nummer eins betrachten. Ziehen Sie klare, unverfälschte Töne auf jeden Fall den gedämpften vor. Ihre nächsten Anschaffungen auf diesem Gebiet könnten dann ein weiches, klares Rot sowie Fuchsienrot sein, die Sie dann jeweils mit den entsprechenden Kleidungsfarben kombinieren. Schließlich können Sie mit einem Rouge in Pflaumenlila Ihre Kollektion abrunden.

Sommer: Ihr Rouge Nummer eins ist ein zartes Rosarot. Diese Schattierung steht Ihnen am allerbesten und paßt zu fast allen Ihren Kleidungsstücken. Außerdem können Sie sich ein weiches Melonenrot sowie ein gedämpftes Fuchsienrot zulegen; diese Rougetöne tragen Sie dann speziell zu der farblich dazu passenden Kleidung. Bei der Wahl eines klaren Rottons bei Ihrem Rouge sollten Sie darauf achten, daß er nicht zu leuchtend ausfällt. Probieren Sie es vielleicht einmal mit einem Rouge in flüssiger Form oder mit einem Cremerouge. Diese fallen farblich zarter aus als die roten Exemplare in Puderform. Zu guter Letzt nehmen Sie noch ein gedämpftes Pflaumenblau mit in Ihre Sammlung auf, das Sie dann zu weinroter, pflaumenblauer und malvenfarbener Kleidung benutzen können.

Herbst: Für den mittleren bis dunklen Teint ist ein bräunlich-pfirsichfarbenes Rouge als Basisfarbe optimal; sehr helle Herbsttypen sollten es mit einem zarteren, abricotfarbenen Ton versuchen. Danach erweitern Sie Ihre Rougekollektion um einen Lachston, der zu den Pinktönen aus Ihrer Garderobe paßt, und um ein mokkabraunes Rouge, das mit Ihren Braun- und Rotbrauntönen harmoniert. Den Abschluß bilden ein zu all Ihren Rottönen passendes Rouge in Ziegelrot und, Ihrem Kolorit entsprechend, entweder ein kastanienbrauner oder etwas kräftigerer Terrakottaton.

Frühling: Zuerst besorgen Sie sich ein klares, lachsfarbenes Rouge, das nicht zu rosafarben und nicht zu orange ausfällt; das ist ein perfekter Ausgangston für Ihren Typ. Danach wäre die Anschaffung eines pfirsich- oder abricotfarbenen Tons für alle Ihre orangefarbenen Kleidungsstücke empfehlenswert sowie ein warmes Pink für Ihre Rosatöne. Schließlich sollten Sie sich noch ein Rouge in einem weichen Mohnrot zulegen. Wie beim Sommertyp ist auch in Ihrem Fall zu bedenken, ob ein Cremerouge oder eines in flüssiger Form nicht angebrachter ist, da diese Arten transparenter wirken. Vermeiden Sie auf jeden Fall bräunliche oder gedämpfte Töne. Der Frühlingstyp braucht stets klare Farben, um wirklich gut auszusehen.

WÄHLEN SIE DEN FÜR SIE RICHTIGEN ROUGETYP

Rouge wird in allen möglichen Zusammensetzungen und Formen angeboten: als Puder, Creme, Gel, in flüssiger Form und als Schaum. Zudem kennt man es unter verschiedenen Namen wie «Rouge», «Blush», «Blusher» oder «Cheek Tint». «Rouge» ist normalerweise eine «Creme», «Blush» ein Puder und «Cheek Tint» ein Gel oder eine Flüssigkeit. Jede Form bietet bestimmte Vorteile. Einige von Ihnen eignen sich besonders für einen speziellen Hauttyp, andere lassen sich besonders leicht auftragen oder sind überaus transparent, was bei leuchtenden Farben ideal ist. Das für Sie Beste finden Sie, wenn Sie diese drei Faktoren auf Ihren Hauttyp abstimmen. Lassen Sie uns nun jede dieser Rougearten genauer betrachten.

Puderrouge erfreut sich größter Beliebtheit und läßt sich am leichtesten auftragen. Es gibt Puderrouge in matter und in glänzender Ausführung. Beide Arten sind für den Tag geeignet, doch sehr stark glänzendes Rouge sollte auf jeden Fall nur abends benutzt werden. Der heutigen Forschung ist es gelungen, das Rouge in Kompaktform derart zu verfeinern, daß es sich wunderbar auf jeder Haut verteilen läßt. Prüfen Sie bei der Suche nach einer geeigneten Marke, ob sich das Rouge zwischen Ihren Fingern glatt und seidig anfühlt. Körniges, bröckelndes Rouge läßt sich nicht so gut verteilen und wirkt auch nicht so zart und natürlich.

Puderrouge wird mit einem Rougepinsel aufgetragen. Die meisten Kompaktprodukte dieser Art enthalten einen Pinsel, aber Sie werden bald herausfinden, daß Sie mit einem qualitativ hochwertigen Echthaarpinsel aus Ihrem Extraset (siehe Kap. 5) glattere, natürlicher wirkende Ergebnisse erzielen werden. Den Pinsel im Rougekästchen können Sie zwischendurch zum Auffrischen Ihres Make-ups benutzen. Bei den meisten Schattierungen gehen Sie vor dem Auftragen einfach mit dem Pinsel über das Kompaktrouge und klopfen eventuell überschüssige Farbe ab. Manchmal tendieren die Pigmente der farbintensiveren und der roten Rougefarben dazu, sich festzusetzen; in diesem Fall ist es angebracht, Ihren Pinsel zuerst mit losem Puder zu bestäuben und danach das Rouge damit aufzunehmen; dann läßt sich die Farbe besser verteilen.

Cremerouge wird mit den Fingern aufgetragen und ist unkompliziert in der Anwendung, aber man muß es gut verteilen. Da es ziemlich viel Fett enthält, ist es bei öliger oder akneanfälliger Haut nicht zu empfehlen. Aufgrund seiner cremigen Konsistenz eignet es sich für Frauen mit trockener Haut oder für solche, die nur einen ganz leichten Hauch Farbe auf Ihrem Gesicht wünschen. Nie wird ein Cremerouge zu leuchtend ausfallen, da Sie es so gut wie ganz in die Haut einreiben können. Achten Sie beim Kauf eines Cremerouge darauf, daß es sich seidig anfühlt und nicht zu schmierig ist. Früher wurde Cremerouge zur Farbintensivierung oftmals unter dem Puderrouge aufgetragen. Zudem sollte auf diese Weise der Puder länger halten. Mit den heute qualitativ hochwertigen Puderrougeprodukten ist das nicht mehr nötig.

Rouge in Cremeform gibt es leicht glänzend oder matt zu kaufen. Die leicht glänzenden Produkte sind eher für den jugendlichen Hauttyp geeignet (da diese unter Umständen Falten betonen) oder für einen Abend bei Kerzenlicht.

Cremerouge wird aufgetragen, indem Sie mit der Spitze Ihres Mittelfingers drei oder vier Farbtupfer auf die Wangenknochen geben und das Rouge anschließend mit dem Ring- und Mittelfinger leicht verreiben, bis keine Farbübergänge mehr zu sehen sind.

Gels oder «Cheek Tints» sind transparentartige Rougetypen in Tuben oder Töpfchen, die mit den Fingerspitzen aufgetragen werden. Sie bestehen hauptsächlich aus Wasser und enthalten wenig oder so gut wie gar kein Fett; daher sind sie für die fettige Haut geeignet. Allerdings können sie, weil sie so wenig Ölanteile enthalten, schwieriger aufzutragen sein. Sie müssen das Gel nach dem Auftupfen sofort mit geschickter Hand verteilen und verwischen, um Fleckenbildung auf der Haut zu vermeiden. Fehler mit Gel sind oft schwieriger zu korrigieren als solche mit anderen Rougearten. Sie machen die Haut oft fleckig und lassen die Farbe zu knallig erscheinen. Eine zu intensive Färbung läßt sich ausgleichen, indem man ein wenig Grundierung auf einen trockenen Make-up-Schwamm gibt (Wasser macht das Gel streifig) und damit die betroffene Stelle ausgleicht. Denjenigen Frauen, die geschickt mit diesen Gels umgehen können, bieten sie den Vorteil, daß sie einen sehr zarten und natürlichen Eindruck hinterlassen und lange halten. Rouge in Gelform glänzt in der Regel nicht.

Rougeprodukte in flüssiger Form (auch «Color Rub» oder «Washes» genannt) befinden sich in kleinen Fläschchen und werden mit den Fingern aufgetragen. Wie das Cremerouge verleiht es der Haut eine transparente Tönung und ist außerdem unkompliziert in der Anwendung. Tatsächlich sind manche so zart, daß man sie über das ganze Gesicht verteilen kann und man dann leicht gebräunt aussieht. Rouge in Flüssigform ist vor allem für normale bis fettige Haut geeignet.

Flüssigrouge gibt es in matter und glänzender Ausführung. Die glänzenden Nuancen sind derart transparent, daß sie auch bei reifer oder trockener Haut geeignet sind; sie verleihen ihr ein taufrisches Aussehen.

Geben Sie das Flüssigrouge in kleinen Tropfen auf Ihre Wangenknochen, und verteilen Sie es dann leicht mit den Fingerspitzen. Anschließend glätten und verwischen Sie das Ganze noch einmal gut mit Ihrem Make-up-Schwämmchen.

Rouge in Schaumform ist von leichter, transparenter Konsistenz und wird in Sprühdosen angeboten. Es eignet sich für alle Hauttypen, mit Ausnahme der ganz trockenen Haut. Auch dieses Rouge wird mit den Fingerspitzen aufgetragen, was unter Umständen ziemlich heikel sein kann. Schaumrouge zerfließt leicht auf der Haut, und es ist nicht ganz leicht, es korrekt zu plazieren, vor allem dann, wenn zuviel Schaum auf einmal herausquillt. Am besten ist es, zunächst einmal eine weintraubengroße Menge auf die Handinnenfläche zu geben und sie dann tupfenweise auf den Wangenknochen zu verteilen und danach glättend in die Haut einzuarbeiten. Verwischen Sie sichtbare Hautübergänge mit einem trockenen Kosmetikschwämmchen. Wenn Sie mehr Farbe wünschen, wiederholen Sie den Vorgang, indem Sie eine zweite Schicht auftragen. Das ist besser, als wenn Sie versuchen, einen allzu großen Schaumklecks an die richtige Stelle zu bringen. Wenn Sie erst einmal den Umgang mit Schaumrouge beherrschen, werden Sie sehen, daß diese glanzfreien Produkte sehr natürlich wirken. In angetrocknetem Zustand lassen sich Farbübergänge mit einem Konturenpinsel gut ausgleichen.

Probieren Sie an den Ihnen zur Verfügung stehenden Testern aus, welche Art von Rouge sich für Sie besonders gut eignet, sich am einfachsten auftragen läßt und sich daneben am angenehmsten auf

Ihrer Haut anfühlt. Wenn Sie auf diesem Gebiet noch Anfängerin sind, wählen Sie ein Rouge in Puderform; damit können Sie nichts verkehrt machen. Wenn Sie sich für irgendeines der «feuchten» Rougeprodukte entscheiden — sei es für eine Creme, ein Flüssigrouge, Gel oder Schaum —, muß dieses direkt nach der Grundierung aufgetragen werden; danach erst kommt der Puder an die Reihe.

INHALTSSTOFFE UND ALLERGIEN

Puderrouge besteht überwiegend aus gepreßtem, mit Farb- und Konservierungs-, manchmal auch mit Duftstoffen versehen Talkumpuder, dem auch Öle und Wachse zugesetzt wurden. Glänzendes Rouge enthält Glimmerpartikelchen oder manchmal auch Perlmutt; dadurch erhält es eine schimmernde, glatte Struktur. Einige Sorten Puderrouge enthalten auch reine Seide, welche eine geschmeidige Verteilung des Produkts bewirken soll. Allerdings hängt dessen glatte Konsistenz hauptsächlich von der Verarbeitungsqualität und nicht so sehr von den Inhaltsstoffen ab.

Cremerouge enthält dieselben Komponenten wie Puderrouge, aber die Mengenanteile unterscheiden sich voneinander — Cremerouge enthält mehr Fette und weniger Talkum. Flüssiges Rouge, Gels und Rouge in Schaumform beruhen auf einer Wasserbasis und enthalten statt Öl eher Glyzerin oder ähnliche Substanzen, damit sie sich gut verteilen lassen.

Studieren Sie die Inhaltsstoffe des Produkts auf der Rückseite der Verpackung, so daß Sie über den Öl- oder Wasseranteil des Produkts Bescheid wissen. Akneanfällige Haut soll nicht mit Mineralöl in Verbindung gebracht werden, es sei denn, es handelt sich um Puderrouge, bei dem Mineralöl ganz am Ende der Liste der Inhaltsstoffe aufgeführt ist. Wie bei der Grundierung sollte auf ein Produkt, das Isopropylmyristinsäureester enthält und Akne verschlimmern kann, verzichtet werden. Empfindliche Hauttypen sollten allzu stark parfümierte Produkte vermeiden und bei allzu großen Mengenzusätzen von Lanolin vorsichtig sein. Manchmal kann ein bestimmter Farbton oder ein Konservierungsmittel eine allergische Reaktion auslösen. Wenn Ihre Haut auf ein Produkt empfindlich reagiert, müssen Sie selber Detektiv spielen, indem Sie verschiedene Marken durchprobieren und sich die Inhaltsstoffe auf der Rückseite des Etiketts gründlich durchlesen, bis Sie dem «Übeltäter» auf die Schliche kommen.

Bringen Sie Rougeprodukte nicht zu nah an Ihre Augen heran, denn manche enthalten Steinkohlenteer; dieser Wirkstoff kann Blindheit verursachen! Ich habe schon bei vielen Frauen beobachtet, daß sie die obere Augenpartie mit einem Hauch Puderrouge bestäuben. Informieren Sie sich über die Inhaltsstoffe Ihres Rougeprodukts, bevor Sie es zum Schminken Ihrer Augen verwenden. Es könnte gefährliche Folgen haben!

DAS AUFTRAGEN DES ROUGE

Wenn Sie erst einmal ein Rouge in der für Sie idealen Ausgangsfarbe ausfindig gemacht haben, ist das Auftragen schnell erlernt. Das Geheimnis eines schmeichelhaften und natürlichen Aussehens liegt in der Farbintensität und der genauen Plazierung.

Als Faustregel gilt: Tragen Sie immer ein wenig mehr Rouge auf, als Sie für nötig halten. Mit geschminkten Augen und Lippen fällt Ihr Rouge hinterher weniger auf. Je nach Bedarf können Sie es dann immer noch abändern. Fällt das Ergebnis für Ihren Geschmack zu leuchtend aus, so schwächen Sie es mit dem Konturenpinsel oder dem Kosmetikschwämmchen ein wenig ab, oder geben Sie einen Hauch Puder über die bereits rougierte Wangenpartie. Erscheint Ihnen das Ergebnis zu blaß, dann fügen Sie noch ein wenig Farbe hinzu. Ausgewogenheit ist hier alles.

Zu farbintensiver Kleidung empfiehlt es sich, zwei verschiedene Rougetöne zu verwenden. In diesem Fall tragen Sie zunächst die hellere Farbe auf, und darüber, auf den höchsten Punkt Ihrer Wangenknochen, geben Sie dann einen kräftigeren Ton. Sie erhalten dadurch die benötigte Farbintensität, machen dabei aber immer noch einen natürlichen Eindruck.

Die korrekte Plazierung Ihres Rougetons ist ebenso wichtig wie eine ausgewogene Farbmenge. Ein zu tief aufgetragenes Rouge kann Ihrem Gesicht einen niedergeschlagenen Ausdruck verleihen. Wird es zu hoch angesetzt und reicht dann bis zur unteren Augenhöhle hinauf, sieht das aus, als ob Ihnen jemand einen Schlag versetzt hat! Befolgen Sie einfach folgende Richtlinien, dann fällt es Ihnen bald leicht, Ihr Rouge so aufzutragen, daß es zu einem schmeichelhaften Ergebnis führt.

SCHRITT FÜR SCHRITT

1. Schauen Sie direkt in den Spiegel, und tragen Sie das Rouge entlang Ihrer Wangenknochen auf, indem Sie direkt unter dem äußeren Ende Ihrer Iris beginnen. Diese Stelle können Sie auch bestimmen, indem Sie zwei Finger neben Ihre Nase halten; dort, am äußeren Ende der Finger, ist Ihr Ausgangspunkt. Verteilen Sie die Farbe hinauf bis an den Haaransatz, wo das Ohr beginnt. Der überwiegende Anteil der Rougefarbe sollte sich ungefähr seitlich der äußeren Augenränder auf dem Gipfel Ihrer Wangenknochen befinden.

2. Verreiben Sie die Rougefarbe ganz leicht ein wenig nach unten in die Wangenhöhle, so daß eine Tropfenform entsteht, aber:
   - Bringen Sie die Farbe an der äußeren Wangenpartie nicht tiefer als bis zur Ohrenmitte. Bei der Vorderpartie der Wange darf das Rouge nicht bis unter die Nase gehen.
   - Das Rouge darf nicht dichter an die Nase heranreichen als bis zum äußeren Punkt der Iris.
   - Auf die untere Augenpartie darf kein Rouge gelangen.
   - Verteilen Sie Ihr Rouge nie bis an die Schläfen hinauf.
   Wenn Sie sich an diese vorgeschriebenen Abgrenzungslinien halten, gelingt es Ihnen mit absoluter Sicherheit, Ihr Rouge an die richtige Stelle zu setzen!
   Hinweis: Wenn Sie Ihre Wangenhöhle bereits mit Konturenschatten betont haben (siehe Kap. 8), dann tragen Sie das Rouge

lediglich auf der höchsten Stelle Ihrer Wangenknochen auf und führen es danach leicht seitwärts nach unten, so daß es in den Konturenschatten übergeht.

3. Mit dem Konturenpinsel, dessen Haare von Natur aus etwas Stand haben, werden danach alle Farbübergänge verwischt, bis keine Abgrenzungslinien mehr zu sehen sind.

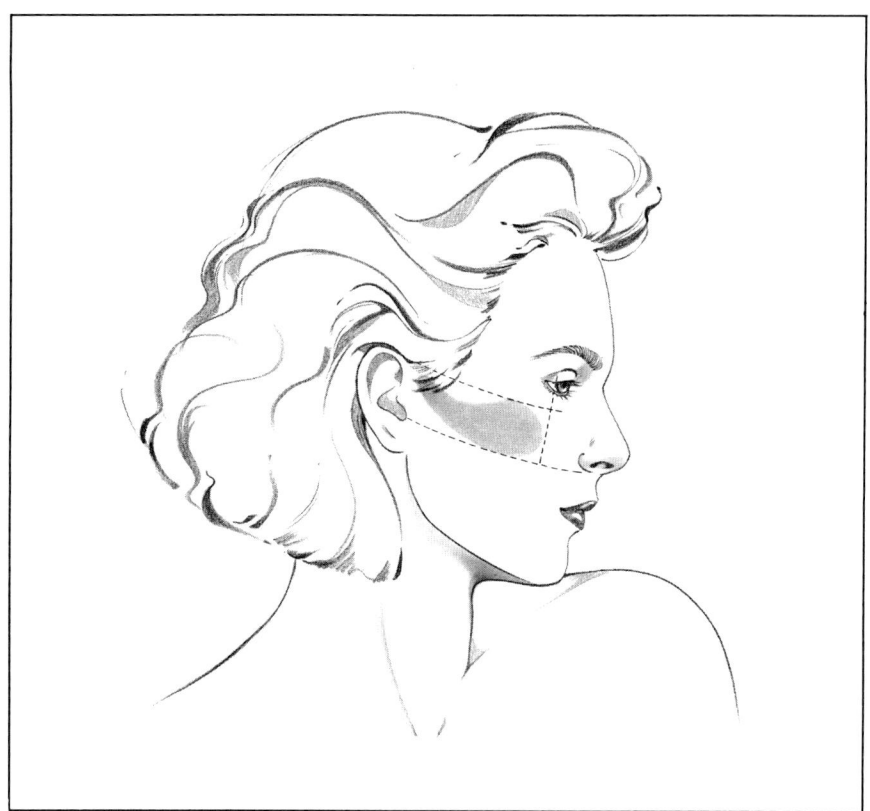

BESONDERE TIPS

Benutzen Sie die am Ende des Buches aufgeführte Tabelle mit den Schminkanweisungen als Vorlage. Üben Sie solange, bis Sie die Technik beherrschen. Schon bald wird es Ihnen dann gelingen, Ihr Rouge in Sekundenschnelle aufzutragen! Sie werden toll aussehen — und so fängt der Tag immer gut an!

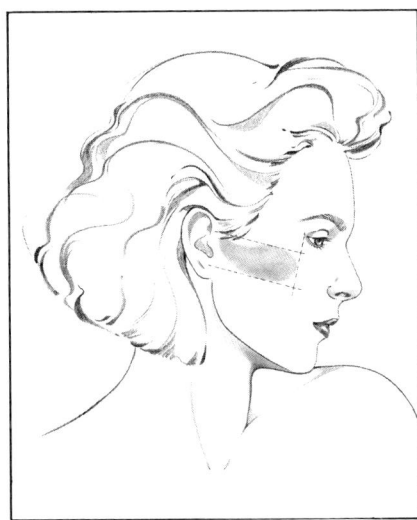 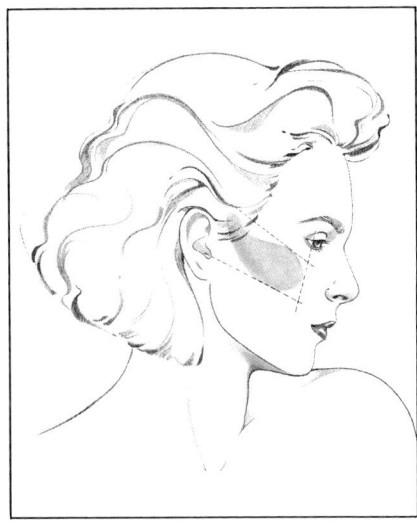

Ein ziemlich schmales Gesicht wirkt voller, wenn man das Rouge erst am äußeren Augenwinkel aufträgt und es dann geradewegs in mittlerer Ohrenhöhe nach hinten bis an den Haaransatz auslaufen läßt.

Ein breites Gesicht wirkt schmäler, wenn das Rouge nach oben hin etwas höher verläuft und genau über dem Ohr endet. Im unteren Gesichtsbereich soll es knapp unter der Nase abschließen. In diesem Fall darf die Rougefläche ruhig etwas breiter ausfallen als bei der durchschnittlich breiten oder schmalen Gesichtsform.

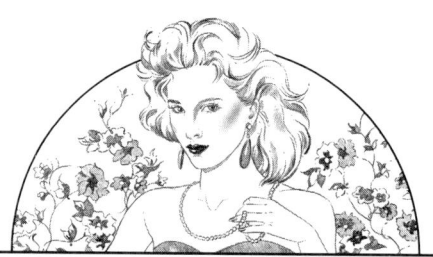

Kapitel 11

Augen

Seit Menschengedenken wird die Schönheit der Augen durch Schminken hervorgehoben. Anthropologen glauben, daß bereits die Höhlenmenschen Kupfer und andere Metalle dazu benutzten, ihren Augen einen effektvollen Schatten zu verleihen. Cleopatra war schon berühmt wegen Ihrer verführerisch schönen Augen; als Beispiele aus jüngster Zeit sind da Greta Garbo, Elizabeth Taylor, Sophia Loren und Brooke Shields zu nennen — sie alle haben wundervolle Augen. Obwohl das Schminken der Augen recht einfach ist, haben viele Frauen gerade auf diesem Gebiet die meisten Bedenken. Den meisten ist der Umgang mit Wimperntusche vertraut, eventuell wird auch ein Lidstrich benutzt, aber beim Lidschatten fängt das Problem an. Ich habe jahrelang keinen Lidschatten verwendet, da ich mir nicht sicher war, welche Farbe zu mir paßte und wo genau ich sie auftragen mußte — ja ich wußte nicht einmal, wozu ein Lidschatten überhaupt gut sein sollte. Heute bin ich eine seiner glühendsten Verfechterinnen. Es besteht ein riesengroßer Unterschied zwischen «natürlichen», ungeschminkten Augen und «natürlich wirkenden» Augen, die geschickt geschminkt sind. Im ersten Fall ignorieren Sie Ihre Augen, im zweiten Fall betonen Sie deren natürliche Schönheit. Lassen Sie uns nun etwas dafür tun, daß auch Sie Ihrer tollen Augen wegen von sich reden machen!

Augen-Make-up erfüllt einen dreifachen Zweck: einmal wird die Ausdruckskraft der Augen betont, zum anderen soll die Augenfarbe durch schmeichelhafte Lidschattentöne hervorgehoben werden, und drittens wird durch die Konturentechnik die Form der Augen unterstrichen. Um diese drei Schritte vollziehen zu können, brauchen Sie für Ihr Augen-Make-up vier verschiedene Produkte, nämlich Lidschatten, Lidstrich, Augenbrauenstift und Wimperntusche. Alle diese Sachen gibt es in verschiedenen Farben und Formen, zusammen angewandt führen Sie zu einem Ergebnis, von dem Sie begeistert sein werden.

Wir wollen hier näher auf die natürlich wirkende Grundmaquillage eingehen, nach der Sie sich für alle Zeit richten können. Wie in der Bekleidungsbranche gibt es auch beim Augen-Make-up Trends, die kommen und gehen; ein geschliffenes, natürlich wirkendes, attraktives Aussehen jedoch kommt nie aus der Mode.

DIE WAHL DER FÜR SIE RICHTIGEN FARBEN

Die Auswahl bei den Farben der Augen-Make-up-Produkte ist riesengroß. Wenn Sie Ihre Jahreszeit kennen, hilft Ihnen das bei der Wahl der für Sie perfekten Töne. Augen-Make-up gibt es in neutralen Schattierungen sowie in bunten Farben. Die Neutraltöne sind am unkompliziertesten in der Handhabung und sehen natürlich aus. In der Regel sollten die Vertreterinnen der Winter- und Sommerpaletten nach den kühleren Silber- und Blaugraunuancen sowie nach rosa- oder graustichigen Brauntönen Ausschau halten. Den Vertreterinnen der Herbst- und Frühlingspaletten stehen warme Brauntöne, Honiggold, Kupfer oder gelbliche Grautöne besser.

Für ein Tages-Make-up werden von vielen Frauen Neutraltöne bevorzugt, da sie dezent aussehen und man beim Auftragen so gut wie nichts verkehrt machen kann. Aber es macht auch Spaß, mit den etwas farbenfroheren Produkten umzugehen, zumal diese fast so natürlich wie Neutraltöne wirken, wenn man sie sehr sparsam verwendet und die Übergänge gut verwischt. Die ungeheuer große Farbauswahl heutzutage ist fast beängstigend — es gibt leuchtende und dezente Lidschatten, kräftige und blasse, matte, silberbunt und metallisch glänzende. Die matten oder leicht glänzenden Töne eignen sich für den Tag, die funkelnden heben Sie sich für abends auf.

Um bei diesem reichhaltigen Angebot der Augen-Make-up-Farben die Übersicht nicht zu verlieren und die für Sie geeigneten Schattierungen herauszufinden, sollten Sie zunächst Ihre Jahreszeit in Betracht ziehen.

Winter und Sommer: Halten Sie nach kühlen Tönen Ausschau, nach solchen, die den Farben Ihrer Kleidung ähneln. Zu den kühlen Lidschatten gehören Farben wie Taupe, Pink, Flieder, Amethyst, Purpurlila, Stahl- und Marineblau, Tannen- und Mintgrün, Anthrazit und Silber. Darüber hinaus stehen Ihnen noch Ihre kühlen Grau- und Brauntöne zur Verfügung.

Herbst und Frühling: Wählen Sie warme Töne, die Ihrer Kleidung entsprechen. Zu den warmen Lidschatten gehören Farben wie Elfenbein, Pfirsich, warmes Pink, Salbeigrün, Olivgrün, Gelbgrün, warmes Violett, Bronze, Kupfer und Gold, ebenso Honig- und Kaffeebraun sowie die Gelbgrautöne.

Bei Farben wie Champagner, Aqua, Petrolblau, Petrolgrün und Lapisblau handelt es sich um Universalfarben. Diese befinden sich an der Grenzlinie zwischen warm und kühl und vertragen sich mit jedem Hautton (aber nicht unbedingt mit allen Augenfarben, worauf ich gleich zu sprechen komme). Sehr vielseitig ist auch Türkis, aber ich habe diese Farbe nur in die Herbst- und die Winterpalette mit einbezogen, da sie für Sommer- und Frühlingstypen unter Umständen zu dunkel ist.

Üben Sie sich darin, warme und kühle Lidschatten voneinander zu unterscheiden. Wenn Sie sechs Lidschatten in verschiedenen Grüntönen nebeneinander aufreihen, werden Sie darunter warme Farben wie Oliv-, Salbei- und Goldgrün entdecken und andere kühle Töne wie Mint- oder Tannengrün ohne Gelbstich (die übrigens schwieriger aufzutreiben sind). Schlagen Sie noch einmal die Make-up-Paletten auf den Seiten 21 bis 27 auf, und schauen Sie sich die verschiedenen Grünnuancen der vier Jahreszeiten noch einmal genau an. Können Sie erkennen, was für einen Unterschied der Unterton ausmachen kann? Danach werfen Sie noch einmal einen Blick auf die Illustration auf Seite 50, wo es um die Augenfarben geht. Nun, da Sie sich mit den für Sie in Frage kommenden Lidschattenfarben vertraut gemacht haben, gilt es die Farbe Ihrer Augen abzuwägen. Hier lautet die Regel, daß das Augen-Make-up entweder farblich mit dem Auge übereinstimmen oder einen Kontrast dazu bilden soll. Aquamarinfarbener Lidschatten mag in bezug auf Ihre Jahreszeit eine gute Wahl sein; wenn Ihre Augen jedoch graublau sind, geraten die beiden Farben aneinander. Die schöne Farbe Ihrer Augen kommt dann nicht zur Geltung, und statt dessen macht das Ganze einen grellen Eindruck. In dem Fall würde ein stahlblauer Lidschatten mit Ihrer Augenfarbe eher harmonieren. Genauso verhält es sich mit gelbgrünen Augen, zu denen warme Grün- und Olivtöne besser als Grüntöne mit einem Blaustich passen. Zu rosabraunen Augen passen Kakaobraun und Taupetöne besser als Bronze oder Kupfer. Tupfen Sie einmal ein wenig Lidschattenfarbe genau über die Iris auf Ihr Augenlid, und verreiben Sie sie nicht. Überprüfen Sie, ob sich die Farbe Ihrer Augen mit der Ihres Lidschattens «beißt», oder ob die beiden Töne miteinander harmonieren. Ist das nicht der Fall, wiederholen Sie den Test mit einer anderen Lidschattenfarbe. Nun wissen Sie, warum so viele unterschiedliche Blau-, Grün- und Brauntöne auf dem Markt sind! Die Wahl der Kontrastfarben ist bedeutend einfacher, als den zur Augenfarbe passenden Ton ausfindig zu machen. Amethystfarbene, veilchenblaue und purpurfarbene Lidschatten harmonieren mit blauen, grünen und braunen Augen gleichermaßen. Zu braunen Augen, die selber eine Neutralfarbe darstellen, passen fast alle Lidschatten. In den Augen-Make-up-Tabellen auf den Seiten 165 bis 168 finden Sie alle für Sie in Frage kommenden Möglichkeiten, und zwar sowohl in bezug auf Ihre Jahreszeit als auch auf Ihre Augenfarbe. Es empfiehlt sich, mit den genannten Schattierungen so lange herumzuexperimentieren, bis Sie die persönlich optimalen Farben gefunden haben.

Lassen Sie uns nun, immer mit Ihren Farben im Hinterkopf, einen Blick auf die verschiedenen Gegenstände werfen, die Sie noch für Ihr Augen-Make-up benötigen. Eine Grundausstattung besteht

aus mindestens einem Lidstrich oder Kohlstift, zwei oder drei Lidschattentönen und einer Wimperntusche. Wenn Ihre Augenbrauen
nachgestrichelt werden müssen, sollten Sie sich auch einen Augenbrauenstift anschaffen. Lassen Sie uns nun auf jeden Gegenstand
sowie auf die für Sie geeigneten Farben näher eingehen.

LIDSTRICH- UND KOHLSTIFTE

Flüssige Lidstriche und Kohlstifte sind dazu da, den Augen mehr
Ausdruckskraft zu verleihen, so daß sie auffälliger wirken. Außerdem erscheinen die Wimpern durch eine am Wimpernrand gezogene
Linie dichter und fülliger. Vielleicht sind Sie an einen schwarzen
Lidstrich gewöhnt. Es stehen Ihnen jedoch noch viele andere Nuancen zur Verfügung, die Sie vielleicht sogar noch vorteilhafter aussehen lassen. Neutraltöne sehen am natürlichsten aus, aber Sie können
auch einen Lidstrich in der Farbe Ihrer Augen oder in einer der
Komplementärfarben wählen, was besonders für den Abend geeignet ist. Oft sieht es toll aus, das Unterlid mit einem Lidstrich in
einem Neutralton zu umranden und für das Oberlid einen Ton in
der Farbe des Lidschattens zu wählen.

Stimmen Sie Ihre Lidstrichfarbe immer auf die Farbtiefe Ihrer
Augen, Wimpern und Augenbrauen ab. Sind Sie beispielsweise ein
blonder Sommertyp mit blasser Haut und blauen Augen, wirkt ein
anthrazitfarbener Lidstrich, der einer brünetten Winterfrau gut
steht, zu hart an Ihnen. Ein hellerer, ebenfalls kühler Ton — eventuell in Mittel- oder Schiefergrau — wäre in Ihrem Fall angebrachter.
Andersherum betrachtet, an einem Herbsttyp mit Haaren in intensi-
vem Kupferrot und dunkelbraunen Augen sieht ein Lidstrich in blassem Salbeigrün nach nichts aus. Hier wäre ein dunklerer Grün- oder
Braunton richtig, um das lebhafte Kolorit wirkungsvoll zu unterstreichen.

LIDSCHATTEN

Lidschatten betonen sowohl die Farbe als auch die Form Ihrer Augen. Sie lassen sie größer und ausdrucksvoller, ja sogar dramatischer
erscheinen. Wenn Sie erst einmal den Umgang mit Lidschatten ge-

lernt haben, werden Sie damit wahrscheinlich am meisten Spaß von allen Ihren Kosmetika haben. Da die Farbauswahl bei den Lidschatten so enorm ist, ist hier die Möglichkeit zur Kreativität in verstärktem Maße gegeben. Ihre ersten Erwerbungen auf diesem Gebiet bestehen aus einem Highlighter und einem oder zwei Konturschatten. Die Funktion des Highlighters besteht darin, bestimmte Augenpartien aufzuhellen und hervorzuheben, während der Konturschatten die Aufgabe hat, Partien zu vertiefen und umzuformen. Bei einem kaum sichtbaren Augenlid zum Beispiel wird Highlighter auf das Lid aufgetragen. Ein stark ausgeprägtes Jochbein oberhalb des Auges wird mit einem Konturschatten bedeckt, so daß diese Partie optisch zurücktritt und das Auge dadurch größer wirkt. In diesem Kapitel werden wir später noch darauf eingehen, wie und wo diese Schattierungen plaziert werden müssen.

Für ein einfaches Tages-Make-up sind eher neutrale Töne, die zu Ihrer Augenfarbe passen, angebracht. Diese harmonieren dann automatisch mit allen Ihren Kleidungsstücken. Wenn Ihnen der Umgang mit Lidschatten allmählich vertraut ist, können Sie noch andere Lidschattenfarben, die auch zu Ihrer Garderobe passen, mit in Ihre Sammlung aufnehmen. Nur sollten Sie sich nie — ungeachtet Ihrer Kleidung — zu einer Farbe verleiten lassen, die nicht gut zu Ihren Augen paßt.

Noch einmal soll hier betont werden, daß die Farbstärke Ihres Lidschattens Ihrem Kolorit entsprechend ausfallen muß. Es liegt nicht in Ihrem Interesse, durch eine zu dunkle oder zu leuchtende Farbe einen zu grellen Eindruck zu hinterlassen oder umgekehrt aufgrund zu subtiler Töne zu unauffällig zu erscheinen. Für einen dunkelhaarigen Herbsttyp kommt ein kräftiger, petrolfarbener Lidschatten durchaus in Frage, aber ein zarter, blonder Frühlingstyp ist mit einem blassen, aquamarinblauen Exemplar besser beraten.

Den Augen-Make-up-Tabellen können Sie die für Ihre Jahreszeit optimal aussehenden Highlighter- und Konturschattenfarben entnehmen. Eine Kombination der verschiedenen Lidschattenfarben ist relativ einfach, da Sie Ihre Wahl nur aus Farben einer Palette treffen, die alle miteinander harmonieren. Vertreter der kühlen

Palette können beispielsweise einen pinkfarbenen Highlighter mit purpur- und amethystfarbenen Konturschatten kombinieren oder zu einem blaßgrauen Highlighter mittel- und stahlgraue Konturfarben benutzen. Vertreter der warmen Jahreszeiten können zu einem pfirsichfarbenen Highlighter Konturschatten in Kupfer- und Braunschattierungen verwenden oder Elfenbein mit Mittelbraun und Petrol kombinieren. Hier können Sie experimentieren und Ihrer Kreativität freien Lauf lassen. Manchmal entpuppen sich die erstaunlichsten Kombinationen als die besten. (Meine bevorzugten Kombinationsfarben sind Amethyst und Petrol.) Achten Sie jedoch immer darauf, die Lidschatten gut zu verwischen!

MASCARA

Wimperntusche tönt und verstärkt Ihre Wimpern, so daß sie lang und voll wirken. Die Ausgangsfarben sind Neutraltöne wie Schwarz, Schwarzbraun und Braun. Marineblau, Flaschen-, Tannen- und Olivgrün wirken auch natürlich, da sie in trockenem Zustand ebenfalls dunkel sind. Für alle Wintertypen und alle dunkleren Herbstvertreter eignet sich schwarze oder schwarzbraune Wimperntusche am besten, eher dunkelhaarige Sommer- und Frühlingstypen nehmen ebenfalls Schwarzbraun, während braune Wimperntusche für die helleren Herbst-, Frühlings- und Sommervertreter gedacht ist. Bei braunen oder blauen Augen empfiehlt sich auch ein Versuch mit marineblauer Mascara; bei grünen oder braunen Augen wäre Wimperntusche in Flaschen-, Tannen- oder Olivgrün angebracht.

Zurzeit sind die stärker leuchtenden Mascarafarben in Mode, aber dieser Trend wird zweifelsohne schon bald der Vergangenheit angehören. Mascara in Neutraltönen hingegen gehören zum gepflegten, durchgestylten Aussehen der berufstätigen Frau einfach mit dazu. Auch die leuchtenden Farben sind für junge oder junggebliebene Frauen etwas Feines, wenn Sie mit Bedacht verwendet werden. Es gibt petrolfarbene, aquamarin- und veilchenblaue und andere lebhafte Mascarafarben, die auf die gesamten Wimpernlängen oder nur auf die Spitzen aufgetragen werden. Ich benutze sie am liebsten als zweite dünne Schicht über meiner Neutralfarbe, so daß nur ein Hauch Farbe zu sehen ist, wenn das Licht drauffällt. Wenn Sie es auch einmal mit farbiger Wimperntusche probieren wollen, suchen Sie zu Ihren Lidschatten passende Töne aus.

AUGENBRAUENSTIFTE

Kaufen Sie sich einen Augenbrauenstift nur, wenn Sie ihn wirklich brauchen, sei es, um kahle Stellen nachzustrichen oder die Länge Ihrer Brauen zu korrigieren. Schwere, dunkel nachgezogene Augenbrauen sind erstens unmodern, und zweitens wirken Ihre Augen größer, wenn Ihre Brauen nicht zu dunkel sind. Sophia Loren hatte am Anfang ihrer Karriere noch dunkle, schwere Augenbrauen (schauen Sie sich einmal ein paar ältere Fotos von ihr an), aber mit der Zeit ließ Sie sie ein wenig aufhellen, und erst jetzt kamen ihre schönen, ausdrucksvollen Augen richtig zur Geltung.

Wenn Sie sich einen Augenbrauenstift kaufen wollen, nehmen Sie eine Farbe im Ton Ihrer Brauen, der auch zu Ihrer Haarfarbe paßt. Die Farbe des Augenbrauenstifts wird durch einen Strich auf der Stirn getestet — so kann man am besten erkennen, ob die Farbe irgendwelche versteckten Tönungen aufweist, die sich dann mit Ihrem Kolorit beißen. Blonde Sommer- oder Winterfrauen halten nach Taupetönen ohne Rotstich Ausschau, während für Herbst- und Frühlingsvertreter ein hellgoldbrauner Brauenstift das Richtige ist. Für dunkelhaarige Sommer- oder Wintertypen kommen ein kühles Kakao- oder Anthrazitbraun in Frage; die wärmeren Rot- oder Goldbrauntöne sollten den rothaarigen oder brünetten Herbst- oder Frühlingsfrauen vorbehalten bleiben. Bei grauen Augenbrauen empfiehlt sich ein taupefarbener oder hellgrauer Stift, und bei ganz schwarzen Augenbrauen ist ein anthrazitfarbener Brauenstift angebracht.

DIE AUGEN-MAKE-UP-TABELLEN

Auf folgenden Augen-Make-up-Tabellen finden Sie eine übersichtliche Zusammenfassung der für Sie in Frage kommenden Lidschattenfarben. Nachdem Sie dort unter Berücksichtigung Ihrer Jahreszeit sowie Ihrer Augenfarbe die für Sie vorteilhaftesten Farben ausfindig gemacht haben, schlagen Sie noch einmal in Kapitel 4 die auf Ihre Jahreszeit abgestimmte Make-up-Palette auf und streichen diejenigen Lidschattenvorschläge, die nicht mit Ihrer Augenfarbe harmonieren. Mit anderen Worten, nicht jede in Ihrer Make-up-Liste aufgeführte Farbe ist unbedingt für Sie geeignet, auch wenn Sie zu Ihrer Kleidung paßt. Wenn Sie zum Beispiel ein grünäugiger Herbsttyp sind und eine petrolfarbene Bluse tragen möchten, würde ein dazu passender petrolblauer Lidschatten sich mit der Farbe Ihrer Augen beißen. Statt dessen sollten Sie einen petrolgrünen oder grünen Lidschatten, der mit Ihrer Augenfarbe harmoniert, benutzen oder einen Ihrer braunen und kupferfarbenen Lidschatten in Erwägung ziehen. Diese Farben passen dann sowohl zu Ihrer Bluse als auch zu Ihren Augen.

Wahrscheinlich werden Sie mehrere Schattierungen von einer bestimmten Lidschattenfarbe ausprobieren müssen, bis Sie hinsichtlich der Intensität des Tons die richtige Wahl treffen. Ein amethystfarbener Lidschatten der einen Firma beispielsweise wirkt auf dem Augenlid sehr dunkel, während man mit demselben Ton von einer anderen Herstellerfirma ein helleres, zarteres Ergebnis erzielt. Sie können die Farben nicht allein vom Betrachten her beurteilen. Ich habe bereits erlebt, daß ein auffallend leuchtender, petrolfarbener, in einem kleinen Tiegel befindlicher Lidschatten hinterher auf der Haut so zart wirkte, daß er kaum zu sehen war. Testen Sie die Farben auf der Haut — nur so läßt sich feststellen, welche Farbe für Sie die richtige ist.

Es ist zudem darauf zu achten, daß manche Lidschattenfarben auf der Haut einen beinahe neutralen Charakter annehmen, also braun oder grau wirken, andere dagegen «farbiger» aussehen. Um Ihnen die Auswahl zu erleichtern, habe ich auf den Tabellen die eher neutralen Farben mit (N) markiert. Außerdem gibt es Highlighter, die fast völlig in die Haut übergehen und kaum zu erkennen sind. Man sieht keine Farbe; der betreffende Bereich des Auges wirkt dann lediglich aufgehellt. Andere Highlighter wiederum enthalten etwas mehr Farbe, und diese lassen schon eine leichte grünliche,

WINTER: AUGEN-MAKE-UP-FARBEN

Augen-farbe	Blau	Grün	Braun
High-lighter	Champagner zartes Grau Taupe zartes Pink zartes Gelb kühles Pink (G) kühles Blau (G) oder Aqua (G) Zartes Lila (G) Malve (G) Silber (G)	Champagner zartes Grau Taupe zartes Pink zartes Gelb kühles Pink (G) Mint (G) Malve (G) Silber (G)	Champagner zartes Grau Taupe zartes Pink zartes Gelb Pink (G) Mint (G) Aqua (G) Malve (G) Silber (G)
Kontur-schatten	Kakaobraun (N) kühles Grau (N) Rauchviolett (N) Marine (N) Stahlblau (N) oder *Petrolblau (N) Violett Saphirblau Lapisblau	Kakaobraun (N) kühles Grau (N) Rauchviolett (N) Marine (N) Petrolgrün (N) oder Tannengrün (N) Violett	Kakaobraun (N) kühles Grau (N) Rauchviolett (N) Stahlblau (N) Marine (N) Tannengrün (N) Violett Saphirblau *Petrolblau *Petrolgrün
Lidstrich	Schwarz (N) Anthrazit (N) Marine (N) Dunkelviolett Lapisblau Stahlblau oder *Petrolblau (optimal bei über-einstimmender Augenfarbe)	Schwarz (N) Anthrazit (N) Tannengrün (N) Dunkelviolett	Schwarz (N) Anthrazit (N) Marine (N) Tannengrün (N) Dunkelviolett *Petrolblau

* Beachten Sie, daß Petrolblau oder Petrolgrün auf einem braunen Auge einen «farbigen» Eindruck machen, bei blauen oder grünen Augen jedoch eher neutral wirken.

SOMMER: AUGEN-MAKE-UP-FARBEN

Augen-farbe	Blau Graubraun	Grün Graubraun	Braun
High-lighter	Champagner zartes Pink zartes Grau zartes Gelb kühles Blau (G) oder Aqua (G) kühles Pink (G) zartes Lila (G) Malve (G) Silber (G)	Champagner zartes Pink zartes Grau zartes Gelb Mintgrün (G) kühles Pink (G) zartes Lila (G) Malve (G) Silber (G)	Champagner zartes Pink zartes Grau zartes Gelb Aqua (G) kühles Pink (G) Mintgrün (G) Malve (G) Silber (G)
Kontur-schatten	Kakaobraun (N) Silber-Malve (N) kühles Grau (N) Amethyst (N) Stahlblau (N) oder *Petrolblau (N) Lapisblau Flieder	Kakaobraun (N) Silber-Malve (N) kühles Grau (N) Amethyst (N) *Petrolgrün (N) Tannengrün Flieder	Kakaobraun (N) Silber-Malve (N) kühles Grau (N) Stahlblau (N) Amethyst (N) Tannengrün (N) *Petrolgrün *Petrolblau Lapisblau
Lidstrich	Marine (N) Mittelgrau (N) Anthrazit (N) Stahlblau (N) oder *Petrolblau (optimal bei über-einstimmender Au-genfarbe) Amethyst Lapisblau	Mittelgrau (N) Anthrazit (N) Taupebraun (N) Tannengrün (N) Amethyst	Mittelgrau (N) Anthrazit (N) Taupebraun (N) Marine (N) Tannengrün (N) Amethyst *Petrolblau

* Petrolblau und Petrolgrün wirken bei blauen oder grünen Augen wie Neutraltöne; bei braunen Augen wirken diese Töne «farbiger».

HERBST: AUGEN-MAKE-UP-FARBEN

Augen-farbe	Braun	Grün/Haselnuß-braun	Blau
High-lighter	Champagner Elfenbein blasses Pfirsichrosa blasses Goldgelb Pfirsich (G) warmes Hellgrün (G) Aquamarin (G) Gold (G)	Champagner Beige blasses Pfirsichrosa blasses Goldgelb Pfirsich (G) warmes Hellgrün (G) Gold (G)	Champagner Elfenbein blasses Pfirsichrosa blasses Goldgelb Pfirsich (G) Aquamarin (G) helles Veilchenblau (G) Gold (G)
Kontur-schatten	Kaffeebraun (N) Olivgrün (N) Salbeigrün (N) Nerzbraun (N) Bronze (N) Kupfer *Petrolblau (N) Petrolgrün warmes Grün	Petrolgrün, warmes Grün oder Olivgrün (N) Salbeigrün (N) Kaffeebraun (N) Goldbraun (N) Kitt (warmes Grau) (N) Bronze Kupfer	Kaffeebraun (N) Goldbraun (N) *Petrolblau (N) oder Kitt (warmes Grau) (N) Bronze (N) Kupfer Lapisblau
Lid-strich	Braun (N) Olivgrün (N) Flaschengrün (N) *Petrolblau *Marineblau	Braun Flaschengrün (N) oder Olivgrün (N) (optimal bei über- einstimmender Au- genfarbe) Petrolgrün	Braun *Marineblau (N) oder *Petrolblau (optimal bei über- einstimmender Au- genfarbe) Veilchenblau Türkis

* Petrol- und Marineblau gelten bei blauen Augen als Neutralfarben, bei braunen Augen wirken sie «farbiger».

FRÜHLING: AUGEN-MAKE-UP-FARBEN

Augen-farbe	Blau	Grün	Topasbraun
High-lighter	Champagner Elfenbein blasses Pfirsichrosa warmes Pink blasses Goldgelb Pfirsich (G) Aquamarin (G) helles Veilchenblau (G) Gold	Champagner Elfenbein blasses Pfirsichrosa warmes Pink blasses Goldgelb Pfirsich (G) warmes Hellgrün (G) Gold (G)	Champagner Elfenbein blasses Pfirsichrosa blasses Goldgelb Pfirsich (G) warmes Hellgrün (G) Aquamarin (G) Gold
Kontur-schatten	Hellgoldbraun (N) Goldbraun (N) Kieselgrau (N) Petrolblau (N) Lapisblau Bronze (N) Hellkupfer Veilchenblau	Hellgoldbraun (N) Goldbraun (N) Salbeigrün (N), Petrolgrün (N) oder warmes Grün Bronze (N) Hellkupfer	Hellgoldbraun (N) Goldbraun (N) Bronze (N) Salbeigrün (N) *Petrolgrün Hellkupfer warmes Grün
Lid-strich	Petrolblau (N), Türkis oder Schieferblau (N) (optimal bei übereinstimmen-der Augenfarbe) Braun (N) Hellbraun (N) Lapisblau Veilchenblau	Braun (N) *Petrolgrün, Olivgrün (N) oder Salbeigrün (N) (optimal bei über-einstimmender Au-genfarbe) Veilchenblau	Braun (N) Olivgrün (N) *Petrolblau *Petrolgrün Türkis

* Petrolblau und Petrolgrün sehen bei blauen und grünen Augen wie Neutralfarben aus; bei braunen Augen wirken sie «farbiger».

pinkfarbene, bläuliche oder pfirsichfarbene Tönung auf der Haut erkennen. Um zwischen diesen zwei Arten von Highlightern zu unterscheiden, habe ich die leuchtenderen Exemplare «Glanzpunkte» genannt; diese heben das Auge optisch etwas an und lassen es strahlender erscheinen. Diese Glanzpunkte sind meistens zu farbintensiv, als daß man sie auf die gesamte obere Augenpartie auftragen sollte, aber ein direkt unter den Brauenbogen oder ins Lidzentrum plazierter Farbtupfer kann dem Auge attraktive Lichteffekte verleihen. Die Highlighter, die als Glanzpunkte benutzt werden sollen, habe ich mit (G) bezeichnet.

WÄHLEN SIE DEN FÜR SIE RICHTIGEN LIDSCHATTENTYP

Bevor Sie nun Ihr Augen-Make-up einkaufen, sollten Sie alle verschiedenen, im Handel erhältlichen Arten prüfen.

LIDSTRICH

Lidstrichprodukte gibt es als Stift, flüssig oder in Kompaktform. Ich bevorzuge die Stifte; sie enthalten Öle und Wachs, lassen sich leicht verwischen und wirken darum schmeichelnd und natürlich. Vergewissern Sie sich, daß der Stift schön weich ist, so daß das empfindliche Gewebe um die Augen herum nicht überdehnt wird. Die Stifte haben den Nachteil, daß die Farbe bei heißem Wetter verschmieren kann; außerdem fällt der Strich bei Frauen mit spärlichem Wimpernwuchs zu dick aus.

Ein flüssiger Lidstrich wird mit einem Pinsel aufgetragen und haftet gut; es kann jedoch schwierig sein, damit eine feine, ebenmäßige Linie zu ziehen; zudem läßt er die Augen leicht härter erscheinen. Der Schlüssel zum Erfolg bei den flüssigen Lidstrichen liegt in der Wahl einer nicht zu dunklen Farbe und einem dünnen Lidstrichpinsel von guter Qualität. Ein flüssiger Lidstrich eignet sich besonders bei faltigen Augenlidern.

Zum Umranden Ihrer Augen können Sie auch Puderlidschatten benutzen, der mit einem dünnen, angefeuchteten Lidstrichpinsel aufgetragen wird. In trockenem Zustand sieht der Strich dann weich und pudrig aus und kann mit einem trockenen Unterlidpinsel leicht verwischt werden. (Man kann den Lidstrich auch mit trockenem Lidschattenpuder und einem trockenen Pinsel ziehen. Er haftet dann zwar nicht so lange, sieht aber äußerst natürlich aus.) Bei warmen oder feuchten Klimaverhältnissen ist Lidschattenpuder wahrscheinlich am besten als Lidstrich geeignet, da er nicht viel Ölzusätze enthält und bei der Hitze nicht schmilzt. Bei faltigen Augenlidern oder spärlichem Wimpernwuchs trägt man ihn am besten in angefeuchtetem Zustand auf. Mit dem dünnen Pinsel läßt sich der Lidstrich schön dicht am Wimpernrand entlang auftragen; zudem sieht die pudrige Linie natürlich aus.

LIDSCHATTEN

Lidschatten sind in kompakter Puderform, als Creme, in flüssiger Form und als Stifte erhältlich. Einige dieser neuen Stifte enthalten dieselben Stoffe wie die Puderlidschatten; der Form nach sehen sie jedoch aus wie ein dicker Malstift.

Es gibt matte, silberglänzende und farbig glänzende Lidschatten. Tagsüber eignen sich die leicht silberglänzenden oder matten Exemplare ausgezeichnet, während alle stärker glänzenden Produkte für den Abend gedacht sind. Wenn Sie schon etwas älter sind, sollten Sie auf stark glänzende Lidschatten ganz verzichten, da diese faltige Augenlider noch stärker betonen.

Puderlidschatten erfreuen sich größter Beliebtheit — sie sind überaus unkompliziert in der Anwendung. Sie bestehen aus einer mit Ölen angereicherten Talkumbasis, so daß sie beim Auftragen leicht über die Haut gleiten. Wie beim Rouge sollten Sie auch beim Lidschatten auf eine seidige Konsistenz Wert legen; er darf sich nicht körnig anfühlen oder bröckeln, wenn Sie ihn zwischen den Fingern reiben. Puderlidschatten werden mit einem Pinsel oder einem Lidschattenschwämmchen aufgetragen. Zum Verwischen von Farbübergängen und um ein zarteres Farbergebnis zu erhalten, benutzt man den Pinsel; das Schwämmchen bewirkt ein intensiveres Auftragen der Farbe und glättet hartnäckige Farbmarkierungsgrenzen.

Lidschattencremes werden manchmal von Frauen mit trockener oder alternder Haut bevorzugt, da sie mehr Wachse und Fettstoffe enthalten und die Augenlider weniger faltig erscheinen lassen. Für den fettigen Hauttyp sind Lidschattencremes ungeeignet, da die Farbe sich leicht abträgt und sich in der Lidfalte ansammelt.

Die Lidschattencremes werden meistens mit den Fingerspitzen verteilt; daher ist es nicht ganz leicht, sie exakt aufzutragen und gleichmäßig zu verteilen. Sogar die Ausführung in der Tube mit Applikationstülle ist nicht problemlos zu handhaben. Wenn Ihnen Cremelidschatten zusagen, tupfen Sie die Farbe mit der Fingerspitze, der Applikationstülle oder mit einem sauberen Unterlidpinsel auf Ihr Augenlid und verteilen Sie sie danach mit einem trockenen Pinsel, um eine exakte Plazierung des Lidschattens zu erreichen und um Farbübergänge zu glätten.

Augenmalstifte, ob von cremiger oder pudriger Konsistenz, werden auf den Lidrand «aufgemalt» und danach mit einem sauberen, trockenen Lidschattenpinsel oder dem kräftigeren Konturenpinsel mit der Haut vermischt. Sie sind unkompliziert in der Anwendung, wobei sich die pudrigen Stifte besonders gut verteilen lassen. Ich rate Ihnen vom täglichen Gebrauch der Malstifte ab, da bei der Verteilung der Farbe mit dem Pinsel recht viel Druck ausgeübt werden muß, was Ihre Haut überdehnen und Faltenbildung verursachen kann.

WIMPERNTUSCHE

Es gibt flüssige, kompakte und cremige Wimperntusche. Flüssige Wimperntusche ist am beliebtesten. Sie ist in normaler, wasserbeständiger und wasserfester Ausführung erhältlich. Ich finde den wasserbeständigen Typ optimal. Während der Aerobicstunde etwa verschmiert er nicht, läßt sich aber dennoch leicht entfernen, sogar mit Wasser und Seife. Wasserfeste Mascara heben Sie sich besser für den Strand oder für sonstige besondere Gelegenheiten auf, da die Wimpern davon sehr steif werden und man diese Art Wimperntusche nur mit einem speziell für wasserfeste Mascara entwickelten Augen-Make-up-Entferner abnehmen kann. (Wenn aber Ihre Wimpern am Unterlid leicht verschmieren — dies ist bei Frauen mit sehr kurzen, dicht an der Haut angrenzenden Wimpern der Fall —, ist wasserfeste Mascara schon die Mühe wert.)

Flüssige Wimperntusche läßt sich leicht auftragen. Sie befindet sich in einem Röhrchen mit Applikationsstäbchen, das am Ende oftmals mit einer kleinen Bürste versehen ist, die die Wimpern gleich beim Auftragen der Tusche voneinander trennt. Wimpernverlängernde Mascara enthält zusätzlich kleine Partikelchen aus Kunstseide oder Nylon, die sich an den Wimpern festsetzen und sie dichter erscheinen lassen. Wimpernverlängernde Mascara ist eine tolle Sache für unempfindliche Augen; für Kontaktlinsenträgerinnen ist sie ungeeignet, da die Partikelchen die Augen reizen können.

Wimperntusche in Kompaktform befindet sich in einem kleinen Döschen und wird mit der nassen Miniaturausgabe einer Zahnbürste aufgetragen. Kompaktwimperntusche verschmiert leicht, da diese Art auf Wasserbasis hergestellt wird. Mascaracremes befinden sich in einer zahnpastaähnlichen kleinen Tube. Sie werden ebenfalls mit einem winzigen Bürstchen aufgetragen, aber der Umgang mit den Cremes ist sehr mühsam und komplizierter in der Handhabung als flüssige Mascara oder Kompaktwimperntusche. Allerdings werden die Wimpern davon schön weich und seidig.

AUGENBRAUENSTIFT

Augenbrauenfarbe gibt es als Stift oder als Kompaktpuder. Der Puder ist besonders angenehm; er wird mit einem winzigen, steifborstigen Pinsel sehr fein aufgestrichelt, was weich und natürlich aussieht. Wenn Sie einen Stift bevorzugen, ist es wichtig, ihn immer in angespitztem Zustand parat zu halten, so daß er ganz fein aufgetragen werden kann.

INHALTSSTOFFE UND ALLERGIEN

Lidschatten enthalten bis auf unterschiedliche Farbpigmente beinahe dieselben Inhaltsstoffe wie die Rougeprodukte; darüber hinaus fehlen die für die Augen gefährlichen Substanzen wie Farbstoffe aus

Steinkohlenteer. Ansonsten besteht ein Lidschatten wie Rouge überwiegend aus Talkumpuder, Wachsen und Ölen, wobei die Cremelidschatten und solche in flüssiger Form mehr Fettstoffe und dafür
weniger Talk enthalten. Augen-Make-up-Produkte stehen, was allergische Reaktionen oder Hautreizungen anbelangt, von allen
Schminksachen an erster Stelle. Wenn Sie merken, daß etwas von
Ihrem Make-up Ihre Augen irritiert, überprüfen Sie zunächst Ihre
Wimperntusche und danach die Lidschatten- und Lidstrichprodukte.
Setzen Sie jedes dieser Produkte der Reihe nach ein oder zwei Tage
lang aus; verschwindet die Irritation daraufhin, so wird der Übeltä-
ter durch ein allergiegetestetes Produkt oder eines mit anderen
Wirkstoffen ersetzt.

Allergische Reaktionen rühren höchstwahrscheinlich von Duftstoffen her (bei den meisten Augen-Make-up-Produkten wird darauf
verzichtet), von Konservierungsmitteln und kosmetischen waschaktiven Substanzen sowie von bestimmten Farb- und Ölstoffen. Wenn
Sie schon einmal Probleme auf diesem Gebiet hatten, sollten Sie Abstand nehmen von Produkten, die Quaternium-15, Thimerosal oder
Phenylquecksilberacetat (Konservierungsstoffe), Aluminiumpulver,
Guanin oder Karminrot (Farbstoffe) enthalten, und von
waschaktiven Stoffen wie Natriumsulfat der Laurinsäure sowie vom
Fettstoff Lanolin. Bei empfindlichen Augen sollten Sie auf wimpernverlängernde Mascaras, die zusätzliche synthetische Partikelchen
enthalten, verzichten. An einigen Hautirritationen können Sie selber
schuld sein. Sie müssen darauf achten, daß alle Ihre Augen-Make-
up-Produkte und die dazugehörenden Applikatoren sich stets in einem sauberen Zustand befinden. Benutzen Sie Ihre Wimperntusche
nie länger als sechs Monate, da sich hier die Bakterien am schnellsten vermehren können. Bei empfindlichen Augen sollte die Farbe
nicht in die Nähe der Tränendrüse gebracht werden; dieser Teil des
Auges ist für Reizungen am anfälligsten. Verzichten Sie auch darauf, den Innenrand Ihrer Unterlider nachzuzeichnen, da auf diese
Weise die Augen leicht gereizt werden können; zudem können sich
Wachs- und Ölstoffe im Augeninnern festsetzen. Nicht alle Haut-
probleme müssen jedoch von Augen-Make-up-Produkten herrüh-

ren. Eine Freundin von mir verbrachte zwei Wochen damit, nach der Ursache für ihre plötzlich angeschwollenen Augen zu suchen. Sie gab ein kleines Vermögen für neue Lidschatten eines anderen Typs aus, doch sie schien gegen alles auf diesem Gebiet allergisch zu reagieren. Nach etlichen finanziellen Aufwendungen und viel Verdruß kam sie dem Missetäter schließlich auf die Spur: Ihr Augen-Make-up-Entferner war schuld.

Ihre Augen können auf Frühlingspollen, Sommergräser und Schimmelpilze übersensibel, mit Rötungen und Juckreiz, reagieren. Wenn Sie unter Heuschnupfen oder anderen jahreszeitlich bedingten Allergien leiden, sollten Sie Ihren Augen an ganz besonders schlimmen Tagen eine Pause von allen Make-up-Produkten gönnen.

DAS AUFTRAGEN VON AUGEN-MAKE-UP

Sie haben nun Wimperntusche, Highlighter und Konturschatten, einen Lidstrichstift und eventuell einen Augenbrauenstift bereit vor sich liegen und sind nun dabei, den Umgang damit zu erlernen. Ihre Augen sollten, wie bereits im 7. Kapitel im Zusammenhang mit der Grundierung erwähnt wurde, mit Lidschattengrundierung oder Ihrer normalen Grundierung vorbehandelt werden. Machen Sie sich auf aufregende Ergebnisse gefaßt!

DIE RICHTIGE EINSCHÄTZUNG IHRER AUGENFORM

Schauen Sie sich zunächst Ihre Augen im Spiegel gut an. Können Sie bei geöffnetem Auge das Lid sehen, oder ist es völlig verschwunden? Unterteilen Sie Ihre Augen in zwei getrennte Bereiche, den Lid- und den Brauenbereich. Die Lidfalte gilt als Trennlinie. Auf diese zwei Bereiche werden die Lidschatten oder Highlighter zur Konturierung Ihrer Augen aufgetragen. Danach überprüfen Sie, ob Ihr Brauenbereich oder Ihr Lid stärker ausgeprägt ist oder ob beide Bereiche gleich groß ausfallen. Wie beim Konturieren Ihres Gesichts verwenden Sie auch hier helle Töne zum Verstärken und mittlere bis dunkle Schattierungen zum Abschwächen bestimmter Partien. Auf dem ausgeprägteren Teil des Auges wird stets der Konturenschatten aufgetragen, und dort, wo am wenigsten Platz ist, gehört der hellere Ton hin. In jedem Fall müssen die äußeren Winkel Ihrer Augen mit Konturenschatten betont werden. Studieren Sie die Form Ihrer Augen mit Bedacht, so daß Sie danach imstande sind, die für ihr Make-up vorteilhaftesten Plazierungen zu bestimmen. Es gibt unzählige verschiedene Augenformen, aber folgende vier Typen kommen am häufigsten vor.

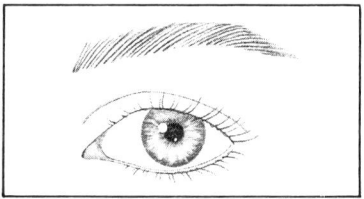

Ausgewogener Lid- und Brauenbereich: Der Lid- und der Brauenbereich sind ungefähr gleich groß; die Proportionen sind ausgewogen. In der Regel ist der Brauenbereich etwas größer als das Lid, welches jedoch bei offenem Auge klar erkennbar ist. In diesem Fall wird Highlighter auf den oberen Brauenbereich aufgetragen und die Form Ihres Jochbeins betont, indem Sie leicht oberhalb der Lidfalte Konturschatten benutzen. Auf das Lid selber kommt eine zarte Nuance zur Betonung Ihrer Augenfarbe. Wenn sowohl der Brauenbereich als auch das Augenlid gleich stark ausgeprägt sind, verfahren Sie nach derselben Schminktechnik, benutzen aber in dem Fall keine leuchtenden Farben.

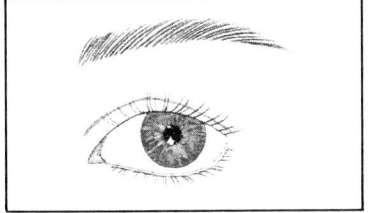

Kleines (oder kein sichtbares) Augenlid — großflächiger Brauenbereich: Bei dieser Augenform ist nur eine kleine oder gar keine Lidpartie sichtbar, während der Brauenbereich größer ausfällt. Asiatische Augen fallen meist in diese Kategorie, auch Augen mit Schlupflidern oder sehr tief liegende Augen. Auf das Lid kommt ein ganz heller Highlighter, um es stärker hervorzuheben, und ein dunklerer Konturschatten verläuft oberhalb der Lidfalte, um optische Ausgewogenheit zu erzielen.

Kleines (oder gar kein) Augenlid — kleiner Brauenbereich: Bei diesem Augentyp ist nicht sehr viel Platz zum Schminken vorhanden. In diesem Fall wird ein heller Lidschatten sowohl auf dem Augenlid als auch über den ganzen Brauenbereich verteilt, was bewirken soll, daß der Abstand vom Auge bis zur Braue größer erscheint.

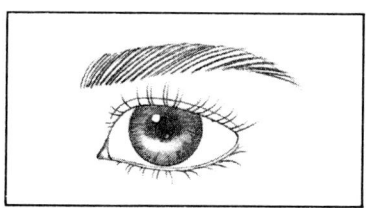

Ausgeprägtes Augenlid — kleiner Brauenbereich: Hier ist ein großer Teil des Lides sichtbar; dieses fällt oftmals größer als der Brauenbereich aus. Ein Neutralton von mittelstarker Farbintensität wird auf den Lidbereich aufgetragen, um ihn optisch zurücktreten zu lassen — so kommt die Iris besser zur Geltung. Auf den Brauenbereich und über die Lidfalte kommt ein blasserer Ton, um diesen Bereich stärker hervorzuheben.

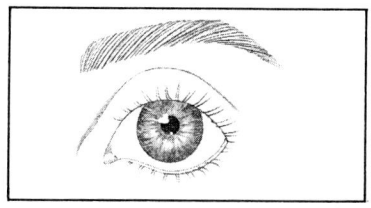

1. SCHRITT: LIDSTRICH

An erster Stelle beim Augen-Make-up steht der Lidstrich, der den Augen Ausdruck verleiht und sie größer erscheinen läßt. Aus zwei Gründen kommt der Lidstrich vor dem Lidschatten an die Reihe: Einmal läßt sich ein cremiger Lidstrichstift nicht so zügig über Puderlidschatten auftragen; zweitens wird der Lidstrich durch den danach gesetzten Lidschatten leicht verwischt und in der Intensität gemildert, was natürlicher aussieht.

Mit einem frisch angespitzten Kohlstift (oder einem flüssigen Lidstrich oder angefeuchtetem Puderlidschatten) ziehen Sie am Wimpernrand eine möglichst feine Linie. Versuchen Sie, die Farbe in die Zwischenräume der Wimpern zu bringen, so daß diese einen üppigen, dichten Eindruck machen. Zerren Sie dabei nicht so sehr an Ihrer empfindlichen Augenpartie herum, um sie nicht zu überdehnen. Ist Ihr Kohlstift zu hart oder zu trocken, so halten Sie ihn ein paar Sekunden unter Ihren Fön — er wird dann cremiger. Beim Auge mit ausgewogenem Lid- und Brauenbereich wird die äußere Hälfte des Ober- und der Unterlids umrandet und die innere Hälfte zur Nase hin nurmehr leicht gestrichelt, damit der Lidstrich nicht so übergangslos endet. Indem man die äußeren Lidränder betont, wirken die Augen weiter auseinanderstehend. Einige von den hier beschriebenen Augentypen weisen einen gleichermaßen ausgeprägten Brauen- und Lidbereich auf. In diesem Fall wählen Sie für Ihren Lidstrich eher einen Neutralton als eine Leuchtfarbe.

Bei einem kleinen oder gar nicht sichtbaren Augenlid und einem entweder ausgeprägten oder kleinen Brauenbereich wird der ganze untere Lidrand nachgezogen — so wird Ihre untere Augenpartie zur Geltung gebracht. Am Oberlid hingegen wird nur das äußere Drittel mit einem Lidstrich versehen; so bleibt das Auge geöffnet und wirkt größer. Ein Lidstrich auf dem oberen Lidrand würde in diesem Fall das Auge einengen.

Bei einem ausgeprägten Augenlid mit kleinem Brauenbereich wird der gesamte obere Lidrand beinahe bis an die Tränendrüse heran nachgezogen, was das Augenlid optisch ein wenig zurücktre-

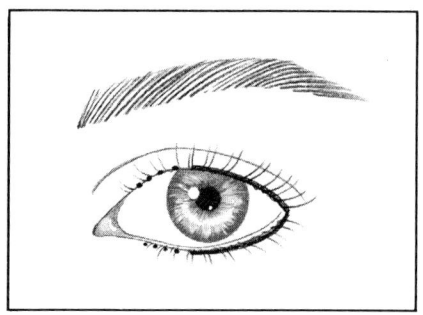

Ausgewogener Lid- und Brauenbereich

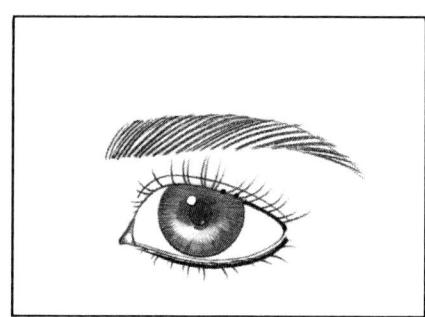

Kleiner Lid- und Brauenbereich

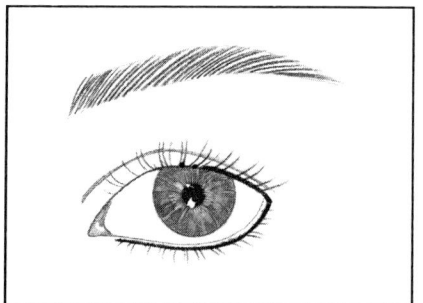

Kleines Lid — großflächiger Brauenbereich

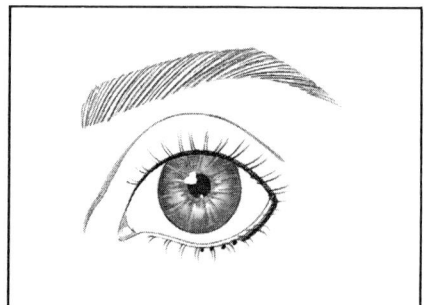

Ausgeprägtes Lid — kleiner Brauenbereich

ten läßt, wobei am Unterlid nur das äußere Drittel mit einer Linie versehen wird und sie nach innen leicht gestrichelt verläuft, so daß der Abschluß nicht so deutlich sichtbar ist. Ein Neutralton von mittelstarker Intensität ist in diesem Fall angebrachter als eine zu dunkle oder zu leuchtende Farbe. Zudem muß die Lidstrichlinie leicht verwischt werden, um den Effekt zu mildern. Ein subtiles Vorgehen ist hier wichtig — bei diesem Lidtyp fällt alles auf! Nun wird der Lidstrich verrieben. Bearbeiten Sie eventuelle Unebenheiten Ihres Lidstrichs mit einem Augen-Make-up-Schwämmchen oder einem sauberen Unterlidpinsel so lange, bis er weich und verschwommen aussieht. Wenn die Lidstrichfarbe mit dem Unterlidpinsel zu stark verteilt wird, versuchen Sie es mit dem Schwämmchen, mit dem sich jede überschüssige Farbe gut entfernen läßt. (Ein Ohrenstäbchen ist zu diesem Zweck ebenfalls geeignet.) Ihr Make-up soll ja natürlich wirken, also darf die Lidstrichumrandung kaum wahrnehmbar sein.

Fixieren Sie den Lidstrich, indem Sie Puderlidschatten in derselben Farbe obenauf geben; auf diese Weise verwischt er nicht so leicht. (Ein schwarzer Lidstrich wird mit einem Ihrer dunklen Lidschatten fixiert.) Hierzu benutzen Sie einen sauberen Unterlidpinsel, den Sie schräg halten, um damit eine dünnere Linie zu ziehen. Haben Sie für Ihren Lidstrich bereits angefeuchteten Lidschattenpuder benutzt, können Sie sich das Fixieren sparen. Spezialtip bei spärlichem Wimpernwuchs: Bei sehr wenig oder gar keinen Wimpern ist ein Kohlstift unangebracht. Wie scharf angespitzt er auch immer sein mag, sein Strich ist in diesem Fall zu auffällig. Statt dessen feuchten Sie Ihren dünnen Lidstrichpinsel leicht an und geben dann etwas neutralfarbenen, nicht zu dunklen Puderlidschatten darauf. Dieser wird dann dem Wimpernansatz entlang aufgetupft. Das ist besser als ein kompakter Strich. Sie sollten Ihre Augen nur leicht betonen. Wenn die Tupfen getrocknet sind, werden sie mit einem sauberen, seitlich gehaltenen Unterlidpinsel leicht verwischt.

2. SCHRITT: LIDSCHATTEN

Lidschatten unterstreichen Ihre Augen in Form und Farbe; außerdem kann man mit ihnen Proportionen verändern oder ausgleichen.

DIE REIHENFOLGE DER VERSCHIEDENEN SCHRITTE
Mit Ihrem Augen-Make-up-Schwämmchen decken Sie den gesamten Augenbereich mit einer matten oder einer nur ganz leicht glänzenden Highlighter-Schattierung ab, angefangen beim oberen Wimpernrand bis an die Augenbrauen heran. Bei einem sehr ausgeprägten Lid wird dort kein Highlighter aufgetragen, sondern nur auf den Brauenbereich bis hinunter zur Lidfalte, denn das Lid soll nicht noch mehr hervorgehoben werden. Lassen Sie es vorerst ungeschminkt, nur bedeckt mit Lidschattengrundierung oder regulärer Grundierung (s. Abb. A). Mit einem angewinkelten Pinsel wird auf das äußere Drittel des Augenlids ein dunkler bis mitteldunkler Kontur-

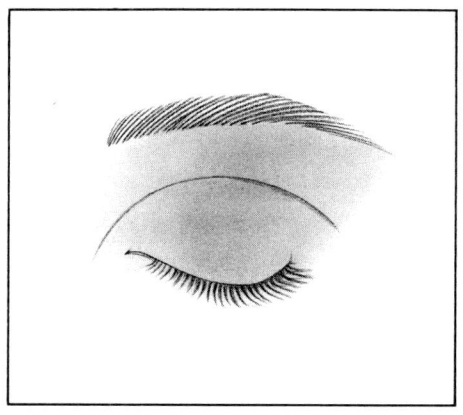

A

Zuerst wird der gesamte Augenbereich mit Highlighter abgedeckt. Bei einem ausgeprägten Lid wird der Highlighter nur auf den Brauenbereich aufgetragen, das Lid bleibt frei.

schatten, ungefähr der Form eines Dreiecks entsprechend, aufgetragen. Ein Zuviel an Puder wird vor dem Auftragen abgeklopft, so daß die Farbe sich nicht festsetzt und zu dunkel wirkt. Hier können Sie eine Farbe aus dem Neutraltonbereich oder auch eine etwas farbigere Nuance wählen, da bei geöffneten Augen nicht sehr viel davon zu sehen ist. Hier können Sie Ihre Freude an den Farben voll ausleben. Bei ausgeprägten Augenlidern sollte man keine leuchtenden Konturschatten verwenden (s. Abb. B).

Als nächstes wird die Partie über der Lidfalte mit einer Farbe von mittelstarker Intensität oder einem Neutralton konturiert. Sie können auch dieselbe Farbe, die Sie für das Außenlid genommen haben, verwenden, wenn diese nicht zu dunkel ist. Die meisten Frauen je-

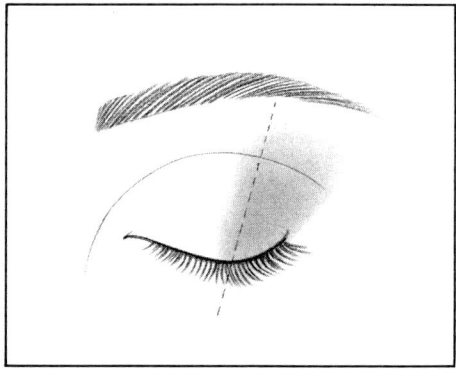

B

Danach kommt Konturschatten auf das äußere Liddrittel, der Form eines Dreiecks ähnlich.

doch sollten über der Lidfalte keine hellen oder stark glänzenden Farben benutzen, da die Helligkeit das Jochbein betont. Dieses sollte aber eher in den Hintergrund gerückt werden, so daß die Augen deutlicher zum Vorschein kommen. Nur bei einem kleinen Brauenbereich ist eine Ausnahme zugelassen; dort wird eine hellere Schattierung aufgetragen.

Nehmen Sie nun einen angewinkelten Pinsel zur Hand, von dem Sie wiederum vor dem Auftragen überschüssigen Puder abklopfen. Danach führen Sie den Pinsel am Jochbeinbogen entlang, immer vom äußeren Ende des Auges nach innen. Die Konturfarbe muß genau über der Lidfalte plaziert und ein wenig verwischt werden, damit ein natürlicher Effekt entsteht. Achten Sie darauf, daß der Konturschatten hoch genug auf das Jochbein aufgetragen wird. Sitzt er zu tief, ganz nahe bei der Lidfalte, wirken die Augen eingefallen. Darüber hinaus müssen Sie darauf achten, den Lidschatten am äußeren Augenwinkel nicht zu tief zu setzen, sonst bekommt das Auge einen Hängeblick. Denken Sie sich eine imaginäre Linie, die vom äußeren Winkel Ihres Auges bis zum Ende Ihrer Augenbraue verläuft, und nehmen Sie diese als Markierungsgrenze.

Bei einem ausgewogenen Lid- und Brauenbereich wird der Konturschatten vom äußeren Augenrand nach innen hin dicht über der Lidfalte aufgetragen, wobei der Hauptanteil der Farbe sich zu zwei Dritteln auf dem äußeren Teil des Jochbeins befindet. In die inneren zwei Drittel Ihres Augenlids, genau unter den Brauenbogen, können Sie als kleines Extra einen Glanzpunkt setzen. Bei einem stark ausgeprägten Lid muß dieser Schritt entfallen.

Bei einem kleinen oder nicht sichtbaren Lid und einem ausgeprägteren Brauenbereich wird der Konturschatten in der Mitte etwas höher angesetzt und dichter an die Nase herangeführt, wobei ein fast halbkreisförmiger Bogen entsteht. Dadurch, daß der Konturschatten in der Mitte höher ist, wird das Auge geöffnet, und «Hängelider» werden vermieden. Bei Bedarf können Sie in der Nähe Ihrer Wimpern einen Glanzpunkttupfer über das Zentrum Ihrer Pupille setzen. Wählen Sie dazu einen Ton in der Farbe Ihrer Augen, eine silber- oder pinkfarbene Nuance für braune Winter- und Sommer-

augen oder Pfirsich oder Gold für braune Augen aus der Herbst-
und Frühlingspalette. Ein zu starkes Verwischen des Glanzpunkts ist
hier nicht angebracht. Hier dient er dem Zweck, Ihre Augen größer
erscheinen zu lassen, indem die «Iris» nach oben hin optisch etwas
vergrößert wird.

Bei einem kleinen oder nicht sichtbaren Lid und einem sehr kleinen Brauenbereich wird statt eines Konturschattens auf den gesamten Brauenbereich, von der Lidfalte an aufwärts, eine helle Lidschattenfarbe aufgetragen. Es besteht in dem Fall keine Notwendigkeit,
das obere Jochbein optisch zurücktreten zu lassen.

Wählen Sie einen Lidschatten in der Farbe Ihrer Augen, wobei
zu den kühlen Jahreszeiten auch Pink oder Blaßgrau paßt und ein
Pfirsichton oder Goldgelb zu den warmen. Ein wenig von der Farbe
können Sie dann am äußeren Augenlid nach oben bis hinauf ans
Ende Ihrer Augenbraue verteilen. Bei Bedarf tupfen Sie auf die Lidmitte in die Nähe des Wimpernrandes einen Glanzpunkt, also genau
über die Pupille. Verreiben Sie diesen nicht allzu stark. Dieser
Glanzpunkt reflektiert das Licht bei jeder Bewegung Ihrer Augen
und läßt die Iris größer erscheinen.

Bei einem ausgeprägten Lid und einem kleinen Brauenbereich
wird das gesamte obere Jochbein mit einer blassen Lidschattenfarbe
bedeckt und bis zum Brauenansatz verrieben. Danach geben Sie auf
das äußere Augenlid einen dunkleren Ton, der bis zum äußeren
Ende der Augenbrauen verläuft; dann wird diese Farbe hoch bis an
den äußeren Winkel Ihres oberen Jochbeins schraffiert. Zum
Abschluß kommt ein subtiler, mittelstarker Neutralton auf die restlichen Zweidrittel des Innenlids, so daß es weniger ausgeprägt
erscheint. (Bei einer dunklen, schweren Lidfalte soll der Lidschatten
kurz darunter enden. Dieser Trick läßt das Augenlid kleiner erscheinen und den Brauenbereich größer).

Mit einem weichen Lidschattenpinsel wird die Farbe nun so
lange verteilt, bis alle Unebenheiten ausgeglichen sind und die auf
Ihrem Jochbein entstandene Form Ihren Augen schmeichelt. Zu ausgeprägte Farbübergänge werden mit dem Konturenpinsel beseitigt.
Verwischen Sie den Lidschatten stets vor dem Spiegel mit geöffneten

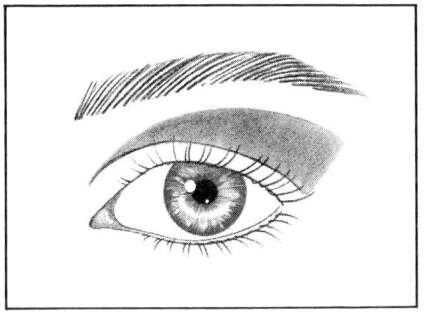

Ausgewogener Lid- und Brauenbereich

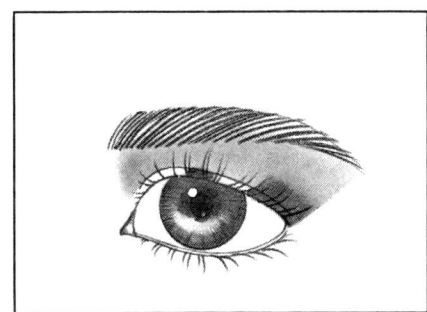

Kleines Lid, kleine Braue

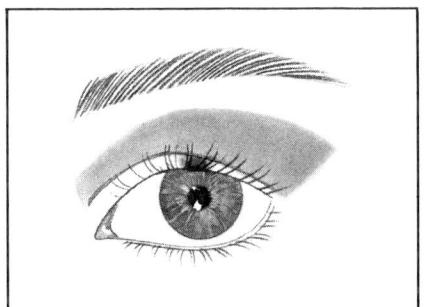

Kleines Lid, große Braue

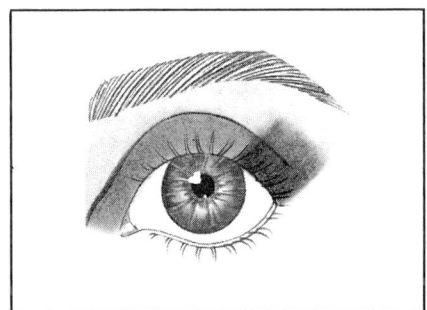

Großes Lid, kleine Braue

Augen. Auf diese Weise bleibt die gezeichnete Kontur in Relation zur Augenform, und Sie können dabei immer die Grenzlinien überprüfen. Falls Sie nun meinen, daß Ihre Augen noch etwas Auffrischung vertragen könnten, geben Sie einen Hauch Lidschattenfarbe, die ähnlich wie Ihr Rouge ausfällt, genau auf den höchsten Punkt Ihres Jochbeinbogens. Ein dezentes Ergebnis erlangen Sie hier mit einem weichen Lidschattenpinsel. (Wenn Sie ganz sicher sind, daß die Inhaltsstoffe für den Augenbereich ungefährlich sind, können Sie in diesem Fall auch Ihr Rouge benutzen.)

Als nächstes verwischen Sie die gesamte Augenpartie leicht mit dem Konturenpinsel, indem Sie ihn immer vom Lid an nach oben zu den Brauen und von innen nach außen führen. Bürsten Sie so lange, bis die Intensität der Lidschattenfarbe genau richtig für Sie ist und keine Farbübergänge mehr zu sehen sind.

Um den Lidschatten zu fixieren und eine längere Haltbarkeit zu erwirken, wird schließlich die gesamte Augenpartie mit Transparentpuder bestäubt.

3. SCHRITT: MASCARA

Um volle, dichte Wimpern zu bekommen, werden sowohl die Ober- als auch die Unterlidhärchen mit zwei Schichten Mascara bedeckt. Frauen, deren Wimpern am Unterlid so dicht an die Haut heranwachsen, daß die Tusche dort ständig verschmiert, sollten lieber auf eine Färbung verzichten.

Zum Tuschen der oberen Wimpern schauen Sie mit leicht rückwärts gebogenem Kopf in den Spiegel und tragen dann die Mascara mit dem Bürstchen auf. Rollen Sie es dabei immer auf und ab, um die Wimpern vom Ansatz bis zu den Spitzen einheitlich zu färben. Um die unteren Wimpern zu tuschen, beugen Sie den Kopf leicht vor und drehen das Bürstchen nach unten und vom Auge weg, bis alle Härchen gleichmäßig bedeckt sind. Wahrscheinlich fällt es Ihnen leichter, wenn Sie die Bürste waagrecht halten und die Mascara mit der Applikatorspitze mit kleinen, abwärtsführenden Strichen auftragen.

Zur Trennung Ihrer Wimpern kämmen Sie diese mit Ihrer Brauen- und Wimpernbürste; auf diese Weise lassen sich auch eventuell vorhandene Klümpchen entfernen. Lassen Sie die erste Schicht ein paar Sekunden antrocknen.

Bestäuben Sie Ihre Wimpern leicht mit Puder — das macht sie dicker —, bevor Sie die zweite Mascaraschicht auftragen.

Die zweite Schicht wird auf die oberen und die unteren Wimpern aufgebürstet (danach wird allerdings nicht mehr gepudert!). Zur Korrektur von Fehlern tauchen Sie ein Ohrenstäbchen in ölfreien Augen-Make-up-Entferner und betupfen damit die Mascarapatzer.

4. SCHRITT: AUGENBRAUEN

Die Augenbrauen bilden den Rahmen Ihres Gesichts. Daher sollten sie einen ausgewogenen Eindruck machen. Wenn Sie sie immer schon durch umsichtiges Zupfen in Form gehalten haben, brauchen Sie jetzt vielleicht nichts anderes tun, als sie mit Ihrer Brauen- und Wimpernbürste ordentlich zu kämmen. Aber einige von uns müssen kahle Stellen nachstricheln, zu kurze oder unausgewogene Brauen korrigieren oder zu dünne Brauen mit extrem spärlichem Haarwuchs fülliger gestalten. Für die Länge der Brauen gelten dieselben Richtlinien, an die Sie sich bereits beim Zupfen der Augenbrauen gehalten haben (s. S. 116). Bitte gehen Sie mit Vorsicht ans Werk. Denken Sie daran, zu stark nachgestrichelte Brauen können Ihr Aussehen sehr beeinträchtigen.

Mit Ihrem Brauenstift oder einem in Kompaktpuder getauchten Pinsel wird die Farbe mit kurzen, knappen Strichen, die wie kleine Härchen wirken sollen, aufgestrichelt. Brauenfarbe darf nie aufgemalt werden — eine harte Linie wirkt einfach künstlich und bringt Sie um das angestrebte natürliche Aussehen.

Zum Schluß werden die Augenbrauen dann mit der Brauen- und Wimpernbürste erst nach oben und dann zur Seite in Form gebracht. Wenn das nicht so ganz einfach ist, geben Sie vorab etwas Schnurrbartwachs auf die Bürste.

Voilà! Sehen Sie, was für einen Unterschied ein Augen-Make-up bewirken kann? Man braucht schon etwas Übung dazu, aber die Mühe lohnt sich. Wenn Sie erst einmal mehr Routine haben, sind Sie in der Lage, Ihre Augen in drei oder vier Minuten zu schminken, und mit den richtigen Farben werden Sie jeden Tag aufs neue umwerfend schöne, «natürliche» Augen haben!

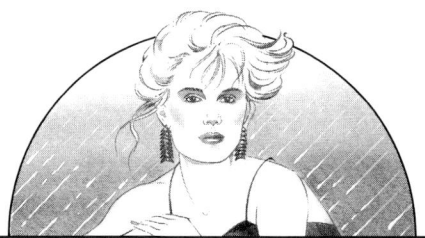

Kapitel 12

Mund

Obwohl wir uns auch mit den Augen mitteilen können, reden wir doch hauptsächlich mit dem Mund. Das Lächeln einer Frau ist das erste, was ihren Mitmenschen auffällt, und ganz sicher sind die Lippen der sinnlichste Teil des Gesichts. Zumindest könnten sie es sein, wenn sie einwandfrei geschminkt sind! Einige Frauen haben von Natur aus rote Lippen. Freuen Sie sich, wenn Sie dazugehören. Bei einigen von uns jedoch ist der Mund ganz farblos, und ein Hauch Farbe ist in diesem Fall wirklich angebracht, um frisch und gesund auszusehen.

Zum Schminken des Mundes existieren drei Grundprodukte: Lippenstift, Lipgloss und Lippenkonturenstift. Bei mir steht der Lippenstift an erster Stelle, da er hervorragende Deckkraft besitzt und man bei der Farbwahl mehr Möglichkeiten hat.

Gloss ist transparenter als Lippenstift; es ist in farbloser oder in getönter Ausführung erhältlich und verleiht den Lippen Glanz. Man kann es über den Lippenstift auftragen oder, wenn Sie nur ganz wenig Farbe wünschen, auch nur Lipgloss benutzen. Lippenkonturenstifte sind wichtige Schminkutensilien. Mit ihnen wird die Mundlinie nachgezogen; dadurch bleibt der Lippenstift dort, wo er hingehört, und Sie sehen mit geringem Aufwand den ganzen Tag frisch und gepflegt aus.

WÄHLEN SIE DIE FÜR SIE RICHTIGE FARBE

Wie das Rouge soll auch der Lippenstift gleichermaßen zu Ihrer Haut und zu Ihrer Kleidung passen. Wiederum können Sie mit ein oder zwei Basisfarben, passend zu Ihrer Garderobe, beginnen und sich dann nach und nach eine größere Kollektion in den Schattierungen Ihrer Jahreszeit zulegen, die dann der Vielfalt Ihrer Kleidungsstücke noch genauer entsprechen.

Wenn Sie Ihre Jahreszeit kennen, ist es leicht, die für Sie in Frage kommenden Farben herauszufinden; diese dann im Geschäft ausfindig zu machen ist schwieriger. Wahrscheinlich werden Sie verschiedene Marken ausprobieren müssen, bis Sie auf den für Sie perfekten Ton stoßen, aber das Ausschauhalten und Herumexperimentieren kann viel Spaß bereiten, und die richtigen Farben bewirken einen riesengroßen Unterschied an Ihrer äußeren Erscheinung.

Ich rate Ihnen dringend, zum Einkaufsbummel eine Freundin mitzunehmen, vor allem dann, wenn Sie völlig im unklaren darüber sind, was am besten an Ihnen aussieht. Denken Sie von Zeit zu Zeit daran, Ihr Make-up auf den neuesten Stand zu bringen. Manche Frauen tragen jahrelang ein und denselben, für sie zu hellen Lippenstift, weil dieser Ihnen noch aus ihrer Schulzeit vertraut ist. Aber berücksichtigen Sie die Tatsache, daß unsere Haar-, Haut- und Augenfarbe mit dem Älterwerden immer blasser werden, und ein Farbton, der an Ihnen mit dreißig wundervoll aussah, kann später zu grell wirken.

Beim Kauf Ihres Lippenstifts durchforsten Sie die Testständer, je nachdem, welcher Jahreszeit Sie angehören, nach kühlen oder warmen Farben. Winter- und Sommerfrauen fahnden nach kühlen Pink- und Rottönen und lassen Pfirsich- und Orangetöne außer acht. Die Herbst- und Frühlingsvertreter sollten sich hingegen an warme Pfirsichtöne, Korallenrot oder Pfirsichrosa halten und alle Nuancen mit Blaustich meiden. Um Ihnen die Wahl zu erleichtern, sollten Sie einmal kühle, blaustichige Pink- und Rottöne sowie Rosarottöne mit einem warmen, gelbstichigen Pink, Orangerot und Pfirsichrosa vergleichen. Heutzutage gruppieren manche Kosmetikfirmen ihrer Tester zum Glück nach warmen und kühlen Gruppen, was Ihnen die Wahl erleichtert. Nachdem Sie die für Sie warmen oder kühlen Töne ausfindig gemacht haben, müssen Sie darunter den für Sie optimalen Farbwert finden. Hier bewährt sich das «Color-Me-Beautiful»-System einmal mehr! Sie werden staunen, wie schnell Sie die für Sie perfekte Farbe herausfinden! Zunächst müssen Sie sich darüber klarwerden, was für einen Ton Sie suchen, ob Pink oder Pflaumenblau, einen Pfirsich- oder Rotton. Mit anderen Worten, versuchen Sie nicht, alle Ihre Lippenstiftfarben auf einmal auszusuchen. Danach stellen Sie die in Betracht kommenden Lippenstiftfarben der Reihe nach von «hell» bis «dunkel» auf und testen dann zunächst einen Ton von mittelstarker Intensität. Wenn dieser stimmt, haben Sie Glück gehabt. Ist er zu kräftig, versuchen Sie es mit der nächsthelleren Nuance; ist er zu hell, probieren Sie es mit einem etwas dunkleren oder farbintensiveren Ton. Nach diesem Auswahlverfahren können Sie bei allen Ihren Farben vorgehen. Es ist unwahrscheinlich, daß Sie das für Sie ideale Sortiment an ein und demselben Verkaufstisch finden. Denken Sie daran, wenn ein spezielles Firmenprodukt nicht die von Ihnen gewünschte Farbintensität aufweist, sollten Sie sich woanders umsehen.

Stimmen Sie die Farbe Ihres Lippenstifts auf den Helligkeits- bzw. Dunkelheitsgrad Ihres Kolorits ab. Eine für einen blonden Herbsttyp perfekte Farbe wirkt an einer ausdrucksvollen brünetten Vertreterin dieser Kategorie zu blaß. Ein Lippenstift in kräftigem Fuchsienrot, der einem Wintertyp schmeichelt, ist für einen hellhaarigen Sommertyp viel zu leuchtend; dieser braucht für sein Kolorit statt dessen einen gedämpften Fuchsienrotton.

Die erwünschte Intensität Ihrer Lippenfarbe hängt auch von Ihrer Mundform ab. Bei sehr üppigen oder ganz schmalen Lippen sollten Sie sich an eher sanfte Farben halten. Leuchtende Schattierungen betonen extreme Lippenformen. Wenn Sie von Natur aus frische Lippen haben, wählen Sie eine Schattierung, die im Behälter einen recht zarten Eindruck macht. Durch Ihr natürliches Lippenrot wirkt die Farbe intensiver, wenn sie aufgetragen ist. Auch ein leicht transparentartiger Lippenstift wäre in Ihrem Fall geeignet. Sie können aber auch nur den Rand Ihres Mundes mit einem Konturenstift in der Farbe Ihrer Lippen nachziehen und diese dann mit Gloss betupfen.

Im Anschluß folgen ein paar für jede Jahreszeit gültige Richtlinien. Nehmen Sie noch einmal die auf Ihre Kleidung abgestimmte Make-up-Tabelle zur Hand, in die Sie Marke und Farbe Ihrer Lieblingsprodukte eintragen können. Wenn Ihnen im Moment das Geld für alle Farben, die Sie kaufen wollen, fehlt, notieren Sie deren Bezeichnungen vorab für den nächsten Einkauf.

LIPPENSTIFT

WINTER

Der Wintertyp hält immer nach klaren, leuchtenden Schattierungen Ausschau. Frauen mit gut durchbluteten Lippen brauchen sanftere Farben. In dem Fall probieren Sie es einmal mit einem transparenten Brombeerrot; bei blassen Lippen ist ein mittelkräftiges Pink oder ein Himbeerrot einen Versuch wert. Im Anschluß daran testen Sie ein leicht silberglänzendes Pink, um zu sehen, ob dessen etwas lebhaftere Ausstrahlung für Sie geeignet ist. Ob Sie sich nun für einen Pink-, Himbeer- oder brombeerfarbenen Lippenstift entscheiden, einer von den dreien ist Ihr Ausgangston für jeden Tag und paßt zu fast allen Ihren Kleidungsstücken. Nachdem Sie den für Sie in Frage kommenden Pinkton gefunden haben, gilt es nach einem knackigen Rot Ausschau zu halten. Dunkelhaarige Frauen können wahrscheinlich ein richtiges klares Rot oder auch Kirschrot gut tragen. (Hüten Sie sich vor Orangetönen — diese sind nicht für den Wintertyp bestimmt!) Hellere Vertreter der Winterpalette sollten es mit einem weicheren Geranienrot versuchen. Wenn Sie vor Rot zurückschrekken, kaufen Sie sich einen Transparentstift oder ein Gloss, zwar auch in einem Rotton, aber Sie kommen sich damit nicht gleich wie ein Vampir vor. Etwas Rot jedoch brauchen Sie für Ihre rotfarbenen Kleidungsstücke.

Als dritte Farbe steht Ihnen Fuchsienrot sehr gut. Bei diesem Ton gibt es eine Vielfalt von Schattierungen, und Sie werden davon wahrscheinlich ein gedämpftes, ein leuchtendes und ein dunkles Fuchsienrot durchtesten müssen, um herauszufinden, welche Farbtiefe für Ihr Kolorit geeignet ist. Wenn Sie kein fuchsienfarbenes Kleidungsstück besitzen, können Sie diesen Lippenstift auslassen, aber der Ton paßt auch gut zu Smaragdgrün, Königsblau und Lila.

Zu weinroter Kleidung sollten Sie sich ein weinrotes Exemplar oder einen pflaumenfarbenen Lippenstift zulegen. Die Mehrzahl der farbigen Wintertypen sieht mit einem weinroten Lippenstift phantastisch aus, der in diesem Fall als Basisfarbe für jeden Tag benutzt werden kann. Wenn Weinrot auf Ihrer Haut zu hart wirkt, wählen Sie diesen Ton als Transparentstift oder in einer leicht silberglänzenden Ausgabe. Sie können Ihre Lippen auch mit einem Konturenstift in Weinrot ausmalen und sie anschließend mit einem Lippenstift in zartem Pflaumenlila oder Himbeerrot «glasieren». So erhalten Sie die von Ihnen gewünschte Farbe in weicherer Ausführung.

SOMMER

Machen Sie den Anfang mit einem zarten bis mittelkräftigen Rosarot- oder Pinkton. Wählen Sie bei blassen Lippen etwas kräftigere Töne, aber wenn Ihre Lippen bereits von Natur aus rosig sind, ist ein gedämpfter Altrosaton in Ihrem Fall eventuell eher angebracht. Ein frisches Pink ist Ihr Ausgangston und paßt zu fast allen Ihren Kleidungsstücken. Sie werden sich der Abwechslung wegen wahrscheinlich mehrere Pinktöne zulegen wollen, angefangen von Rosarot bis hin zu blaustichigem Pink.

Nun brauchen Sie für Ihre rote Kleidung einen roten Lippenstift. Wählen Sie hier zwischen Melonenrot und zartem Kirschrot (oder nehmen Sie beide Schattierungen). Diese Farben sind unter Umständen nicht leicht zu finden. Wenn Sie keinen weichen Rotton bekommen können, schwächen Sie ein für Sie zu intensives, kühles Rot mit einem blaßrosa oder einem «weißgetönten» Lippenstift ab. Sie können auch rotes Lipgloss verwenden. Alle Orangetöne sollten Sie vermeiden, denn diese beißen sich mit Ihrem kühlen Teint.

Fuchsienrot ist für die Sommerfrauen eine besonders attraktive Farbe. Bei vielen ist sie überaus beliebt, da die Haut des Sommertyps viel Pink enthält. Suchen Sie sich einen gedämpften oder einen leicht silberglänzenden Ton aus.

Schließlich brauchen Sie noch eine Lippenfarbe in Weinrot oder in einem zarten Pflaumenblau- oder Malventon. Alle diese Farben sollten eher hell als kräftig ausfallen; sie machen sich sehr gut zu den entsprechenden Garderobenfarben.

HERBST

Suchen Sie Ihre Farben besonders sorgfältig aus, denn die Herbsttypen unterscheiden sich stärker voneinander, als dies bei den Vertreterinnen anderer Jahreszeiten der Fall ist. Hellhaarige Herbstfrauen sehen am besten in weichen, gedämpften Pfirsich- oder Zimttönen aus. Es kann auch sein, daß Sie für jeden Tag eine bräunliche Honigfarbe als Ausgangston optimal finden, während die braun- oder rothaarigen Herbstvertreterinnen zu diesem Zweck die intensiveren Terrakottatöne bevorzugen.

Als nächstes brauchen Sie einen leicht in den pinkfarbenen Bereich tendierenden Lippenstift, der zu lachs- und lachsrosafarbener Kleidung getragen werden soll. Halten Sie nach einem bräunlichen Lachston Ausschau; dieser tönt Ihre Lippen leicht rosa, ohne gleich in den kühlen Bereich hinüberzurutschen. Meiden Sie alle kühlen Pink- und Fuchsientöne; sie sind für Ihren warmen Hautton viel zu blaustichig.

Suchen Sie sich nun einen roten Lippenstift für Ihre roten Kleidungsstücke aus. Stehen Ihnen gedämpfte Farben am besten, so nehmen Sie einen Lippenstift in einem leicht bräunlichen Ziegelrot.

Wenn Sie leuchtende Farben benötigen, wählen Sie ein orangerotes Exemplar. Helle, blonde Herbstfrauen sollten es mit einem Transparentlippenstift oder Gloss versuchen.

Danach brauchen Sie zu Ihren kräftigeren Kleidungsfarben noch einen orange- oder korallenorangefarbenen Lippenstift. Lebhafte Garderobenfarben müssen immer mit einem kräftigen Lippenstiftton ausbalanciert werden. Viele Herbstfrauen stehen kürbis- oder gelborangefarbene Lippenstifte, aber einige, vor allem Rothaarige, sehen in klarem Orange hervorragend aus (s. S. 45, Susanne).

Versuchen Sie doch einmal selber ein paar schöne Korallentöne herzustellen, indem Sie einen Rotton mit einer helleren Pfirsichnuance oder einem «Gelbtöner», den fast alle Kosmetikfirmen führen, kombinieren.

Zum Schluß ist eventuell noch die Anschaffung eines mahagoni- oder mokkafarbenen Lippenstifts zu empfehlen, der gut zu Ihren satten Braun- und Marontönen paßt. Hier nehmen Sie, je nach benötigter Farbintensität, einen dunklen, kräftigen oder einen weichen, gedämpften Farbton. Farbige Herbstfrauen sehen mit einem ausdrucksvollen, mahagonibraunen Lippenstift umwerfend aus und können ihn als Ausgangsfarbe für jeden Tag umfunktionieren.

FRÜHLING

Die vielseitigste Lippenfarbe für den Frühlingstyp ist ein klarer Lachston. Weil Lachs eine Mischung aus Pink und Pfirsich ist, harmoniert es mit allen Ihren Garderobenfarben und ist daher als Ausgangston besonders geeignet. Einige blonde Frühlingsfrauen jedoch lieben Pink und bevorzugen es als Basisfarbe, während wieder andere (die Rothaarigen zum Beispiel) zu dem Zweck einen Pfirsichton bevorzugen.

Mit welchem Ton auch immer Sie den Anfang machen — ob mit einem warmen Pink, mit Pfirsich oder Lachs —, wählen Sie immer helle bis mittelstarke, klare Farben. Vermeiden Sie alle gedämpften, bräunlichen Schattierungen. Auch auf blaustichige Pink- oder Fuchsientöne sollten Sie verzichten, da diese für Sie viel zu kühl sind.

Wenn Sie einen Pfirsichton als Ausgangsbasis benutzen, brauchen Sie dennoch für Ihre pinkfarbenen Kleidungsstücke einen Lippenstift in Korallenrosa oder in einem warmen Pinkton. Für den entgegengesetzten Fall, daß Pink Ihr Ausgangston ist, sollten Sie für Ihre pfirsich- oder abricotfarbene Garderobe einen ebensolchen Lippenstift auswählen und danach noch einen Lachston. Sie werden mit Ihrer Frühlingskleidung an allen drei Farben Ihre Freude haben.

Zum Schluß sehen Sie sich noch nach einem Rotton um. Einigen Frühlingsfrauen, besonders den Rothaarigen und den Brünetten, steht ein klares Orangerot besonders gut. Wenn Sie es ein bißchen

weniger leuchtend mögen, schwächen Sie es mit einem blassen Pfirsichton darüber ab. Für den helleren Frühlingstyp eignet sich ein
leicht perlmuttglänzendes Mohnrot. Wenn Sie sich vor Rot
fürchten, können Sie es mit rotgetöntem, transparentem Lipgloss
versuchen, doch die meisten Frühlingsfrauen sehen mit einem
Hauch von richtiger Farbe auf den Lippen frischer aus als nur mit
Gloss.

LIPPENKONTURENSTIFT

Als nächstes sollten Sie sich einen Lippenkonturenstift zulegen, auch
dann, wenn Sie noch nie einen ausprobiert haben. Lippenkonturen-
stifte sind von unschätzbarem Wert; zum einen verleihen sie dem
Mund eine klare Kontur, zum anderen verhindern sie, daß die Lip-
penfarbe über die Grenzlinie hinausläuft. Man kann mit ihnen die
Lippen auch zuerst vollständig ausmalen und darüber Lipgloss oder
Lippenstift auftragen. Mit dieser Art von Lippengrundierung hält die
Farbe den ganzen Tag.

Der Lippenkonturenstift, den Sie sich kaufen, soll in der Farbe
soweit wie möglich mit der Ihres Lippenstifts übereinstimmen, so
daß die Umrandung nicht deutlich sichtbar wird. Wenn Sie Ihren
Mund optisch verkleinern wollen, wählen Sie den Konturenstift eine
Nuance dunkler als Ihren Lippenstift. Um Ihren Mund größer erscheinen zu lassen, sollte der Konturenstift heller als der Lippenstift
ausfallen. Eine leuchtende Lippenfarbe wirkt gedämpfter, wenn die
Konturenlinie des Mundes mit einem helleren Stift umrandet wird.
Wenn man einen helleren Lippenstift auflegen möchte, ohne dabei
fade zu wirken, wird die Mundlinie mit einem dunkleren Stift konturiert, und danach werden die Lippen mit dem helleren Farbton
ausgemalt. Seien Sie stets darauf bedacht, daß die Lippen- und Kon-
turenfarben unauffällig ineinander übergehen, so daß das Umranden
des Mundes weniger auffällt. Eine scharf nachgezogene Mundlinie
sieht hart und unnatürlich aus.

Sie können auch «neue» Lippenfarben kreieren, indem Sie Ihren
Mund mit einem Konturenstift grundieren und darüber einen Lip-

penstift in einem anderen Ton auftragen. Zum Beispiel können Sie Ihren Mund mit einem Konturenstift in einem Rotton Ihrer Jahreszeit abdecken und darüber ein kühles Pink oder ein warmes Pfirsichrosa auftragen und damit ein interessantes Ergebnis erzielen. Versuchen Sie's mal! Es macht Spaß, mit Farben zu experimentieren.

TÖNUNGSSTIFTE

Sie sollten eventuell auch den Kauf eines Tönungsstiftes in Erwägung ziehen, wobei ein gelbgoldenes Exemplar für Herbst- und Frühlingsvertreter gedacht ist und ein silbriger Weißton für die Winter- und Sommertypen. Diese Glanzstifte sind leicht silbrig und eignen sich hervorragend zum Dämpfen von allzu grellen Farben; sie lassen oft neue, schimmernde Schattierungen entstehen. Wollen Sie sich einen Schmollmund schminken, so setzen Sie einen Tupfer davon über Ihren normalen Lippenstift auf die Mitte Ihrer Unterlippe.

DER FÜR SIE RICHTIGE LIPPENSTIFTTYP

Lippenstifte gibt es in cremiger oder in glänzender Ausführung. Meist werden sie in Stiftform, manchmal aber auch in kleinen Tiegeln angeboten, bei denen man zum Auftragen einen Pinsel benötigt. Unter dem Cremestiften gibt es solche mit starker Farbpigmentierung (diese besitzen eine gute Deckkraft und sind kräftig im Ton) und solche, die zwar nicht transparent sind, aber doch einen helleren, zarteren Effekt haben. Die reichhaltigeren Cremestifte haften besser aufgrund ihrer zusätzlichen Wachs- und Pigmentstoffe. Die zarteren Cremestifte haben dafür einen höheren Fettgehalt und verleihen den Lippen Feuchtigkeit und Glanz, halten aber nicht so lange. Aufgrund dieser Leichtigkeit und zarteren Farbbeschaffenheit wird dieser Lippenstift von manchen Frauen bevorzugt — aber er muß mehrmals am Tag aufgetragen werden.

Glanzlippenstifte verleihen den Lippen ein schimmerndes, perlmuttartiges Aussehen und sind eher deckend als transparent. Der Perlmuttanteil bei diesen Stiften kann minimal, aber auch extrem hoch sein. Den meisten Frauen schmeichelt ein leicht glänzender Ton, besonders abends, aber nur ganz wenigen, mit Ausnahmen der ganz jungen, stehen stark perlmuttartige Lippenstifte. Diese irisierenden Exemplare haften gut, da sie von der Konsistenz her etwas trockener ausfallen, und auch der Farbton bleibt noch nach längerer Zeit konstant, was man von einigen Cremestiften nicht behaupten kann.

Lipgloss ist von zarter und transparenter Konsistenz und in kleinen Tiegeln, Röhrchen oder in Stiftform erhältlich. Seine Haftfähigkeit ist nicht von langer Dauer, aber es verleiht den Lippen einen natürlich wirkenden, subtilen Hauch von Farbe und hält sie geschmeidig.

Lippenkonturenstifte bestehen aus viel härterem Wachs und weniger Fettstoffen als die regulären Lippenstifte. Folglich haften sie gut, können aber auch eine austrocknende Wirkung auf die Lippen haben, wenn man sie zur Abdeckung des gesamten Mundes benutzt. Bei blassen Lippen werden Sie wahrscheinlich die eher «blickdichten» Stifte in Creme- oder Glanzform mit guter Deckkraft bevorzugen, da diese mehr Farbe abgeben. Bei von Natur aus rosigen Lippen werden Sie an den zarteren Stiften oder an Lipgloss Gefallen finden, auch dann, wenn Sie nur eine ganz leichte Tönung wünschen. Probieren Sie die verschiedenen Arten aus und finden Sie Ihren Favoriten. Einige Kosmetikfirmen bringen ihre Farben in verschiedenen Ausführungen heraus, so daß Sie die Wahl haben.

Lippenstifte bergen drei potentielle Probleme in sich. Sie können über die Lippen hinaus zerlaufen, abbrechen oder einen austrocknenden Effekt haben.

● Ein Lippenstift zerläuft aus drei Gründen — entweder liegt es an seiner Zusammensetzung oder an Ihren Lippen. Exemplare von zarter, feuchter Konsistenz (besonders die Rottöne oder die dunkleren Farben) zerlaufen eher, besonders bei warmem Wetter und bei fettiger Haut. Bei Frauen, deren Lippenlinie keine deutliche Abgrenzung aufweist, oder bei denen um den Mund herum winzige Fältchen zu sehen sind, könnte das Zerlaufen des Lippenstifts eher ein Problem sein. Um dieses aus der Welt zu schaffen, ist hier ein Exemplar von härterer Konsistenz zu empfehlen, wodurch die Lippen beim Auftragen etwas gespannt werden. Auch ein perlmuttfarbener Lippenstift ist hier angebracht. Tragen Sie keine Feuchtigkeitscreme um den Mund herum auf. Benutzen Sie einen Konturenstift zur Umrandung Ihrer Mundlinie. Bevor Sie die Farbe auftragen, bestäuben Sie Ihre Lippen mit Puder.

• Ständig abbrechende Lippenstifte sind meistens von zu weicher Konsistenz. Wenn Sie jedoch einem bestimmten Farbton besonders zugetan sind, dieser Lippenstifttyp aber immer wieder aufs neue dazu neigt, matschig zu werden, sollten Sie dies dem Hersteller schriftlich mitteilen. Er kann die Zusammensetzung ändern und wird dies wahrscheinlich auch tun, wenn genug Beschwerden kommen. Lassen Sie Ihre Lippenstifte im Sommer nicht im heißen Auto liegen. Wachs bleibt Wachs und kann nun einmal nur ein gewisses Quantum an Hitze vertragen, bevor es zu schmelzen beginnt.

• Lippenstifte, die die Haut austrocknen oder bewirken, daß die Farbe «abblättert», enthalten meistens eine Menge Talkumpuder oder andere Füllmittel, um einen Mangel an Pigmentstoffen zu überbrücken. Wechseln Sie zu einer anderen Marke über, und vermeiden Sie Lippenstifte mit Perlglanz, da diese von leicht austrocknender Wirkung sind. Im Winter trocknen Ihre Lippen vielleicht ungeachtet des von Ihnen benutzten Lippenstifts immer aus; vor allem bei trockener Haut. Cremen Sie Ihren Mund vor dem Schlafengehen mit Vitamin E ein, oder tupfen Sie etwas Aloë-Vera-Gel unter Ihren Lippenstift. (Vitamin E ist als Lippenstiftunterlage zu fetthaltig, die Farbe würde sich sofort abtragen.)

Nun verstehen Sie vielleicht, warum die Kosmetikfirmen das Herstellungsgeheimnis Ihrer Produkte so sorgfältig wahren. Jede Frau verlangt von einem Lippenstift, daß er cremig und feuchtigkeitsspendend ist, lange hält und nicht verschmiert. Diese Eigenschaften jedoch sind schwerlich unter einen Hut zu bringen. Um einem Lippenstift Haltbarkeit zu verleihen, muß man mit härterem

Wachs, das weniger Fettstoffe enthält, arbeiten, was zur Folge hat, daß diese Exemplare dann weniger glänzen und etwas trockener ausfallen. Geschmeidige, feuchtglänzende Lippen erreichen Sie nur mit Verzicht auf eine längere Haltbarkeit. Ach, was gäben wir für die ideale Zusammensetzung!

INHALTSSTOFFE UND ALLERGIEN

Neben Öl-, Wachs- und Pigmentstoffen enthalten Lippenstifte Füll- und Bindemittel, Konservierungsstoffe und meistens auch Duftstoffe, um ihren moschusartigen Geruch zu überdecken. Lippenstifte mit Glanzeffekt enthalten zudem Glimmerpartikelchen. Zudem sind alle Lippen-Make-up-Produkte unterschiedlich konzipiert. Einige enthalten zusätzliche Mittel wie p-Aminobenzoesäure (Sonnenschutz) oder die Vitamine A und E, welche den Lippen Fett- und Pflegestoffe zuführen.

Naturstoffe wie Bienen- und Carnaubawachs* sind besonders begehrt, da sie die Beschaffenheit des Lippenstifts erheblich verbessern und zudem bewirken, daß er sich zügig auftragen läßt. Die Preise sagen nicht immer etwas über die Qualität aus. Sie müssen daher die Listen mit den Inhaltsstoffen durchgehen, wenn Sie die von Ihnen bevorzugten Bestandteile ausfindig machen wollen.

Wenn Sie auf ein Produkt allergisch reagieren, Ihre Lippen brennen oder anschwellen, so überprüfen Sie zunächst seine Duft- und Konservierungsstoffe. Um letztere ausfindig zu machen, suchen Sie nach Wörtern, die auf *-paraben* enden. Andere Zusätze, die Reaktionen hervorrufen können, sind Lanolin, p-Aminobenzoesäure (dies ist ein gutes Mittel, doch manche Leute reagieren allergisch darauf) und Farbstoffe. Wenn sich auf dem Gebiet für Sie Probleme ergeben, sollten Sie sowohl den Farbton als auch die Marke wechseln, oder versuchen Sie es mit einem auf Allergien getesteten Produkt. Wenn Sie den Störfaktor einmal erkannt haben, klammern Sie jene Exemplare, auf deren Wirkstoffliste er aufgeführt ist, einfach aus.

* Pflanzenwachs aus einer brasilianischen Palmenart

DAS AUFTRAGEN DER LIPPENSTIFTFARBE

Ein schöner Mund zeichnet sich vor allem durch eine klare Kontur aus. Bei manchen Frauen ist diese Umrandung von Natur aus vorhanden. Bei den meisten von uns aber gehen die Lippen ohne sehr deutlich erkennbare Abgrenzung ins Gesicht über. In dem Fall sollten diese dann mit einem Lippenkonturenstift oder einem Pinsel nachgezeichnet werden. Ob die Farbe nun eher zart und unauffällig oder kühn und dramatisch ist, eine klare Mundkontur läßt uns eleganter und gepflegter aussehen.

Es ist unbedingt nötig, daß Sie den Lippenstift korrekt auftragen und die Farbe gleichmäßig bis an die Mundwinkel heran verteilen — ein weiterer Grund für Sie, einen Konturenstift oder einen Pinsel zum Nachzeichnen Ihrer Lippen zu benutzen! Nichts sieht schlimmer aus als fahrig geschminkte Lippen.

Ihr Ziel ist ein appetitlich anzusehender Mund mit einer natürlich wirkenden Kontur. Wenn Sie Ihre Lippen für zu voll oder zu dünn halten oder Ihre Mundwinkel nach unten hängen, warten am Ende des Kapitels noch ein paar spezielle Tips auf Sie. Zunächst einmal beachten Sie hier folgende einfache Schritte zum Gelingen eines perfekt geschminkten Mundes. Die Regeln gelten auch für Lipgloss.

1. Mit einem Konturenstift oder einem Lippenpinsel, den Sie so halten, daß Sie damit eine dünne Linie ziehen können, zeichnen Sie den Umriß Ihrer Oberlippe nach, indem Sie von außen links bis zur Mitte der Lippe eine Linie ziehen und dann dasselbe von rechts nach links wiederholen. Wenn Sie sich lieber von der Mitte aus zu den Mundwinkeln vorarbeiten wollen, ist das genausogut. Ziehen Sie Ihre Lippen jedoch nie in einer ununterbrochenen Linie nach — das Ergebnis wird sonst garantiert schief sein. Die Spitzen des Lippenbogens befinden sich in der Regel genau unter Ihren Nasenlöchern.

2. Danach wird die Unterlippenkontur gezeichnet. Wiederum beginnen Sie mit dem Strich in den Mundwinkeln und führen ihn dann bis zur Mitte der Lippe.

3. Nun malen Sie die Lippen mit Lippenstift- oder Glossfarbe aus. Entweder wird der Lippenstift direkt aus der Hülse aufgetragen — er sollte dann direkt mit der Konturlinie abschließen —, oder Sie benutzen zu diesem Zweck einen Pinsel. Ein Pinsel ist praktisch, da Sie damit die zum Auftragen gewünschte Menge genau dosieren können. Unterscheidet sich der Farbton Ihres Konturenstifts von dem

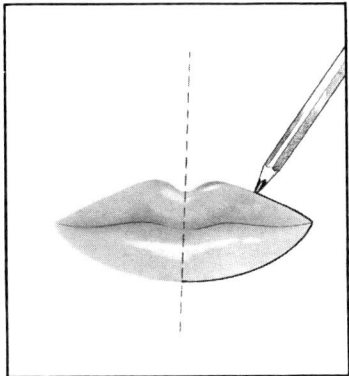

Ihres Lippenstifts, achten Sie darauf, die Farbübergänge genau zu verwischen, so daß Sie nicht auffallen.

4. Vergewissern Sie sich, daß Ihre Lippen korrekt geschminkt sind. Wenn Sie hier und da über die Mundlinie hinausgemalt oder zu weit darunter aufgehört haben, beseitigen Sie diese Unebenheiten mit Ihrem Konturenstift oder mit Ihrem Lippenpinsel.

5. Um Ihrem Lippenstift längere Haltbarkeit zu verleihen, bestäuben Sie Ihren Mund nach der ersten Farbschicht mit Puder und tragen danach den Lippenstift erneut auf. Das Talkum des Puders bewirkt, daß die Farbe besser haftet. Tupfen Sie zum Abschluß noch etwas Gloss darüber, wenn Sie Ihren Lippen Glanz verleihen möchten. (Wenn Sie ausschließlich Gloss benutzen, sollten Sie jedoch keinen Puder benutzen.)

6. Betrachten Sie nun Ihr Gesicht als Ganzes im Spiegel und vergewissern Sie sich, daß die Wangen-, Augen- und Lippenfarben insgesamt einen ausgewogenen Eindruck machen. Nachdem Sie nun Ihren Mund geschminkt haben, stellen Sie vielleicht fest, daß Sie noch etwas mehr Rouge auflegen müssen. Andernfalls können Sie Ihr Make-up nun als vollendet betrachten!

BESONDERE TIPS

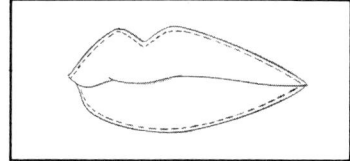

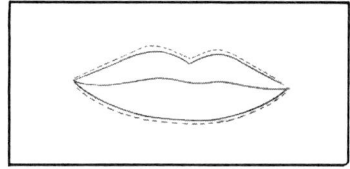

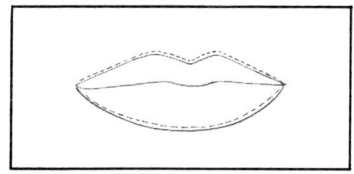

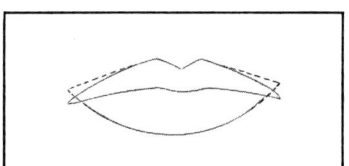

Bei vollen Lippen wird die Konturlinie knapp innerhalb des natürlichen Lippenrandes gezogen. Außerdem darf Ihr Konturenstift um einen Ton dunkler als die Lippenstiftfarbe ausfallen; dies hat ebenfalls einen verschmälernden Effekt.

Schmale Lippen werden mit dem Konturenstift knapp außerhalb der natürlichen Lippenlinie nachgezeichnet. Zudem verleiht ein Konturenstift in einem etwas helleren Ton als Ihr Lippenstift dem Mund mehr Fülle.

Ist die Oberlippe schmäler als die Unterlippe (oder umgekehrt), wird die Kontur der dünnen Lippe knapp außerhalb der natürlichen Umrandung, bei der vollen Lippe knapp innerhalb davon gezeichnet. Schlagen Sie noch einmal Kapitel 8 (Tips zur Korrektur der Lippenform).

Nach unten hängende Mundwinkel können optisch folgendermaßen «geliftet» werden: Entweder verleihen Sie Ihrer Oberlippe am Mundwinkel mit dem Konturenstift einen leichten Aufwärtsschwung, oder Sie lassen die Mundwinkel bei der Konturenzeichnung aus, dann kommt die Unterlippe an den Seiten eher zur Geltung. Mit beiden Schminktechniken erzielen Sie «lächelnde» Mundwinkel. Hüten Sie sich jedoch vor Übertreibungen.

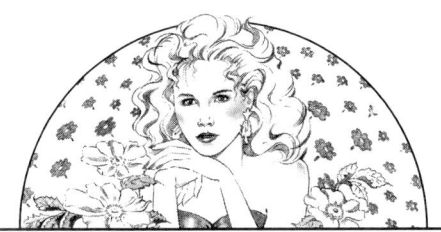

Kapitel 13

Make-up
für den Abend

Nutzen Sie am Abend die Gelegenheit, Ihr Make-up etwas funkelnder und dramatischer zu gestalten. Bei gedämpften, schmeichelnden Lichtverhältnissen dürfen Sie ausdrucksvollere und kräftigere Farben benutzen, ohne daß Sie übertrieben geschminkt wirken. Schimmernde Glanztöne, die tagsüber fehl am Platz sind, machen bei Kerzenlicht einen dezenten und gleichzeitig attraktiven Eindruck. Für ein Abend-Make-up dürfen Sie Ihre Phantasie in etwas schwungvollere Bahnen lenken.

Auch in diesem Fall wählen Sie die Farben für Ihr nächtliches, glanzvolles Erscheinungsbild nach Ihrer Jahreszeit aus.

VORBEREITUNGEN
FÜR EINEN GELUNGENEN ABEND

Bei besonderen Anlässen nehmen Sie sich die Zeit für ein entspannendes Bad und ein sorgfältig aufgetragenes Make-up. Planen Sie alles im voraus, so daß Sie Ihr Gesicht noch mit einer Rubbelcreme und einer anschließenden Maske verwöhnen können, damit es prikkelnd frisch und strahlend sauber aussieht. Nach dem Auftupfen des Gesichtswassers beginnen Sie mit dem Make-up-Zauber:

1. Tragen Sie Ihre Grundierung auf (bei Bedarf ein wenig stärker als sonst), um alle kleinen Mängel abzudecken.

2. Danach werden Augenringe sowie kleine Fältchen um Mund und Nase herum mit einem Abdeckstift zum Verschwinden gebracht. Klopfen Sie die Abdeckcreme leicht in die Haut ein. (Abends sollten Sie sie zwecks intensiverer Deckkraft eventuell vor dem Make-up auftragen.)

3. Konturieren Sie Ihre Wangenhöhlen, indem Sie auf diese Stellen mit Ihrem Konturenschwamm eine Grundierung in einem dunkleren Ton auftupfen oder auch dunkleren Kompaktpuder aufpinseln, wobei die Farbe stets sanft in den Hautton übergehen muß. Ihre Nasenlöcher sehen markanter aus, wenn Sie etwas dunklere Grundierung auf die Schrägseiten Ihrer Nasenspitze geben. Sie können noch ein paar weitere Tips aus Kapitel 8 nachlesen, falls Sie auch andere Gesichtspartien konturieren möchten.

4. Nun wird das ganze Gesicht mit Puder bestäubt. Tauchen Sie den Puderpinsel zunächst in Ihren Rouge-, danach in Ihren Puderbehälter; diese Schminktechnik verleiht dem ganzen Gesicht einen Hauch von Frische.

5. Wie gewohnt tragen Sie nun das Rouge auf. Danach verteilen Sie mit dem Fächerpinsel eine stärker leuchtende Nuance auf dem höchsten Punkt Ihrer Wangenknochen; das verleiht wiederum besondere Frische.

6. Ihre Augen dürfen ein wenig dramatischer als sonst umrandet werden. Bei dunklen Wimpern ist es jetzt erlaubt, einen schwarzen Lidstrich zu ziehen; Sie können Ihre Augenfarbe aber auch mit Farben wie Blau, Grün oder Lila wirkungsvoll unterstreichen. Oder

nehmen Sie für die Unterlidlinie einen Neutralton und für das Oberlid eine kräftigere Farbe. (Denken Sie jedoch immer daran, diese
Farbe auf Ihr Kolorit abzustimmen. Eine Frau mit blonden Haaren
und hellen Wimpern sieht mit einem schweren, schwarzen Lidstrich
auch am Abend unattraktiv aus).

7. Ihre Lidschatten werden wie gewohnt aufgetragen, doch nun dürfen Sie auch Glanztöne benutzen. Auch ein Ton, der etwas dunkler
als Ihr normaler Tageslidschatten ausfällt, ist abends angebracht,
oder tragen Sie am äußeren Lidrand einen kräftigeren Ton über Ihre
übliche Lidschattenfarbe auf. Zunächst wird der gesamte obere Augenbereich mit Highlighter bedeckt. Die festlichere Farbe kommt
auf das äußere Liddrittel und wird bis hinauf zum Ende der Augenbraue verwischt. Auf den restlichen Teil der Lidfalte kommt nun ein
Ton von mittelstarker bis dunkler Farbintensität, der keine Glanz-
partikel enthalten sollte, vor allem nicht bei einem ausgeprägten
Jochbein.

8. Nun kommt der glänzende Touch: Malen Sie einen blaßsilbernen
oder irisierenden Streifen genau über die Pupille auf die Mitte des
Augenlids. Vertreterinnen der kühlen Jahreszeiten versuchen es mit
perlmuttfarbenem Pink oder Silber, die warmen mit Gold oder einem glänzenden Pfirsichton. (Bei stark ausgeprägten Lidern nehmen
Sie statt dessen einen Neutralton von mittlerer Intensität mit nur einem ganz geringen Anteil von Glanzpartikelchen.) Der schimmernde Lidschatten fängt das Licht ein, wenn Sie die Augen bewe-

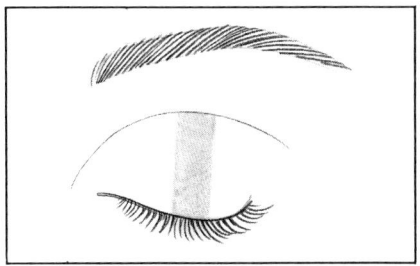
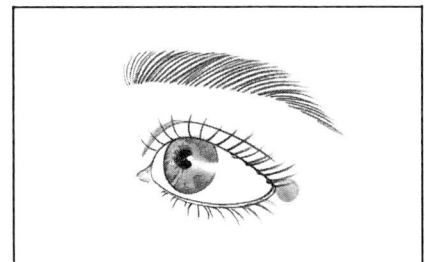

gen, und verleiht ihnen einen fesselnden Ausdruck. Lassen Sie den Glanzlidschatten sanft in den dunkleren Ton übergehen.

Wenn auf Ihrem Brauenbereich noch genügend Platz vorhanden ist, tupfen Sie zur Anhebung der Augenpartie noch einen Glanzpunkt genau unter den Brauenbogen, und verreiben Sie ihn gut.

Eine ebenfalls «liftende» Wirkung der Augenpartie erzielen Sie, wenn Sie einen dritten Glanztupfer genau in die Lidfalte an den äußeren Punkt Ihres Auges setzen. Dieser Punkt wird nach oben hin verrieben, um einen «Hängeblick» zu vermeiden.

9. Bei unempfindlichen Augen ziehen Sie mit einem Kohlstift den inneren Wimpernrand in der Farbe Ihres Lidstrichs nach. (Vergewissern Sie sich, daß dieser Stift für diesen Zweck unbedenklich benutzt werden kann.) Ein Kajalstrich am Innenrand des Unterlids läßt die Augen etwas kleiner erscheinen; dafür werden sie im Ausdruck intensiver. Bei sehr kleinen Augen ziehen Sie den inneren Wimpernrand doch einmal mit einem weißen Stift nach; dadurch kommt Ihr Augenweiß mehr zur Geltung. Wenn Ihnen das Schminken der Innenränder nicht behagt, lassen Sie diesen Schritt einfach aus.

10. Nun wird die erste Schicht Wimperntusche aufgetragen. Trennen Sie dann Ihre Wimpern mit der Brauen- und Wimpernbürste, und lassen Sie die Mascara antrocknen.

11. Mit losem Transparentpuder bestäuben Sie noch einmal Ihr ganzes Gesicht, auch die Augenpartie; dabei führen Sie den Pinsel immer von oben nach unten. Ihre Haut sieht nun glatt und makellos aus.

12. Jetzt ist wieder etwas Glanz an der Reihe: Mit dem Fächerpinsel wird irisierender, loser Puder aufgetragen — Silberpuder für die kühlen Jahreszeiten, Goldpuder für die warmen. Fahren Sie mit dem Pinsel über die Wangenknochen, Ihre Nasen- und Kinnspitze und über die obere Stirnpartie. Auf dem obersten Punkt der Wangenknochen wird der Glanzpuder mit einem sauberen Augen-Make-up-

Schwämmchen etwas stärker aufgetragen, aber sparen Sie dabei den kreisförmigen, unteren Augenbereich aus.

Wenn Sie wollen, können Sie auch Ihr ganzes Gesicht leicht mit Glanzpuder bestäuben. Bei schulterfreier Kleidung verteilen Sie auch etwas davon über Schultern und Décolleté.

13. Tragen Sie die zweite Schicht Mascara auf, und kämmen Sie danach wiederum Ihre Wimpern mit der Brauen- und Wimpernbürste. Inzwischen sollten diese einen üppigen, dichten Eindruck machen.

14. Zum Abschluß kommt der Lippenstift an die Reihe. Sie dürfen hier dunklere und leuchtendere Töne als die, die Sie tagsüber verwenden, benützen. Stimmen Sie die Farbe Ihres Lippenstifts auf Ihre Kleidung ab. Zum Beispiel muß ein dem Wintertyp entsprechendes schwarzes Kleid mit Lippenfarbe in ausdrucksvollem Rot oder Pink kombiniert werden, während eine pastellartige, frühlingsfarbene Kleidungskombination nach mittelkräftigen bis zarten Lippenstiftnuancen verlangt. Für einen charmanten Schmollmund tupfen Sie auf die Mitte Ihrer Unterlippe einen silbernen oder goldfarbenen Glanzpunkt. Lipgloss verleiht Ihren Lippen zusätzlich einen glänzenden, feuchten Ausdruck.

15. Schauen Sie in den Spiegel und prüfen Sie, ob die Farben von Augen, Wangen und Lippen harmonisch und im Gleichgewicht sind. Zum Dämpfen eines Farbtons nehmen Sie etwas Puder, zum Verstärken mehr Farbe.

Tadellos — wie fühlen Sie sich nun? Großartig!

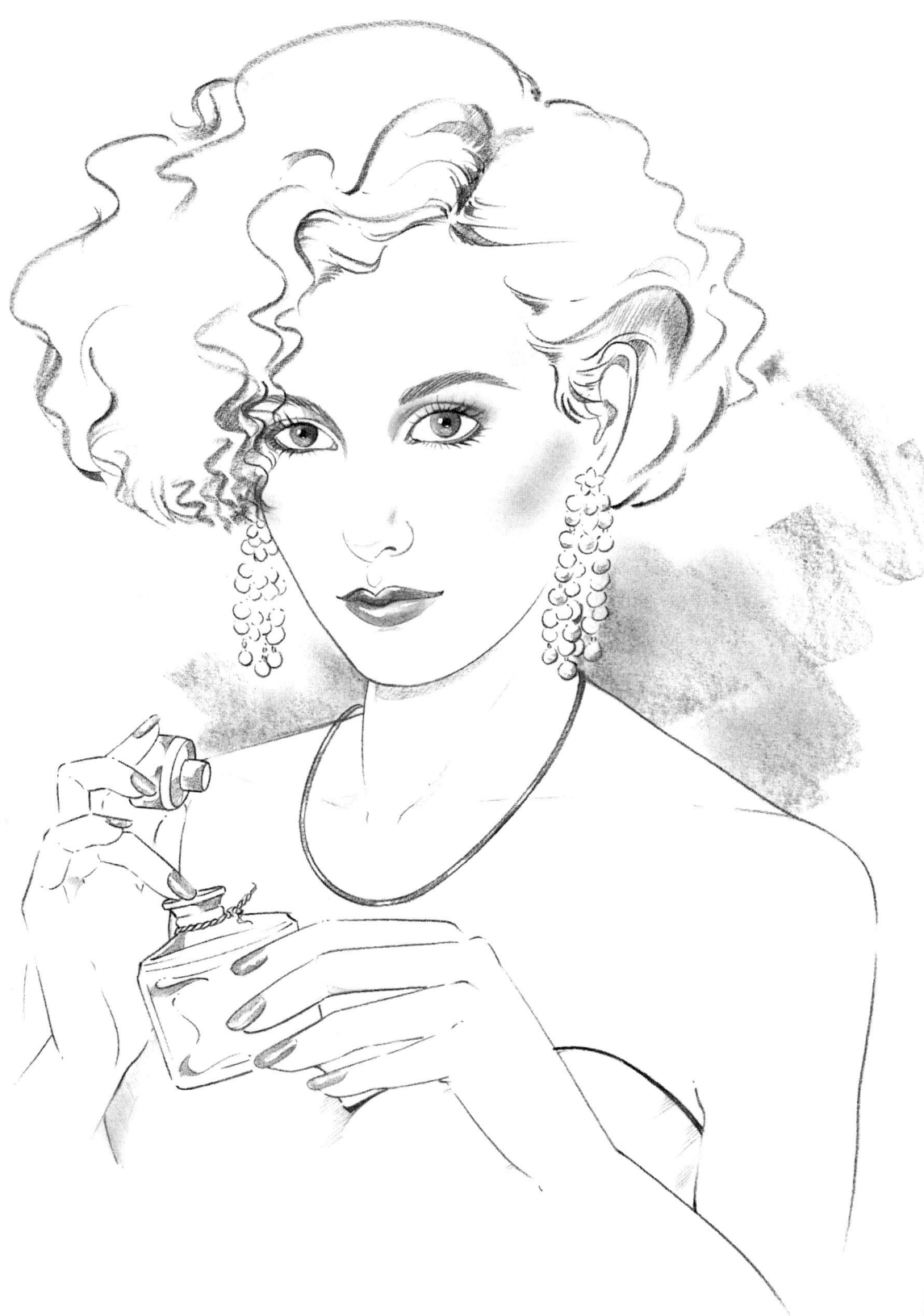

DRITTER TEIL
DER LETZTE
SCHLIFF

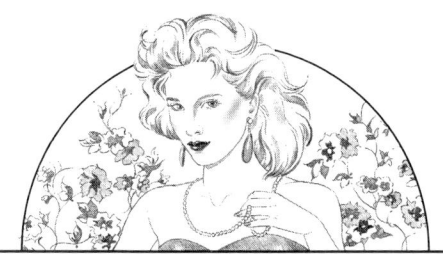

Kapitel 14

Nägel

Unsere Hände werden viel zu selten in unser Schönheitsprogramm mit einbezogen, obwohl sie doch eine Menge Kleinarbeit für uns erledigen und wir sie auch oft zum Reden benutzen. Dabei fallen die Hände, gleich nach dem Gesicht, am stärksten ins Auge. Ich habe Frauen gesehen, die auf den ersten Blick tadellos gepflegt wirkten, und etwas später dann fielen mir ihre abgebrochenen Nägel und ihre rauhen Hände auf.

Keine von uns möchte mit unattraktiven Händen herumlaufen, aber ebensowenig eine Menge Geld für eine professionelle Maniküre ausgeben. Mit ein paar Instrumenten, einigen leicht zu verstehenden Anweisungen und weniger als einer Stunde Zeit können Sie sich zu Hause selber perfekt die Nägel pflegen und haben dann mindestens eine Woche lang Ruhe. Ist das die Sache nicht wert?

DIE WAHL DER FÜR SIE RICHTIGEN FARBEN

Die Farbe Ihres Nagellacks sollte mit Ihrem Lippenstift harmonieren. So können Sie die Lippenstiftfarben aus der Make-up-Palette Ihrer Jahreszeit auch gleich als Muster für Ihre Nagellackfarben benutzen. Wenn Sie kleidungsmäßig so gut wie jeden Tage eine andere Farbe tragen, brauchen Sie einen vielseitig verwendbaren

Nagellack, einen, der zu fast allen Ihren Lippenstiften und Kleidungsstücken paßt. Die leuchtenden Rot-, Fuchsien- oder Korallentöne heben Sie sich dann für besondere Anlässe auf. (Sie können Ihre Garderobe aber auch immer eine Woche im voraus planen und dann diejenigen Farben hintereinander tragen, zu denen beispielsweise ein roter Lippenstift und ein roter Nagellack passen.) Kurze Nägel sehen in zarteren, neutralen Tönen besser aus als in dunklen oder leuchtenden Farben.

Hier ein paar Farben für jede Jahreszeit, mit denen Sie nichts verkehrt machen können:

Winter: Rosarotton von mittelstarker Intensität oder Erdbeerrot, ein Ton, der sowohl zu Rot- als auch zu Pinktönen paßt.

Sommer: Sanfter Rosarot- oder Erdbeerton, der sich wiederum im Farbspektrum zwischen den Rot- und Pinktönen befindet.

Herbst: Mokka oder ein bräunlicher, gedämpfter Pfirsichton für Ihre helleren Farben sowie für die Rottöne Ihrer Palette.

Frühling: Ein zarter Lachston, nicht zu pinkfarben und nicht zu orange, der zu Ihren gesamten Garderobenfarben paßt.

Um sicherzugehen, daß Ihr Nagellack frisch bleibt und sich gut verteilen läßt, müssen Sie ein paar Vorkehrungen treffen. Achten Sie darauf, daß der Nagellack an einem nicht zu heißen Platz steht, sonst verdickt die Flüssigkeit; außerdem ist Nagellack besonders feuergefährlich. Am längsten hält er sich im Kühlschrank!

Wenn Nagellack zu dick aufgetragen wird und man ihn zwischen den verschiedenen Schichten nicht lange genug antrocknen läßt, neigt er zu Bläschenbildung. Das ist auch der Fall, wenn er bei Wind oder in der Sonne oder zu dicht an einer Hitzequelle aufgetragen wird oder wenn die Nagellackflüssigkeit zu alt oder zu dick ist. Es gibt Lackverdünner zu kaufen für den Fall, daß sich einer Ihrer Lieblingslacke verdickt hat. Versuchen Sie nicht, diesen mit Nagellackentferner zu verdünnen. Die Zutaten dieser beiden Produkte sind grundverschieden, und Nagellackentferner ist für diesen Zweck ungeeignet.

PRODUKTE FÜR DIE NAGELPFLEGE

Für eine haltbare Maniküre brauchen Sie die richtigen Instrumente und Pflegeprodukte. Wenn Sie diese nicht bereits besitzen, finden Sie sie in den meisten Drogerien. Sie werden später feststellen, wofür Sie die betreffenden Produkte benötigen, wenn wir den Ablauf einer perfekten Maniküre Schritt für Schritt besprechen.

Nagellackentferner: Es gibt Nagellackentferner in Flaschen, die vor dem Gebrauch auf einen Wattebausch geträufelt werden, und mit Schwammaterial gefüllte Tiegel, in die man die Finger steckt, wobei die Nägel gegen den Schwamm reiben. Hierfür empfehle ich Ihnen ein Produkt ohne Aceton. Aceton hat eine austrocknende Wirkung auf die Nägel.

Wattebällchen: Es gibt sie in zwei Größen, wobei die dickeren Exemplare zum Entfernen von Nagellack praktischer sind.

Sandblatt- oder Diamantfeile: Nagelfeilen bringen Ihre Nägel in Form, ohne dabei die Länge zu verändern. Die Sandblattfeile hat eine rauhe und eine glattere Seite. Sie besteht aus Holzfasern und nutzt sich mit der Zeit ab. Die aus Metall gearbeitete Diamantfeile hält länger, feilt die Nägel aber nicht so glatt.

Flüssiger Nagelhautentferner: Nagelhautentferner weicht die Haut um die Nägel herum auf und hilft beim Abtragen der abgestorbenen Hautpartikel.

Nagelhautschieber: An einem Ende läuft der Nagelhautschieber spitz zu, am anderen Ende ist er flach. Ursprünglich wurden Nagelhautschieber aus dem Holz der Orangenbäume hergestellt. Sie werden dazu benutzt, die Nagelhaut zurückkzuschieben, greifen dabei aber nicht das Nagelbett an, welches einen Teil des Nährbodens für den Nagel ausmacht. Ein angegriffenes Nagelbett kann die Ursache für einen unruhigen, unregelmäßigen Nagelwuchs sein.

Unterlack und Decklack: Beide Lacke sind wichtig; jeder erfüllt einen ganz besonderen Zweck. Durch den Unterlack haftet der anschließende Farblack besser, wobei der Decklack ihn unanfälliger macht und bewirkt, daß die Farbe nicht so schnell absplittert.

Nagellack: Nagellack gibt es in Creme- oder Perlmuttausführung. Beide sind gut; der Cremelack paßt besser ins Büro. Ein qualitativ hochwertiges Produkt hält fünf bis sieben Tage.

Reichhaltige Handcreme: Für Ihre Maniküre brauchen Sie eine besonders reichhaltige Hand- oder Körperlotion. Sogar Ihre bevorzugte Feuchtigkeitscreme können sie zu diesem Zweck verwenden.

Nagelhautcreme: Nagelhautcreme ist von dickerer Konsistenz als Handcreme. Wenn Sie sie jeden Abend auf ihre Nagelhaut auftragen, sieht diese glatt und gepflegt aus, und Ihre Maniküre hält besser.

Nagelhautschere: Eine Nagelhautschere braucht man zum Abschneiden von Niednägeln und ausgefransten Nagelhautteilchen. Es gibt sie in der herkömmlichen Scherenform oder als Clip. Nehmen Sie das, womit Sie am besten zurechtkommen, doch kaufen Sie sich ein möglichst hochwertiges Produkt. Wenn sie im unten beschriebenen Sinn benutzt werden, können Sie so manch schmerzlicher Nagelbettentzündung vorbeugen.

DIE PERFEKTE MANIKÜRE

Nun wird es Zeit, das Telefon zu verstecken, etwas Musik anzumachen und danach zu trachten, daß auch die Hände mit Ihrem «Color-Me-Beautiful»-Image mithalten können!

1. Oben aufgelistete Utensilien sowie folgende Utensilien sollten griffbereit vor Ihnen liegen:
● eine Schüssel mit warmem Seifenwasser
● eine Schüssel mit warmem, klarem Wasser
● zwei kleine Handtücher.

Eines der Handtücher breiten Sie vor sich auf dem Tisch aus. Darauf legen Sie Ihre anderen Maniküresachen.

2. Entfernen Sie Ihren alten Nagellack. Beträufeln Sie einen Wattebausch mit Nagellackentferner und wischen Sie alle Spuren der alten Farbe ab; vergessen Sie dabei nicht die Gegend um Ihre Nagelhaut herum. Auch wenn Sie keinen Nagellack tragen, sollten Sie diesen Schritt nicht auslassen, um sämtliche Fett- oder Cremereste zu entfernen.

3. Bringen Sie die Nägel nun mit Ihrer Sandblatt- oder Diamantfeile in Form. Es ist wichtig, sie in trockenem Zustand zu feilen, da nasse Nägel viel weicher sind und sehr leicht beschädigt werden können. Feilen Sie immer von der Außenseite des Nagels zur Mitte hin, und vermeiden Sie ein Hin- und Hersägen, da dies die Nägel

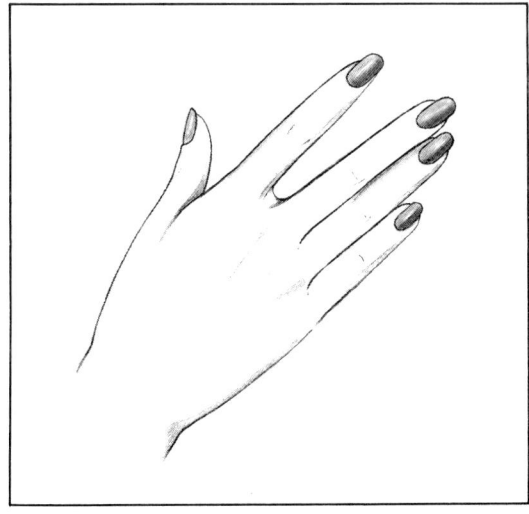

Richten Sie sich beim Feilen Ihrer Nägel nach der Form Ihrer Fingerspitzen, die eher oval als zu spitz oder eckig ausfällt.

schwächen kann. Achten Sie darauf, an den Seiten nicht die Nagelhaut anzufeilen. Die Form der Nägel richtet sich vor allem nach der
Kontur Ihrer Fingerspitzen und sollte nicht zu spitz oder eckig ausfallen.

4. Weichen Sie Ihre Nägel drei Minuten lang in warmem Seifenwasser ein, um die Nagelhaut zu erweichen und Schmutzteilchen,
die sich eventuell unter den Nagelspitzen festgesetzt haben, zu lö-
sen. Sie entfernen diese mit dem spitzen Ende Ihres Nagelhautschiebers. Danach benutzen Sie Ihr bereitliegendes Handtuch zum
Trocknen der Hände.

5. Nun wird der Nagelhautentferner entsprechend den Vor-
schriften auf der Flasche aufgetragen. Lassen Sie diesen drei bis fünf
Minuten einwirken. Danach tauchen Sie die Nägel noch einmal
kurz in die Seifenlauge und massieren sie solange, bis alle Rückstände entfernt sind. Nun werden die Nägel im warmen, klaren
Wasser abgespült und gut abgetrocknet, wobei Sie mit dem Handtuch noch einmal sanft die Nagelhaut zurückschieben können.

6. Bevor Sie mit der Maniküre weitermachen, umspannen oder
umwickeln Sie das Endstück Ihres Nagelhautschiebers mit einem
kleinen Stückchen Baumwollstoff. Später können Sie Nagellackentferner daraufgeben und so auf die Nagelhaut gelangte Nagellack-
farbe entfernen. (Ein Wattebausch ist für diesen Zweck zu fusselig.)

7. Bei Niednägeln oder einer fransigen Nagelhaut werden ausschließlich die Stümpfe abgeknipst. Sonst darf die Nagelhaut nicht
beschnitten werden, da sie als Folge davon immer rauh und zerklüf-
tet aussieht.

8. Tragen Sie einen Grundlack auf. Das ist ein wichtiger Schritt.
Grundlack bewirkt, daß der Nagellack besser haftet, sich gefälliger
auftragen läßt und die Nägel nicht verfärbt. Von dieser Vorkehrung
kann es abhängen, wie lange Ihre Maniküre hält! Der Grundlack

bleibt in seiner Konsistenz leicht klebrig und glänzt nicht. Diese Grundschicht wird in drei Strichen, einem in der Mitte und zwei seitlich davon, vom Nagelfalz an bis zur Spitze aufgetragen. Viele kleine Striche oder ein Überpinseln einer bereits mit Lack bedeckten Fläche lassen den Nagel «klumpig» aussehen und verzögern die Trockenzeit. Lassen Sie den Grundlack eine Minute antrocknen. Wenn Ihre Nägel Rillen aufweisen, tragen Sie noch eine zweite Schicht Unterlack auf.

9. Der Nagellack wird ebenfalls nach der «Dreistrichmethode» aufgetragen. Die erste Schicht soll drei Minuten antrocknen, die zweite fünf. Falls etwas von dem Lack auf die Nagelhaut gelangt, wischen Sie diese Patzer mit dem mit Nagellackentferner befeuchteten Nagelhautschieber vorsichtig ab.

10. Auch der Decklack, der die Nagelspitze mit einer Schutzschicht umhüllt, wird nach der «Dreistrichmethode» aufgetragen. Dieser Decklack soll mindestens eine Viertelstunde trocknen. In diesem Fall lautet die Devise: je länger, desto besser! Wenn Sie sich also eine halbe Stunde Zeit nehmen können, ist das ausgezeichnet! (Um den Trocknungsprozeß zu beschleunigen, können Sie es auch einmal mit einem dieser «schnelltrocknenden» Nagellackprodukte probieren.) Um sicherzugehen, daß Ihre Maniküre so lange wie möglich hält, sollten Sie diesen Schritt jeden Tag wiederholen.

11. Wenn Ihre Nägel völlig trocken sind, massieren Sie eine reichhaltige Handcreme in Ihre Hände ein. Die Handrücken produzieren von sich aus kein Fett, also benötigen Sie dort und um die Nagelhaut herum besonders viel Creme. Abends wird in jeden Nagel etwas Nagelhautcreme einmassiert. Halten Sie die Creme gleich neben dem Bett griffbereit, so daß das Eincremen zur Routine wird. Dieser Vorgang dauert nur ein paar Sekunden; dafür bleibt Ihre Nagelhaut glatt und schön. Das fühlt sich nicht nur besser an, sondern sieht auch attraktiver aus, und außerdem sparen Sie Zeit bei Ihrer nächsten Maniküre.

BESONDERE NAGELPROBLEME

Einige von uns haben mit ihren Fingernägeln Glück — diese wachsen wie Unkraut und brechen scheinbar nie ab. Bei anderen Frauen splittern oder brechen sie hingegen leicht und sind schwieriger in den Griff zu kriegen. Doch von Zeit zu Zeit haben wir alle mit unseren Nägeln zu kämpfen. Folgende Nagelprobleme kommen am häufigsten vor, und folgendes können Sie dagegen tun:

Vergilbte Nägel: Chemikalien, die zum Entwickeln von fotografischen Arbeiten benutzt werden, sowie lokal aufgetragene Medikamente und dunklere Nagellacke können die Nägel gelb färben. Benutzen Sie also beim Umgang mit Chemikalien immer Handschuhe, waschen Sie Ihre Hände, nachdem diese mit Salben in Berührung gekommen sind, und benutzen Sie immer einen Unterlack, bevor Sie Ihren eigentlichen Nagellack auftragen. Die gelben Verfärbungen lassen sich zum Teil entfernen, indem Sie Ihre Nägel einige Minuten lang in Zitronensaft tauchen.

Nägel, die abbrechen, sich häuten oder einreißen: Diese Probleme können erblich bedingt sein oder durch eine Schädigung des Nagelbettes oder des Gewebes hervorgerufen werden. Achten Sie besonders darauf, das Gewebe um den Nagel herum beim Schneiden von Niednägeln nicht zu verletzen. Auch ein übertriebenes Feilen an den Seiten der Nägel kann sie schwächen; daher sollten Sie diese eher etwas eckig feilen. So werden die Seiten widerstandsfähiger. Ständiger Kontakt mit Wasser, ein trockenes Klima, Seifenmittel oder andere Chemikalien können die Ursache für spröde Nägel sein. Der Gebrauch von Gummihandschuhen bei den gröbsten Arbeiten und einer guten, feuchtigkeitsspendenden Handcreme lohnt sich. Bei bereits rauhen, strapazierten Händen sollten Sie abends eine besonders reichhaltige Nagelhautcreme auftragen oder Babyöl oder Vaseline in Ihre Hände und Nagelhautflächen einmassieren. Dann streifen Sie sich ein Paar Handschuhe über, die man zu kosmetischen Zwecken benutzt (gibt es in Drogerien) und behalten diese die ganze

Nacht über an. Die Fettcreme sowie die Wärme Ihres Körpers bewirken, daß Ihre Hände, die Nägel und die Nagelhaut glatt und geschmeidig werden.

Zusätzlich empfiehlt sich bei Problemnägeln die Anwendung eines Speziallacks, der «Nagelhärter» genannt wird. Meistens wird dieses Produkt zusammen mit einem speziellen Unter- und Decklack angeboten; es scheint wirklich zu helfen.

Fingernägel dürfen nicht als Schraubenzieher, Büchsenöffner oder Topfreiniger mißbraucht werden!

Rillen oder eigenartige Verfärbungen: Querrillen im Nagel können nachträglich eine zurückliegende, vornehmlich fieberhafte Erkrankung oder eine Nagelbettentzündung anzeigen; mit der Zeit wachsen sie sich aus. Senkrecht verlaufende Rillen sind erblich bedingt, treten aber auch mit zunehmendem Alter auf. Sanftes Bürsten, ein Rillenfüller in Flüssigform und ein oder zwei Schichten Grundlack sind hilfreich beim Ausgleichen der Nageloberfläche. Farbveränderungen des Nagelbildes können ebenfalls ein Hinweis auf den Gesundheitszustand sein. Bei hellhäutigen Menschen entspricht die Farbe der Haut unter den Nägeln dem Handrücken, bei dunkelhäutigen der Handinnenfläche. Blutarmut kann eine Weißfärbung der Nägel verursachen, bei Herz- oder Lungenkranken können sie dagegen blau erscheinen. Sind Ihre Nägel teils rosa, teils weiß? Das könnte auf eine Erkrankung der Nieren hindeuten. Wenn Ihnen an Ihren Nägeln eine Veränderung auffällt, konsultieren Sie Ihren Arzt.

Nägelkauen: Diese Gewohnheit läßt sich nur mit Mühe abgewöhnen, da man sich seiner Unart überhaupt nicht bewußt ist. Eine wirkungsvolle Vorkehrung besteht darin, Hände und Nagelhaut immer möglichst glatt und geschmeidig zu halten, ohne verführerische rauhe Kanten oder Niednägel. Eine Freundin von mir, die eine nägelkauende Tochter im Teenageralter hat, spendierte ihr so lange eine wöchentliche Maniküre, bis die Nägel herausgewachsen waren. Das klappte! Die Maniküren bewirkten nicht nur eine saubere, glattere Nagelpartie, sondern ein anziehenderes Aussehen ihrer Hände überhaupt.

Falsche Nägel bieten ebenfalls einen guten Schutz vor Ihren Zähnen und lassen die Hände auf Anhieb besser aussehen, aber ein Haken ist dabei: Beim Ablösen der Kunstnägel wird manchmal etwas von Ihrer natürlichen Nagelsubstanz mit abgetragen, und Ihre Nägel sind dann schwächer denn je. Wenn Sie sich für falsche Fingernägel entscheiden, kaufen Sie sich auf jeden Fall den dazu passenden Nagellackentferner, der den Klebstoff beim Abnehmen der Nägel vorschriftsmäßig löst — und dabei nicht gleich Ihren Nagel mitnimmt.

Ideal wäre es, wenn Sie einmal in der Woche einen bestimmten Zeitpunkt für Ihre Maniküre festsetzen könnten, beispielsweise während einer Ihrer bevorzugten Fernsehsendungen. Mit einer gut gepflegten Nagelhaut brauchen Sie dazu eine halbe Stunde. Aus eigener Erfahrung weiß ich, daß optimal gepflegte Hände und Fingernägel das Wohlbefinden stets positiv beeinflussen.

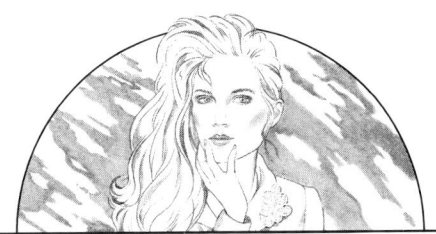

Kapitel 15

Haare

In meinen Make-up-Seminaren taucht unweigerlich die Frage nach der Frisur auf, was ohne Zweifel ein Thema von grundlegender Wichtigkeit ist. Die meisten Frauen fühlen sich nicht wohl, wenn etwas mit ihren Haaren nicht stimmt. Da kann auch ein gutes Make-up nichts ausrichten.

Zwei Dinge sind für unsere Haare ausschlaggebend: Farbe und Schnitt. Beides ist wichtig, aber aus verschiedenen Gründen. Der Farbton Ihrer Haare sollte zu Ihrer Haut und Ihrer Augenfarbe passen. Der Schnitt schafft Ausgewogenheit und Stil.

FARBE

Von Natur aus harmoniert der Farbton unserer Haare mit unserem Kolorit. Für viele von uns ist darum unsere echte Haarfarbe die beste. Etliche Frauen jedoch möchten ihre grauen Haare abdecken, ihr jugendliches Blond bewahren oder ihre natürliche Haarfarbe etwas auffrischen.

Zur Auffrischung ihrer Haare wählen Sie stets einen zu Ihrer Haut passenden Farbton. Gehen Sie dabei immer von Ihrer natürlichen Haarfarbe aus. Wird diese allzu kraß verändert, wirkt dies sich unvorteilhaft auf Ihren Hautton aus. Eine falsche Haarfarbe beißt sich mit Ihrem Gesicht genauso wie falsche Make-up-Farben. Ihr Teint sieht dann unter Umständen unklar, gelblich oder sogar schmuddelig aus.

Den Blondton Ihrer Kindheit zu erhalten oder graue Haare abzudecken ist nicht schwer, wenn Sie Ihre Jahreszeit kennen und immer von Ihrer natürlichen Haarfarbe ausgehen. Es gibt eine große Auswahl von Haarfärbeprodukten auf dem Markt, angefangen von herauswaschbaren Tönungen bis hin zu den dauerhaften Färbungen. Folgende Arten sind am gebräuchlichsten:

Herauswaschbare Farbe: Schaumtönungen oder Tönungsshampoos enthalten kein H_2O_2 (Wasserstoffsuperoxyd), Ammoniak oder andere chemische Substanzen, die in den Haarschaft eindringen, sondern mit Wasser gemischte Pigmentstoffe, die sich von außen um das einzelne Haar legen. Diese leichten Tönungen eignen sich besonders für eine subtile Farbgebung für nur einen begrenzten Zeitraum. Sie lassen sich schnell wieder herauswaschen — oder sogar herausbürsten. Diese Produkte eigenen sich nicht zum unmittelbaren Gebrauch nach einer Dauerwelle oder einem anderen chemischen Vorgang, da das dadurch porös gewordene Haar die Tönung unnatürlich stark annimmt.

Allmählich herauswaschbare Farbe: Diese Tönungsprodukte enthalten ganz wenig oder gar keinen H_2O_2 und umhüllen den äußeren Haarschaft mit einer wachs- und pigmentartigen Lotion. Allmählich läßt sich auch diese Tönung wieder aus dem Haar waschen. Der Vorteil dieser Produkte liegt darin, daß die eigenen Farbpigmente des Haares nicht herausgezogen werden und rote oder gelbe Farbpigmente zum Vorschein kommen, was bei den kühlen Jahreszeiten, also dem Sommer- und Wintertypen nicht angebracht ist, da in dem Fall keine Rottöne erwünscht sind. Der Nachteil ist, daß sie nicht so lange wie eine dauerhafte Färbung halten.

Dauerhafte Farbe: Diese Produkte enthalten Wasserstoffsuperoxyd oder andere Chemikalien, die in den Haarschaft eindringen und die natürliche Haarfarbe effektiv verändern. Die chemischen Zusätze bewirken, daß die Farbpigmente vom Haar abgezogen werden. Je nach Länge der Einwirkzeit durchlaufen die Haare verschiedene Farbstufen, angefangen von Schwarz oder Braun über Dunkelrot, Orangerot, Orange, Messinggold, Gelbgold, Gelb, Blaßgelb bis hin zu Weiß.

Nach der aufhellenden Wirkung des Wasserstoffsuperoxyds wird dann die neue Pigmentfarbe ins Haar geschleust. Oftmals vollziehen sich der Aufhellungsprozeß und die Pigmentanlagerung in einem Arbeitsschritt. Silberblonde Strähnchen einzufärben ist jedoch ein Zweiphasenprozeß. Zuerst müssen den Haaren bis zur Blaßgelbstufe ihre natürlichen Farbpigmente entzogen werden. Danach wird der gewünschte Blondton aufgetragen. Strähnchen oder Glanzlichter (Highlights) werden in einem Arbeitsgang angefertigt. Das Haar wird einfach bis zur gewünschten Stufe aufgehellt und so gelassen. «Pearlizing» ist ein Strähnchenverfahren, bei dem bestimmte Haarsträhnen so stark aufgehellt werden, bis sie ganz weiß sind. Das ist sehr wirkungsvoll für Blondinen, die sich einen «perlblonden» Effekt wünschen und für dunkelhaarige Winterfrauen, die ihren Pony mit einem «Schuß» Weiß beleben wollen.

Einige der dauerhaften Färbeprodukte enthalten mehr Wasserstoffsuperoxyd und dafür weniger Pigmentstoffe, während es sich bei anderen Marken genau entgegengesetzt verhält. Die Haarfarben, bei denen der Anteil an Wasserstoffsuperoxyd überwiegt, bringen oft Rotpigmente zum Vorschein und eignen sich daher für Herbst- und Frühlings- sowie für blonde Sommervertreter. Die kühlen Jahreszeiten sind mit einem Produkt mit geringeren H_2O_2-Anteilen und dafür höheren Pigmentzusätzen besser bedient.

Der Vorteil der dauerhaft im Haar verbleibenden Färbungen liegt in Ihrer lang anhaltenden Wirkung. Nach ein paar Wochen jedoch oxidiert das Haar, und allmählich kommen dann die aufgehellten, rötlichen Haare zum Vorschein. Das ist ein Problem für die kühlen Jahreszeiten, die Rot- oder Goldtöne vermeiden sollten.

Wenn Sie sich an obige Informationen halten und wissen, was Ihnen am besten steht, dürfte es Ihnen und Ihrem Friseur nicht schwerfallen, eine für Sie optimale Lösung zu finden. Auf folgenden Seiten werden Sie alles über die für Ihre Jahreszeit perfekten Haarfarben erfahren. Ganz gleich, ob Sie graue Haare abdecken oder blonde erhalten möchten oder einfach nur Ihre natürliche Haarfarbe auffrischen wollen, immer ist der richtige Farbton das Geheimnis für ein gelungenes Ergebnis. Ich habe schon oft miterlebt, wie lediglich eine minimale farbliche Veränderung der Haarfarbe das Aussehen einer Frau aufs beeindruckendste verändert hat!

WINTER

Winterhaare sind in der Regel braun oder schwarz. Vertreter dieses Typs sehen mit ihren dunklen Haaren sehr gut aus, da diese ihnen den für sie so schmeichelhaften Kontrast verleihen. Am besten beläßt also eine Winterfrau ihre Haare im Naturzustand. Niemals sollte sie zu roten oder blonden Farben greifen, da diese nicht zu ihrem Teint und auch nicht zur Kleidung passen. Ab und zu trifft man auf einen von Natur aus platinblonden Wintertyp — eine auffällige Erscheinung —, der so geboren wurde und dessen Haare auch im Erwachsenenalter nicht nachgedunkelt sind. Man sollte jedoch nicht versuchen, sich die Haare platinblond zu färben, da das Ganze dann einen unnatürlichen Eindruck macht; außerdem wird sehr schnell ein dunkler Ansatz sichtbar.

Möchte ein Wintertyp unbedingt rote Haare haben, eignet sich eine Farbspülung in einem lila- oder auberginefarbenen Ton eher für ihn als eine orangefarbene Tönung. Ein zarter purpurfarbener Schimmer hingegen paßt zum Teint des Wintertyps. Oft sieht es auch gut aus, wenn die Winterfrau ihre Haare etwas dunkler tönt, was ihren ohnehin kontrastreichen Typ noch intensiviert. Aber vor Übertreibungen muß gewarnt werden, sonst ist der Gesamteindruck zu hart. Pflanzliche Färbeprodukte wie farbloses oder schwarzes Henna oder ein Aubergineton können attraktiv aussehen, da dadurch das Haar Glanz und Tiefe bekommt, die Haare dabei aber ihren kühlen Farbschimmer wahren.

Wenn Ihre Haare nach einer Dauerwelle einen orangefarbenen Stich annehmen, müssen Sie sie eventuell wieder braun einfärben, weil Sie einen kühleren Ton für Ihren Typ brauchen. Bei nicht übermäßig strapazierten Haaren ist eine herauswaschbare Intensivtönung zu empfehlen oder eine dauerhafte Haarfarbe mit einem geringen Anteil an Wasserstoffsuperoxyd.

Strähnchen sind für den Wintertyp ungeeignet. Silberblonde Strähnchen trüben das Aussehen der Winterfrau und lassen sie grauer und älter aussehen. Das H_2O_2, welches beim Aufhellungsprozeß für die Strähnchen benutzt wird, bringt orange- oder goldfarbene Lichter zum Vorschein, die mit der Haut des Wintertyps nicht harmonieren. Aufsehenerregend sieht es bei einem schwarzhaarigen Wintertyp aus, wenn dieser eine dicke Haarsträhne aus den Ponyhaaren ganz weiß aufhellen läßt *(pearlizing)*. Wenn Sie hierbei aber nur einen Blondton erzielen können, vergessen Sie das Ganze. Das Ergebnis ist dann unbefriedigend.

Auch beim Abdecken grauer Haare sollte die Winterfrau Rottöne meiden. Halten Sie stets nach kühlen, aschigen Produkten Ausschau und nicht nach warmen, goldenen. Zum Abdecken eines nur geringen Grauanteils im Haar eignen sich die etwas intensiveren Tönungsprodukte ohne Wasserstoffsuperoxyd. Diese sollten etwa einen Ton heller als Ihre natürliche Haarfarbe sein, sonst werden die braunen Haare ebenfalls dunkler, und insgesamt sehen Ihre Haare dann zu dunkel aus. Sind Sie erst einmal so gut wie vollständig ergraut, benutzen Sie eine im Haar verbleibende Farbe, am besten eine mit hohem Pigmentanteil, die dem Originalton Ihrer Haare so ähnlich wie möglich sein sollte. Waren Sie früher von Natur aus schwarzhaarig, sollten Sie nun jedoch auf Dunkelbraun umsteigen; künstliche schwarze Haarfarbe wirkt an jedem zu streng. Um beim Färben einen weicheren Effekt zu erzielen, empfiehlt es sich, ein paar Haare grau zu lassen. Der Friseur wickelt in diesem Fall ein paar graue Strähnchen in Alufolie ein, die dann nicht mitbehandelt werden. Die grauen Haare des Wintertyps sind oft silberfarben, silbern gesträhnt oder schneeweiß. Das kann so attraktiv aussehen, daß Sie mit großer Wahrscheinlichkeit Ihre Naturfarbe beibehalten wollen.

SOMMER

Ein Sommertyp sollte — wie die Winterfrauen — nach Aschtönen im Haar trachten und rote Schattierungen vermeiden. Obwohl bei einigen brünetten Sommertypen rote Glanzlichter in den Haaren zu sehen sind, fallen diese eher in den purpurroten als in den orangefarbenen Bereich. Wie beim Wintertyp ist auch hier die brünette Sommerfrau gut beraten, ihre Haare so zu lassen, wie sie sind. Der schöne Aschton (den sie selber oft als mausfarben bezeichnet) paßt einfach großartig zu den kühlen Tönen ihrer Garderoben- und Make-up-Palette. Wenn sie ihre Haare unbedingt rötlich tönen will, sollte sie höchstens einen unauffälligen Aubergineton ohne jede Spur von Orange benutzen.

Viele Sommerfrauen, die als Teenager blond waren, möchten es auch später gerne bleiben. An diesen Typen werden blonde Haare immer sehr gut aussehen, da sie einen «blonden» Teint haben und keine dunklen Haare als Kontrast brauchen. Wählen Sie einen Blondton in Blaßbeige oder Aschblond, aber übertreiben Sie es mit dem Mattieren nicht, sonst wird Ihr Haar aschgrün. Ihr Blond darf ruhig in den gelblichen Bereich gehen, nur sollte man allzu goldene oder messingfarbene Nuancen meiden. Frauen mit hellbraunen Haaren können sich silberblonde Strähnchen einfärben lassen, so daß ein blonder Gesamteindruck entsteht. Zu dem Zweck werden Ihre Haare bis zum blaßgelben Bereich hinauf blondiert; danach wird auf die aufgehellten Strähnen ein zartbeiger-, champagner- oder aschfarbener Blondton aufgetragen.

Verstärken Sie den Blondton nicht allzu stark, so daß noch etwas Kontrast zwischen Ihrem Haut- und Ihrem Haarton bestehenbleibt, sonst wirkt Ihr Gesicht zu blaß. Wenn Sie von Natur aus hellblond sind, paßt auch Ihr Hautton zu Ihrer Haarfarbe. Sind Ihre Haare jedoch hellbraun, muß Ihre Haut einen Kontrast dazu bilden, also wählen Sie in dem Fall einen dunkleren Blondton, oder lassen Sie einen Teil der Haare in ihrem natürlichen Braun. Sie vermischen sich dann mit den blonden Haaren, was ausdrucksvoller aussieht.

Sommerhaare verwandeln sich beim Ergrauen meistens in einen gedämpften Silber- oder Blaugrauton oder werden perlweiß. Eine brünette Sommerfrau mit beginnendem Grau in den Haaren kann sich einfach ihren ursprünglichen Braunton einfärben lassen oder auch eine Nuance heller gehen. Um einen geringen Grauanteil abzudecken, benutzen Sie eine herauswaschbare Intensivtönung in Hellbraun. Bei überwiegend grauen Haaren verhilft eine dauerhafte Färbung zu einem naturgetreueren und länger andauernden Ton in den Haaren. Wie bei den Wintervertretern empfiehlt es sich, rote oder goldene Schattierungen zu vermeiden und nach Aschtönen Ausschau zu halten. Farbbezeichnungen wie «Asch-», «Beige-», oder «Champagnerblond», alles kühle Töne, sind in Ihrem Fall angebracht. Vermeiden Sie Aufschriften wie «Flachs-», «Honig-», «Gold-» oder «Rotblond», also die warmen Töne. Falls Sie früher blond waren, können Sie die grauen Haare bis zum blaßgelben Stadium aufhellen und danach einen Blondton auftragen. Oder versuchen Sie es mit dunklen Strähnchen: Ein Teil der grauen Haare wird hellbraun gefärbt und der Rest so gelassen, wie er ist. Haben Ihre Haare einen perlweißen Schimmer angenommen, lassen Sie sie entweder in ihrem natürlichen Zustand, oder decken Sie sie mit einer champagnerfarbenen oder aschblonden Tönung ab.

Einige Sommerhaare nehmen, wenn sie grau werden, einen gesträhnten «Pfeffer-und-Salz-Look», wie man ihn auch bei den Wintertypen findet, an. Wenn Sie zu den Glücklichen gehören, sollten Sie Ihre Haarfarbe nicht verändern. Die Natur hat Ihnen diese edel aussehenden Strähnen geschenkt, die für so viele Frauen erstrebenswert sind. Andere völlig ergraute Sommerhaare wirken wie von einem zarten Blaustich überhaucht. Auch diese Haarfarbe ist schön, so wie sie ist.

HERBST

Die Herbstfrau kann sich freuen. Da ihr warme Haarfarben ausgezeichnet stehen, kann das Färben für sie ein Vergnügen sein. Haare von Herbstfrauen, ob blond, brünett oder rothaarig, enthalten fast immer rote, kupferfarbene oder goldene Lichter. Die Tatsache, daß Haarfärbeprodukte Rot- oder Goldtöne verstärkt zum Vorschein bringen, ist für die Herbstvertreter kein Problem. Warme Haarfarben in «Honig», «Gold», «Rot», oder «Kupfer» sind für sie richtig. Aschschattierungen oder alle kühlen Töne sind zu vermeiden. Der brünette Herbsttyp kann seine Haare lassen, wie sie sind, oder mit Farbspülungen oder Tönungsprodukten auf pflanzlicher Basis ein paar rote Glanzlichter zum Vorschein bringen. Bei Bedarf können Sie sich auch in einen «richtigen» Rotschopf verwandeln. Ich kenne mehrere Herbstfrauen, die früher fast schwarzhaarig waren und sich dann, als sie grau wurden, die Haare rot färbten, was ihnen sogar noch besser stand als ihr dunkler Naturton!

Herbstvertreterinnen mit roten oder kastanienbraunen Haaren können ihren Naturton vertiefen und so den rötlichen Schimmer ihrer Haare verstärkt zum Ausdruck bringen oder sie mit roten oder goldenen Strähnchen beleben.

Es gibt Färbetechniken, bei denen die Haare in mehreren Abstufungen in verschiedene Töne eingefärbt werden, was an den Vertreterinnen der warmen Jahreszeit mitunter wunderbar aussieht. Der Friseur hellt dann bestimmte Partien des Haares im Kupfer-, Rot-, und Goldbereich unterschiedlich stark auf.

Eingefärbte blonde Strähnchen stehen Ihnen sehr gut; aufgrund der im Naturton verbliebenen dunkelblonden oder hellgoldbraunen Haare wird der benötigte Kontrast beibehalten, was ausdrucksvoller aussieht. Blonde, breitere Strähnchen in den Haaren stehen dem Herbsttyp besser als ganz dünne, silberblonde Strähnchen. Der erste Strähnchentyp ist lebhafter und auf den Originalton des Haares abgestimmt, während mit den feinen Silbersträhnchen ein gleichmäßiger Kontrasteffekt erzielt wird. Blonde Herbstfrauen brauchen satte Töne, um nicht zu blaß auszusehen. Ihr Friseur kann Ihnen die Haare höchstens bis zur goldenen oder messingfarbenen Stufe aufhellen, nicht heller. Blonde Herbsthaare müssen goldfarben glänzen.

Ergraute Herbsthaare tendieren leicht in den gelblichen oder cremefarbenen Bereich. Waren Sie früher blond, werden Ihre grauen Haare ebenfalls blond aussehen und brauchen wirklich nicht mit Farbe abgedeckt zu werden. Nur wenn sie richtig grau wirken und Ihnen der Farbton nicht gefällt oder Sie sich einfach älter damit fühlen, färben Sie es wieder goldblond ein.

Rothaarige und brünette Herbstvertreterinnen sehen besser aus, wenn sie ihre Haare während des Ergrauungsprozesses abdecken. Das ist eine unkomplizierte Angelegenheit, weil ihnen alle Töne gut stehen. Bei der Wahl Ihrer Farbe sollte diese immer einen Ton heller als Ihr eigenes Rot oder Braun sein. Verleihen Sie Ihren Haaren Eleganz und modischen Pfiff, indem Sie eine oder zwei Strähnen an den Pony- und Schläfenhaaren grau lassen; zudem wirken Ihre Gesichtszüge dadurch weicher. Sind Ihre Haare erst einmal stark ergraut, kann ihr gedämpfter, rauchiger Ton durchaus attraktiv sein, vor allem harmoniert er wunderbar mit allen warmen Farben Ihrer Kleidung.

Cremeweiße Haare können herrlich dramatisch aussehen. Färben Sie sie also höchstens, wenn Sie sich mit diesem Naturton älter fühlen. Dann aber sollten Sie lieber einen hellen Braunton wählen und kein Blond. Blonde Farbe kann hier zu zart und «frühlingshaft» wirken, und Ihr Typ verliert dadurch an Ausdruckskraft. Sie werden mit den Haarfarben eben ein wenig experimentieren müssen, bis Sie die beste Lösung gefunden haben.

FRÜHLING

Wie den Vertretern der Herbstpalette stehen einem Frühlingstyp warme Haarfarben. Auch hier ist es nicht schwer, zu einem gelungenen Tönungsergebnis zu gelangen, wobei an einer Frühlingsfrau der metallische Farbglanz der Herbstfarben zu grell aussieht. Ein Frühlingstyp muß nach zarten, warmen Farben streben.

Brünette und rothaarige Frühlingsfrauen machen mit ihrer Naturhaarfarbe einen großartigen Eindruck. Wenn Sie wollen, können Sie Ihre Haare auch leicht aufhellen. Gehen Sie nicht allzu stark ins Kupferfarbene, sonst sehen Sie eher wie ein Herbstvertreter aus. Ihre Haut benötigt zarte Farben, auch dann, wenn Sie von Natur aus dunkelhaarig sind. Tönungsprodukte auf pflanzlicher Basis oder Farbspülungen sind hier vorteilhaft, da sie dem Haar nur einen Hauch Farbe und viel Glanz verleihen. Zarte Glanzlichter hier und da verleihen dem Naturton schöne Reflexe. Ein Frühlingstyp sollte seine Haare nie dunkler färben, da er sonst zu streng wirkt.

Viele Frühlingsvertreter waren während ihrer Kindheit blond. Einigen von ihnen bleibt dieser helle Naturton ein ganzes Leben lang erhalten. Die meisten aber beginnen im Teenageralter allmählich nachzudunkeln. Wenn Ihr Gesicht etwas Kontrast braucht, lassen Sie Ihre Haare lieber dunkler, und lassen Sie sich, um einen blonden Effekt zu erzielen, nur ein paar Strähnchen einfärben. Wenn Sie jedoch einen «blonden» Teint haben, können Ihre Haare selbstverständlich auch insgesamt aufgehellt werden.

Um ein farbgerechtes «Frühlingsblond» zu erzielen, muß der Friseur die Haare über den messingfarbenen Bereich hinaus aufhellen, bis sie gelb oder blaßgelb aussehen. Danach wird eine Blondnuance aus dem Beige- oder hellen Goldbereich aufgetragen. Eine Frühlingsfrau sieht mit vollständig blondierten Haaren toll aus, da alles Helle, Klare gut zu ihrem Typ paßt. Etwas dickere, glänzende, blaßblonde Strähnchen stehen ihr auch gut, besonders wenn sie sich bei einem dunkleren Haaransatz die Mühe des regelmäßigen Nachfärbens (alle ein bis zwei Wochen) ersparen möchte. Feine, silberglänzende Strähnchen geben der Frühlingsfrau nicht genug Frische.

Graue Frühlingshaare schimmern oft in elfenbeinfarbenem oder rötlichem Licht. Viele hellhaarige Frühlingstypen wirken in der Tat eher blond, wenn sie ergrauen, da das Grau einen Gelbstich hat. Wenn Sie das Glück haben, zu diesen «Spätblonden» oder zu den elfenbeinfarbenen Weißschöpfen zu gehören, lassen Sie Ihre Haare, solange Sie sich wohl damit fühlen, in ihrem Naturzustand. Den Frühlingsvertreterinnen mit dunkelbraunen oder tiefroten Haaren wird empfohlen, ihre grauen Haare einzufärben. Zweitonhaarfarben sind für den Frühlingstyp unvorteilhaft. Erst im völlig ergrauten Zustand kehrt die lebhafte Frische wieder zurück.

Graue Haare werden, je nach Naturfarbe, mit einem sanften Goldblond-, Rot-, oder Hellbraunton abgedeckt. Wählen Sie bei leicht ergrauten Haaren eine Farbe, die eine Schattierung heller als Ihr eigener Naturton ausfällt. Es ist nicht gut, wenn die noch nicht ergrauten Haare durch die Tönung zu dunkel werden. Bei einem überwiegenden Grauanteil in den Haaren sollte die Haarfarbe dem Naturton ganz ähnlich sein, darf aber bei Bedarf auch heller ausfallen. Oft sehen ehemals dunkelhaarige Frühlingsfrauen nach dem Ergrauen mit blondgefärbten Haaren sehr ansprechend aus.

ALLE JAHRESZEITEN

Berücksichtigen Sie beim Färben Ihrer Haare immer die für Ihr Gesicht benötigte Kontraststärke. Trachten Sie danach, daß Ihr Gesicht durch eine zu helle Haarfarbe nicht zu blaß aussieht oder durch zu dunkel eingefärbte Haare nicht zu streng wirkt. Im Alter sollte der Haarton etwas gedämpfter ausfallen, jedoch dürfen dunkelhaarige Herbst- und Wintertypen ihre Haare höchstens ein oder zwei Töne heller als Ihre frühere Originalfarbe einfärben und nie zu blond werden. Herbst- und Winterfrauen brauchen Kontraste. Graue Haare sollten relativ kurz gehalten und mit einem flotten, akkuraten Schnitt aufgemöbelt werden. Mit langen, strähnigen, grauen Haaren läßt sich nun einmal nichts ausrichten. Lieber grau und chic als grau und alt!

DIE FÜR SIE RICHTIGE FRISUR

Ihre Frisur sagt viel über Sie aus. Sie teilt Ihren Mitmenschen mit, ob Sie eher lässig oder konservativ, elegant-raffiniert oder eher avantgardistisch angehaucht sind. Manchmal verrät Ihre Frisur auch Ihr Alter. Eine Frau, die ihre Haare immer noch im Stil der 50er Jahre trägt, verrät jedem, wann sie zur Schule ging!

Ein Haarschnitt muß flott und modern sein, und Sie sollten sich wohl damit fühlen. Einen neuen Grundschnitt und eine andere Föntechnik sollten Sie am besten von einem erstklassigen Friseur vornehmen lassen. Eventuell müssen Sie zwei bis drei Anläufe nehmen, bis Ihre Haare Ihren Wunschvorstellungen genau entsprechen. Informieren Sie den Friseur über Ihre Lebensgewohnheiten, Ihre Erfahrungen mit bestimmten Frisuren und darüber, wie geschickt Sie im Umgang mit Fön und Lockenwicklern sind. Stellen Sie sich auf die Beschaffenheit Ihrer Haare ein. Sind diese von feiner oder drahtiger Struktur? Kräuseln sie sich bei feuchtem Wetter? Haben Sie

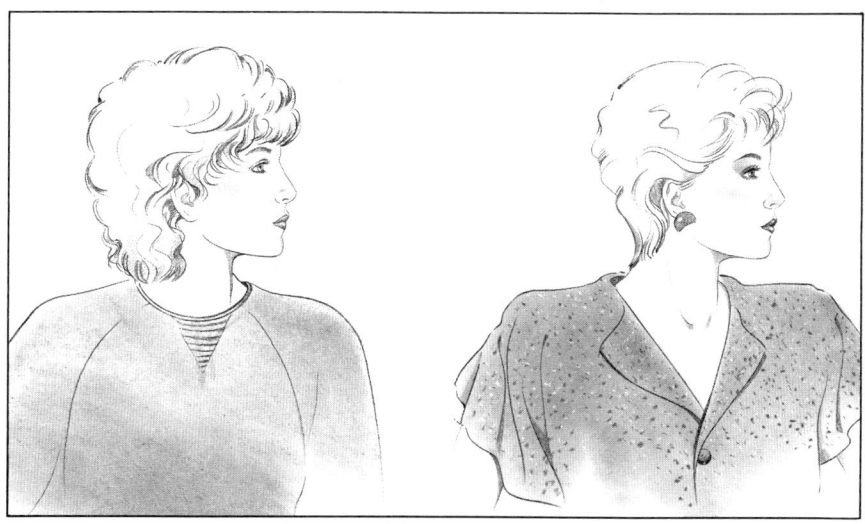

Falsch:
altmodischer, voluminöser Lockenkopf

Richtig:
aktueller Haarschnitt

Wirbel, die bei einem Kurzhaarschnitt Ihre Haare zu Berge stehen lassen?

Danach erklären Sie dem Friseur, wie Sie sich Ihre Frisur vorstellen. Benutzen Sie zur Veranschaulichung Ihrer Ideen Fotos aus Illustrierten. Vielleicht ist für Sie der Zeitpunkt gekommen, da Sie einmal einen etwas raffinierteren Stil ausprobieren wollen, oder Ihnen steht der Sinn einfach nach etwas Neuem. Ein flotter Schnitt muß sein. Wenn das Resultat einmal nicht so berauschend ausfällt, können Sie Ihre Frisur ja immer wieder ändern! Haare wachsen nach. Es macht einfach Spaß, auch einmal etwas anderes auszuprobieren, und oft bewirken nur kleine Veränderungen eine Riesenverwandlung! Ich erinnere mich an eine Kundin mit einem dauergewellten Lockenkopf, der nicht schlecht aussah, aber eine Spur matronenhaft wirkte. Der Friseur verlieh ihrem Haarstil wieder modischen Pfiff, indem er das Haar am Hinterkopf längenmäßig so gut wie nicht kürzte, aber durch Ausdünnen der Nackenhaare eine aktuellere Linienführung schuf.

DIE FRISUR IM VERHÄLTNIS ZUR GESICHTSFORM

Schließlich muß auch der Schnitt Ihres Gesichts bei der Frisurengebung mit berücksichtigt werden. Pappschablonen mit verschiedenen Gesichtsformen finde ich frustrierend und überhaupt nicht hilfreich. Die meisten Gesichter passen größenmäßig sowieso nicht in die ausgeschnittenen Formen hinein. Als Faustregel bei der Frisurengestaltung gilt, daß zwischen den schmalen und breiteren Gesichtspartien ein Ausgleich geschaffen wird und zudem individuelle Gesichtszüge betont werden.

AUSGEWOGENHEIT

Ein schmales Gesicht benötigt an den Seiten mehr Fülle. Eine besonders hohe Stirn sollte entweder von ein paar Ponyfransen oder von einem vom Seitenscheitel aus in die Stirn fallenden Schrägpony oder

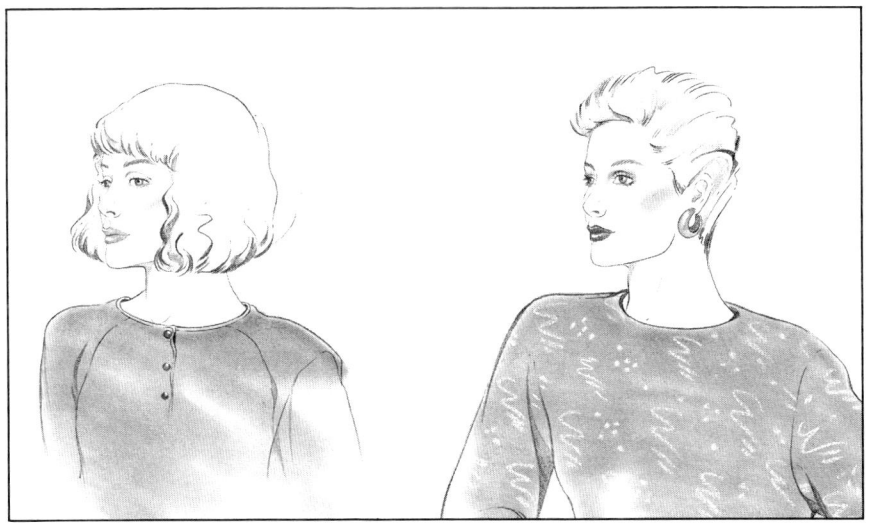

Falsch:
Ein weicher Pagenkopf lenkt von kantigen Gesichtszügen ab.

Richtig:
Ein kantiger Haarschnitt betont ein kantiges Gesicht.

einem richtigen, vollen Pony bedeckt sein. Bei einem besonders breitflächigen Gesicht liegen die Haare an den weitesten Punkten dicht an, wobei die Frisur insgesamt nicht zu füllig sein darf.

Bei ausgeprägten Gesichtszügen, wie einer großen Nase oder einer kantigen Kinnpartie, sollten Sie diese Merkmale eher unterstreichen als versuchen, sie zu vertuschen. Eine ausgeprägte Nase macht durch Fülle am Hinterkopf einen ausgewogeneren Eindruck. Dieses Volumen erreichen Sie beispielsweise durch kantig angeschnittene Deckhaare, einen aufgelockerten Stufenschnitt, einen kurzen, üppigen Lockenkopf oder einen Knoten. Bei einer langen, spitzen Kinnpartie macht sich ein voller, bis zum Kinn reichender Rundschnitt großartig. Einem Doppelkinn kann man mit eher kürzeren Haaren, die vom Gesicht weg nach hinten und aufwärts verlaufen, gut beikommen. Ein kleines Kinn braucht zum Ausgleich etwas Fülle am Oberkopf, wobei die Haarlänge entweder über- oder oder unterhalb der Kinnlinie endet. Eine kantige Kieferpartie wird vorteilhaft betont, indem Sie sie durch Zurückstreichen der Haare an den Schläfen zur Geltung bringen. Auch ein Kurzhaarschnitt mit gestuftem Nacken oder ein insgesamt längerer, bis zur Kieferpartie reichender Stufenschnitt sind in dem Fall günstig. Auf einen ganz gerade geschnittenen Vollpony oder einen kinnlangen Pagenkopf sollten Sie verzichten. Ein asymmetrischer Haarschnitt läßt eine kantige Kieferpartie weicher erscheinen, weil eine Seite verdeckt ist.

Bei der Wahl der Frisur müssen Sie auch die Größe Ihres Kopfes berücksichtigen. Fällt Ihr Kopf im Verhältnis zum Körper eher klein aus, empfiehlt sich ein eher fülliger Stil. Bei einem eher großen Kopf ist weniger Volumen besser.

GESICHTSFORM

Die Form Ihres Gesichts ist für die Gestaltung Ihrer Frisur ausschlaggebend. Zu stark ausgeprägten Wangenknochen und einer kantigen Kinnpartie paßt ein markanter, klarer Schnitt. So kommt Ihre persönliche Note erst richtig zum Tragen! Sie können Ihre Haare von ganz glatt bis leicht gelockt tragen, aber versuchen Sie nicht, Ihren natürlichen Stil zu verändern und Ihre Ecken durch eine herunterhängende Frisur abzurunden.

Zu einem eher runden Gesicht passen Wellen und Lockenfrisuren; bei zurück- oder hochgesteckten Haaren sollten diese nicht zu straff, sondern eher locker aus dem Gesicht frisiert werden. Bei einer nur leicht kantigen Gesichtsform haben Sie mehr Möglichkeiten; sie darf dann sanft gewellt, ganz glatt oder auch lockig sein. Stark gelockte Köpfe sehen bei kleinen bis mittelgroßen Gesichtern mit eher weichen Gesichtszügen am besten aus.

Versuchen Sie nicht, Ihre Gesichtszüge zu verstecken, sondern machen Sie das Beste daraus. Betonen Sie das, was Sie haben, statt dagegen anzukämpfen. Haare schmeicheln nicht nur dem Gesicht, sondern spiegeln auch Ihr Selbstbewußtsein wider. Lassen Sie Ihre Haare zeigen, was in Ihnen steckt!

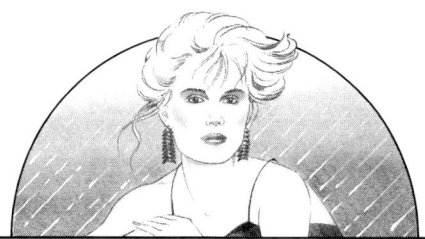

Kapitel 16

Parfüm

Viele Frauen fühlen sich ohne Parfüm nicht vollständig angezogen. In der Tat gilt Parfüm bei einer sorgfältig gekleideten und geschminkten Frau als das Tüpfelchen auf dem i. Ohne Parfüm wirkt sie wie ein schönes Gemälde ohne Rahmen.

Ihre Jahreszeit gibt Ihnen bei der Suche nach dem für Sie passenden Duft (oder — jeder Stimmung entsprechend — einem ganzen Duftsortiment), der Ihre ganz persönliche Note ausmachen soll, wertvolle Richtlinien. Die Haut von Frauen aus derselben Jahreszeit enthält oft ähnliche Mengen von Pigment- und Fettanteilen, die dafür verantwortlich sind, wie sich ein Duft entfaltet. Haben Sie nicht auch schon erlebt, daß Sie ein Parfüm, das Sie an einer anderen Frau so begeisterte, an sich selbst gar nicht so berauschend fanden? Außerdem assoziiert man Düfte mit Farben. Die Meisterparfümeure, begabte Künstler, die für die Duftschöpfung jener Parfüms, die dann später unsere Favoriten werden, verantwortlich sind, bedienen sich der Farben, um den Charakter und die Aufmachung ihrer Produkte zu beschreiben. Ein frischer, natürlicher Duft ist dementsprechend grün oder gelb. Ein exotisches Parfüm wird in roter oder schwarzer Aufmachung angeboten. Romantische, süße Düfte sind violett, pink- oder pastellfarben oder von sanftem Weiß, während volle, sinnliche Parfüms feuerrot, orange oder goldfarben aussehen.

Die Farben der Parfümflasche oder der Verpackung sind oft kennzeichnend für die «Stimmung» des jeweiligen Produkts. Ich habe zwei Jahre lang an der Forschung und Herstellung bei vier Parfüms von «Color Me Beautiful» mitgearbeitet. Mir ist das gesamte Duftkonzept sehr ans Herz gewachsen; Parfüm beflügelt unsere Sinne. Die in einem Parfüm vereinten Düfte werden wie in der Musik «Noten» genannt. Würzige Aromastoffe kommen in einem Parfüm durch Zugaben wie Zimt, Vanille und Fruchtzusätze zum Ausdruck. Visuelle Eindrücke entstehen durch Hölzer-, Gräser- und natürlich Blütendüfte. Ein Parfüm erweckt alle unsere Sinne zum Leben und regt zudem unsere Phantasie an.

Berücksichtigen Sie beim Kauf eines Parfüms die Tatsache, daß dessen Duftnoten verschiedene Phasen durchlaufen. Bei seiner ersten Berührung mit der Haut nehmen wir die «Kopfnote» des Parfüms wahr, gewinnen einen ersten Eindruck. Die Kopfnote verfliegt schnell. Aus ihr entwickelt sich ein paar Minuten nach dem Auftragen des Parfüms die «Herznote», die, nachdem sich das Parfüm gesetzt hat, die sogenannte «Basisnote» freisetzt. Die Basisnote bleibt mehrere Stunden lang auf Ihrer Haut haften. Sie macht den wesentlichen Bestandteil eines Parfüms aus. Um also einen Duft richtig beurteilen zu können, muß man vom Zeitpunkt des Aufsprühens an ungefähr eine Stunde verstreichen lassen, so daß alle Komponenten der Duftkreation nacheinander in Erscheinung treten und ihre Wirkung entfalten können.

Bei der Kreation der Parfüms von «Color Me Beautiful» habe ich mit vier verschiedenen Meisterparfümeuren zusammengearbeitet; ein Künstler war jeweils für das Parfüm einer bestimmten Jahreszeit zuständig, so daß er dem jeweiligen Projekt seine volle Aufmerksamkeit widmen konnte. Winter-, Sommer-, Herbst- und Frühlingsvertreter standen uns als Testpersonen zur Verfügung, und unsere Farbberater probierten auf Tagungen sowie in ihren Studios und Boutiquen unsere Parfüms aus. Diese wurden bis zur Perfektion verfeinert, um das charakteristische Merkmal eines jeden Jahreszeitentyps vollendet zur Geltung zu bringen. Heute kann ich am Parfüm einer Frau ihre Jahreszeit mit geschlossenen Augen bestimmen!

Sehr wahrscheinlich wird sich Ihr Lieblingsduft unter den Parfüms, die Ihrer Jahreszeit zugeordnet sind, befinden, aber testen Sie auch die Wirkung der anderen drei an Ihnen. Manchmal hat man Lust, einfach eine andere Stimmung heraufzubeschwören oder einen anderen Typ zu verkörpern. Ich fühle mich als Wintertyp dennoch an manchen Tagen beschwingt wie der Frühling oder verträumt-romantisch wie ein Sommer, dann wieder wie ein warmblütiger, temperamentvoller Herbst.

WINTER

Zur Winterfrau, eher ein dunkler, dramatischer Typ mit dunklem Teint, passen die orientalischen Düfte besonders gut. Diese Gruppe zeichnet sich durch einen warmen, geheimnisvollen Grundcharakter aus. Orientalische Parfüms enthalten intensive Duftessenzen aus Moschus und Ambra, reichhaltige, hölzerne Nuancen aus Sandelholz und Patschuli, die dann mit einem sinnlichen Hauch Vanille oder mit dem Duft exotischer Früchte abgerundet werden.

Bei der Kreation von «Winter» wollte ich ein Parfüm von mysteriösem Charakter schaffen. Dieser orientalische Duft beginnt mit einer die Sinne berauschenden Kopfnote aus Mandarinen, Pfefferminze, Zitrusfrüchten und Ylang-Ylang. Zu seiner ungewöhnlich spritzigen Kopfnote gesellt sich dann die Herznote, bestehend aus Jasmin und sinnlichem Rosenduft. Die Basisnote schließlich enthüllt deutliche Vanille-, Weihrauch- und Moschusessenzen. Ich liebe dieses Parfüm!

Neben dem «Color-Me-Beautiful»-Parfüm «Winter» sind folgende Düfte für die Winterfrau geeignet:

«Amber Mist» von Avon	«Magie Noire» von Lancôme
«Anne Klein II» von Parlux	«Oscar de la Renta» von
«Aromatics Elixir» von Clinique	Oscar de la Renta
«Ciara» von Ultima II	«Obsession» von Calvin Klein
«Fendi» von Fendi	«Paloma» von Paloma Picasso
«Gloria Vanderbilt» von Warner	«Shalimar» von Guerlain

SOMMER

Die sanfte, romantische Weiblichkeit der Sommerfrau kommt durch die blumigen Aldehyddüfte auf ideale Weise zum Ausdruck. Aldehyde riechen nach reinem Sauerstoff (Ozon) und verleihen den blumigen Nuancen Esprit und Volumen. Der Ozoneffekt ist der herrlich würzigen Luft eines Gebirgswaldes nicht unähnlich. Ein schönes Beispiel für die blumigen Aldehyde ist das 1921 kreierte Parfüm «Chanel No 5», das damals die Ausgangsbasis für viele weitere elegante, feminine Düfte dieser Gruppe bildete. Das Parfüm «Summer» von «Color Me Beautiful» beginnt mit einer von Narzissenduft geprägten, aldehyartigen Kopfnote, zu der sich dann bald die Herznote, bestehend aus intimen, sinnlichen Blütendüften von Rosen, Narzissen und Ringelblumen, gesellt. Den Höhepunkt dieses Parfüms bilden die zauberhaften Düfte von Heliotrop, Ambra und einem Hauch Vanille, wodurch dem Parfüm insgesamt eine pudrige Note verliehen wird. Für mich verkörpert «Summer» den Inbegriff der Schönheit schlechthin.

Neben dem «Color-Me-Beautiful»-Parfüm «Summer» sind folgende Düfte für die Sommerfrau geeignet:

«Anaïs Anaïs» von Cacharel
«Chanel No 5» von Chanel
«Chanel No 19» von Chanel
«Cristalle» von Chanel
«Enjolie» von Charles of the
    Ritz
«Glorious» von Warner
«Joy» von Patou
«Le Jardin» von Max Factor

«Liz Claiborne» von
    Liz Claiborne Cosmetics
«Lutèce» von Houbigant
«Ombre Rose» von
    Jean Charles Brousseau
«Private Collection» von
    Estée Lauder
«Rive Gauche» von
    Yves Saint-Laurent
«Silences» von Jacomo

HERBST

Ein Parfüm, das zarte Blüten und gehaltvolle semiorientalische Düfte in sich vereint, charakterisiert die Herbstfrau aufs genaueste. Ihr Typ strahlt sowohl warme Fraulichkeit als auch hintergründige

Sinnlichkeit aus. Semiorientalische Parfüms gehören zu den schweren, eleganten Düften, die aromatisch gewürzte, hölzerne und moschusartige Substanzen enthalten. Für unser Parfüm «Autumn» schufen wir eine erlesene Kombination aus seltenen Blüten. Die Kopfnote bildet den Anfang mit Iris und Ylang-Ylang; in der Herznote dann wird dieser Eindruck durch Gaben von Muguet, Tagetis und Scharlachsalbei verstärkt zum Ausdruck gebracht. In der Basisnote schließlich runden exotische Düfte wie Sandelholz, Bourbonvanille und reichhaltige Moosessenzen dieses großartige Parfüm ab. Ein wahrhaft würziger, mit erlesenen Hölzern versehener, sinnlicher Duft — wie geschaffen für die Herbstfrau.

Neben dem «Color-Me-Beautiful»-Parfüm «Autumn» sind folgende Düfte für die Herbstfrau geeignet:

«Coco» von Chanel	«KL» von Karl Lagerfeld
«Cabochard» von Grès	«Opium» von Yves Saint-Laurent
«Cachet» von	«Poison» von Dior
Prince Matchabelli	«Ruffles» von Oscar de la Renta
«Gucci III» von Gucci	«Teatro Alla Scala» von Krizia
«Halston» von Halston	«Youth Dew» von Estée Lauder

FRÜHLING
Die zart wirkende, aber sinnliche Frühlingsfrau besitzt eine überaus feminine Ausstrahlung. Für sie ist ein Duftbouquet von verschiedenartigen Blüten mit einer grünen, fruchtigen, würzigen oder hölzernen Note ideal. Die helle Haut der Frühlingsfrau verlangt nach einem nicht zu schweren, aber ausdrucksvollen Parfüm.

Mit «Spring» wollte ich ein Parfüm von zärtlichem, aber auch leidenschaftlichem Charakter kreieren. Zunächst kann man Düfte von Jasmin und Honig wahrnehmen, die dann in der Herznote noch um Hyazinthen-, Geißblatt- und Lilienessenzen bereichert werden. Schließlich umgeben warme, sinnliche Moschus-, Vanille- sowie sanfte Ambratöne das Duftbouquet.

Neben dem «Color-Me-Beautiful»-Parfüm «Spring» sind folgende Düfte für die Frühlingsfrau geeignet:

«Aliage» von Estée Lauder
«Beautiful» von Estée Lauder
«Anne Klein» von Parlux
«Charlie» von Revlon
«Colors» von Benetton
«Fidji» von Guy La Roche
«Giorgio» von Giorgio
«L'Air du Temps» von
    Nina Ricci

«Lauren» von Ralph Lauren
«Norell» von Revlon
«Paris» von Yves Saint-Laurent
«Privilege» von Privilege
«White Linen» von Estée Lauder
«Wind Song» von
    Prince Matchabelli
«Ysatis» von Givenchy

DIE FÜR SIE GEEIGNETE AUSFÜHRUNG

Ein Duft ist in verschiedenen Konzentrationsstufen erhältlich. Je weniger Alkohol und je mehr Öl das Produkt enthält, desto stärker und langanhaltender ist der Duft, Parfum enthält den größten Ölanteil und ist bei weitem am teuersten. Danach kommt das Eau de Parfum mit einem auch noch recht hohen Ölanteil; dann folgt das Eau de Toilette und schließlich Eau de Cologne — dieses enthält den geringsten Öl- und den höchsten Alkoholanteil. Frauen mit trockener Haut werden an ihrem Duft, wenn sie nur ein Eau-de-Cologne-Konzentrat benutzen, wenig Freude haben, da weder ihre Haut noch das Dufterzeugnis genügend Ölanteile besitzen, um eine gewisse Haftbarkeit zu gewährleisten. In solch einem Fall empfiehlt sich, wenn der Duft einen ganzen Tag oder einen Abend lang halten soll, die Verwendung von Eau de Parfum oder reinem Parfüm.

Dufterzeugnisse gibt es auch noch in anderen Ausführungen. Egal, für welchen Duft Sie sich auch entscheiden, neben dem Aufsprühen gibt es noch andere Wege des Parfümierens. Im folgenden lernen Sie, einen Duft so aufzutragen, daß er Sie einen ganzen Tag lang umhüllt, dabei jedoch nicht erstickt.

1. Schritt: Badezusätze

Produkte zum Baden sind in vielfältigen Ausführungen erhältlich: es gibt sie zum Duschen oder Baden in Gel- oder Schaumform; darüber hinaus gibt es Bademilch, Schaumbäder und Seife am Stück oder als Creme. Sie alle machen die Haut auf sanfte Art weich und sauber und verleihen ihr einen zarten Duft.

2. Schritt: Hautpflegeprodukte

Parfümierte Cremes, Lotionen oder Puder sind als Pflege- und Parfümprodukte nach dem Baden hervorragend geeignet. Zunächst sollten Sie ein Feuchtigkeitsprodukt auftragen; danach pudern Sie Ihren Busen, die Achselhöhlen und alle Stellen, wo Sie stärker transpirieren.

3. Schritt: Verwenden eines leichten Duftes

Nun kommt entweder Ihr Eau de Toilette, Eau de Parfum oder Eau de Cologne an die Reihe. Tragen Sie eines dieser Produkte in noch unbekleidetem Zustand auf. Sprühen Sie den Duft leicht von vorne und von oben auf ihren Körper und spazieren Sie dann durch die Duftwolke hindurch. Ihr Körper wird so leicht vom Duft eingehüllt, ohne daß Sie dabei des Guten zuviel tun.

4. Schritt: Parfum

Inzwischen sind Sie von Kopf bis Fuß ganz leicht in den Duft Ihrer Wahl eingehüllt. Zum Abschluß folgt nun die Krönung: Nichts kann sich im Duft mit echtem Parfum messen. Tupfen Sie eine winzige Menge davon überall dorthin, wo Sie Ihren Puls fühlen können: auf die Stellen hinter den Ohrläppchen, rechts und links auf den Hals, auf Ihre Nackenpartie, auf den Brustansatz, auf die Innenseiten Ihrer Handgelenke, in Ihre Armbeugen und Kniekehlen und auf die Innenseiten Ihrer Fußgelenke.

5. Schritt: Duftauffrischung

Ungefähr um die Mittagszeit herum, spätestens jedoch, bevor Sie am Abend ausgehen, muß Ihr Parfum aufgefrischt werden. Tupfen

Sie es erneut auf die pulsierenden Stellen, und der Duft erwacht zu neuem Leben. Bewahren Sie immer eine Flasche oder einen Tiegel mit einer duftenden Lotion in Ihrer Schreibtischschublade auf und massieren Sie etwas davon, bevor Sie das Zimmer verlassen, in Ihre Hände ein. Man kann ja nie wissen, wer einem später noch die Hand küßt!

DUFTREGELN

So herrlich der Umgang mit den Düften auch ist, beachten Sie dennoch folgende Einschränkungen auf diesem Gebiet:

- Sprühen Sie Parfüm nie auf Ihre Kleidung. Der darin enthaltene Alkohol und die Ölzusätze werden sie beschädigen, und der Duft kommt auf Stoff nie so gut zur Geltung wie auf Ihrer Haut.
- Tragen Sie Ihr Parfüm nie vor dem Sonnenbaden auf die nackte Haut auf; das kann zu Pigmentflecken führen.
- Tragen Sie nie zuviel Parfüm auf. Ihre Umwelt soll Sie zuerst wahrnehmen und nicht Ihr Parfüm.
- Im Sommer sollten Sie den Duft Ihrer Wahl in einer schwächer konzentrierten Form benutzen oder ein anderes, leichteres Parfüm wählen. Hitze bringt einen Duft noch intensiver zum Ausdruck.
- Tragen Sie Ihren Duft nicht mit dem Stöpsel Ihrer Parfümflasche auf. Dabei können nämlich Fette und Bakterien von der Haut zurück in die Flasche gelangen.

ALLERGIEN

Einige von Ihnen höre ich sagen: «Ich liebe Parfüms, aber ich muß davon niesen. Wie kann ich trotzdem Parfüm benutzen?» Zunächst einmal sollten Sie nur Parfüm in konzentrierter Form tragen, da dieses keinen Zerstäuber hat und weniger Alkohol enthält; beide Faktoren haben Niesanfälle und oft sogar Kopfschmerzen zur Folge. Tragen Sie das Parfüm nur im Nacken, an den Schultern und an den

Knien auf, so daß Sie es nicht die ganze Zeit einatmen. Wenn diese Maßnahme allein noch nicht hilft, sollten Sie es mit einem anderen Duft versuchen. Vielleicht reagieren Sie allergisch auf eines der sich im Parfüm befindlichen natürlichen Öle, was bei einem anderen Produkt nicht der Fall sein muß. Wenn Sie Probleme mit Parfümallergien haben, kann es bereits helfen, wenn Sie nur während der Pollenflugzeit auf Ihren Duft verzichten.

Das Tragen von Parfüm ist eine überaus private Angelegenheit, da derselbe Duft an zwei verschiedenen Menschen nie gleich riecht. Manche Frauen wollen an ihrem Parfüm erkannt werden, andere wiederum wechseln es je nach Laune und Anlaß. Wofür Sie sich auch immer entscheiden, Ihr Parfüm sagt etwas über Ihre Persönlichkeit aus. Wo immer Sie auch hingehen, wird Ihre Umwelt angenehme Gedanken mit Ihnen verknüpfen.

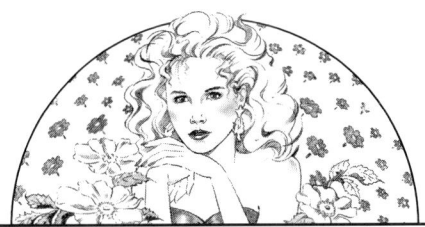

Kapitel 17

Schönheit von innen — ein wesentlicher Faktor

Das Wissen, äußerlich attraktiv zu sein, überträgt sich auch auf unser Innenleben. Wenn wir unsere Farben, Make-up und eine moderne Frisur tragen, kann das in bezug auf unser Selbstbewußtsein ein kleines Wunder bewirken.

Ich bin davon überzeugt, daß Sie so eine Verwandlung schon an sich selber oder an einer Freundin, die ihre Farben gefunden hat, miterlebt haben. Ihr zu neuem Leben erwachtes Selbstbewußtsein strahlt die positiven Gefühle nach außen. Vielleicht hat diese neue Grundhaltung sogar noch einschneidendere Veränderungen in Ihrem Leben bewirkt, wie einen Berufswechsel, eine Beförderung, eine Heirat oder Scheidung, oder Ihnen zu neuen Taten und Zielen Anstoß verliehen. Die Folge davon ist ein gesteigertes Wohlbefinden, und dieses Glücksgefühl überträgt sich auf die Umwelt. Ich glaube, daß innere Schönheit die Verwirklichung unserer gottgeschenkten Gaben ausdrückt. Im Bemühen, das Beste aus uns herauszuholen

und unsere Talente zu entfalten, gelangen wir zu Frieden und Erfül-
lung. Mit wachsendem Selbstvertrauen entdecken wir oft die in uns
versteckten Begabungen, da wir dann versuchen, Dinge zu verwirk-
lichen, die wir früher nicht gewagt hätten.

Wenn ich einen Vortrag darüber halte, was den «persönlichen
Erfolg» ausmacht oder wie wir unsere angeborenen Fähigkeiten wirkungsvoll einsetzen sollen, ergibt es sich hinterher fast immer, daß
mehrere Frauen zu mir kommen, um von ihren begrabenen Hoff-
nungen zu erzählen. Eine davon trug ihre Geschichte der gesamten
Zuhörerschaft vor. Sie sagte, daß sie sich ein Leben lang immer ge-
wünscht hatte, Gesangsunterricht zu nehmen. Zuerst wollte sie damit warten, bis ihre Kinder erwachsen waren, aber zwanzig Jahre
sind eine lange Zeit. Sie sagte, daß sie erst, nachdem sie ihre eigene
Attraktivität erkannt hatte, anfing, sich über andere Dinge, die sie
betrafen, Gedanken zu machen und sich daraufhin entschloß, sofort
mit der Gesangstätigkeit zu beginnen. Gerade hatte sie in der Thea-
tergruppe ihrer Gemeinde einen Solopart gesungen und strahlte vor
Stolz. Alle klatschten begeistert, als sie ihre Geschichte beendet
hatte. Wir alle kennen das schlechte Gefühl, wenn wir unsere
Träume begraben!

Ich hoffe, Sie werden die Mittel, die Sie in diesem Buch kennen-
gelernt haben, wirkungsvoll für Ihre äußere Erscheinung einsetzen,
sich so auch innerlich wohlfühlen und auf diese Weise Ihr Aussehen
mit Ihrer Persönlichkeit in Einklang bringen. Erst ein harmonisches
Verhältnis von Körper und Geist bringt wahre Schönheit zum Ausdruck. Freuen Sie sich an Ihrem äußeren Erscheinungsbild, und
erwärmen Sie Ihre Mitmenschen durch Ihre innere Ausstrahlung.

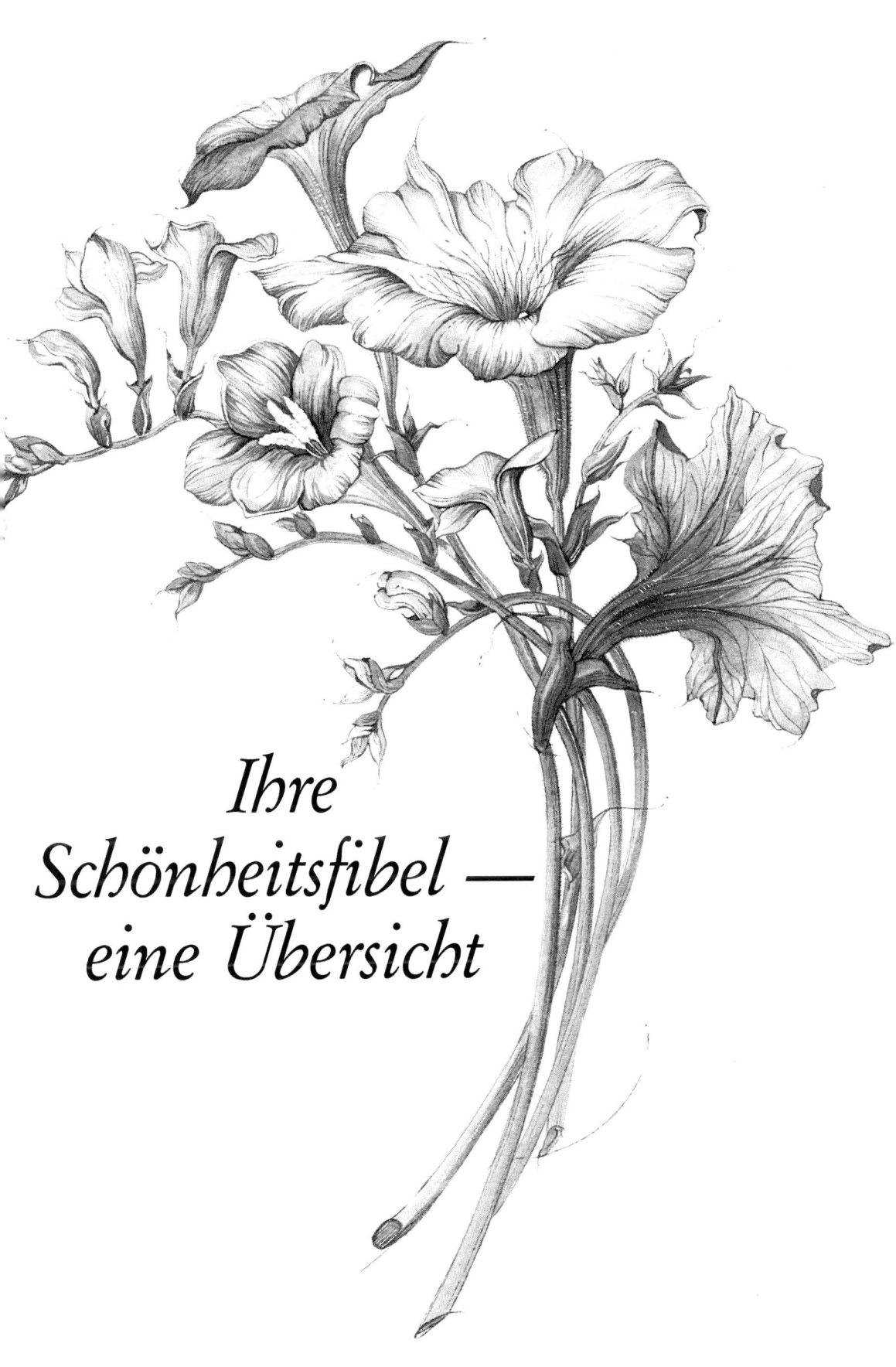

Ihre
Schönheitsfibel —
eine Übersicht

Die folgenden Tabellen sind zum Heraustrennen gedacht. Heften Sie die Seiten oben zusammen und Sie erhalten eine kleine Broschüre zum Überfliegen Ihrer Make-up-Anleitungen.

Bei Bedarf können Sie das Merkblatt, wo es um die Abdeckprodukte geht, auch jenem über die Grundierungen voranstellen. Ich wünsche Ihnen ein frohes Gelingen und viel Freude mit Ihrem Make-up!

Alles Gute

Carole

UTENSILIEN FÜR IHRE SCHÖNHEIT

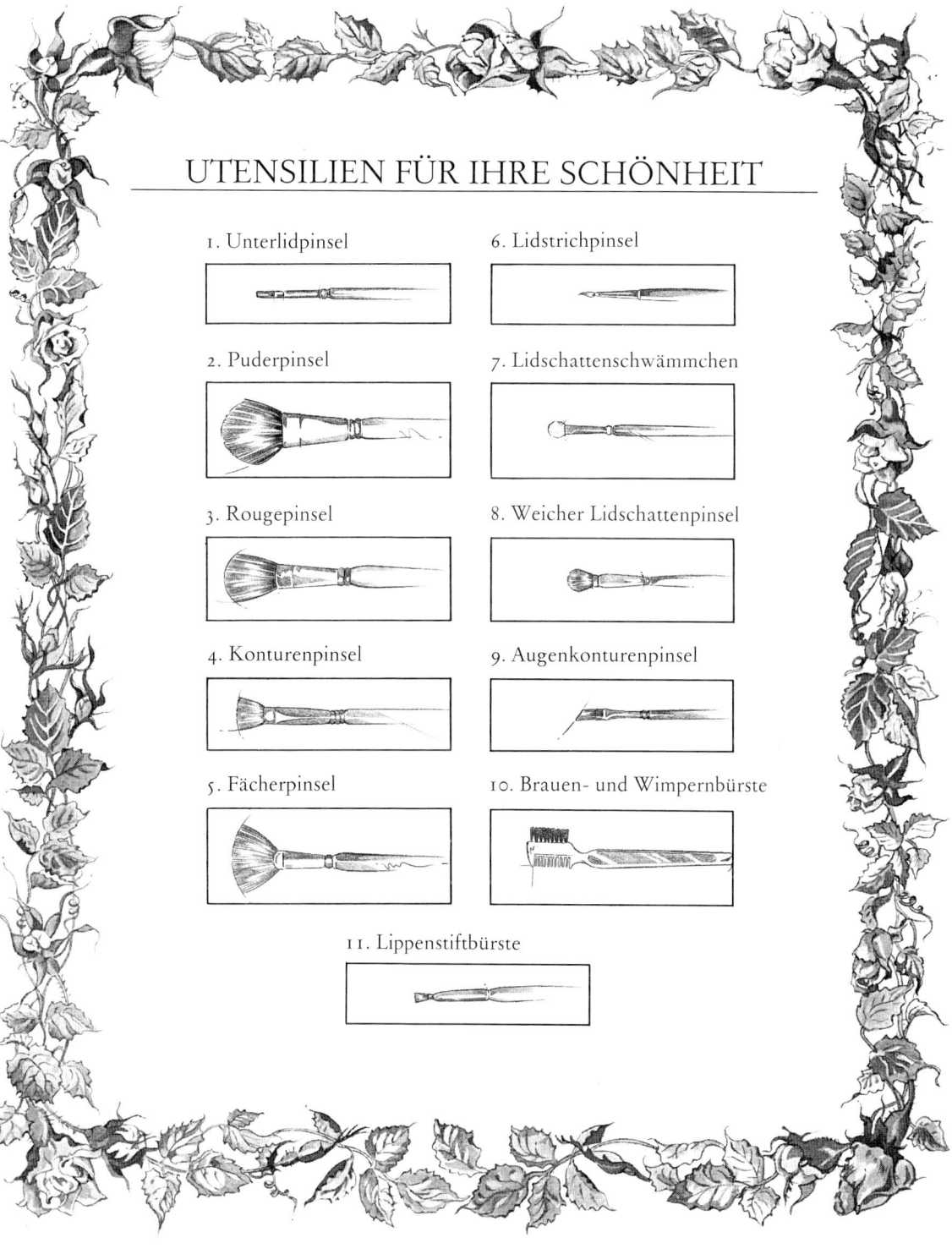

1. Unterlidpinsel

6. Lidstrichpinsel

2. Puderpinsel

7. Lidschattenschwämmchen

3. Rougepinsel

8. Weicher Lidschattenpinsel

4. Konturenpinsel

9. Augenkonturenpinsel

5. Fächerpinsel

10. Brauen- und Wimpernbürste

11. Lippenstiftbürste

HAUTPFLEGEPROGRAMM

1.Schritt		
Trockene Haut	**Normale/Mischhaut**	**Fettige Haut**
Augen-Make-up-Entferner	Augen-Make-up-Entferner	Augen-Make-up-Entferner
Reinigungsprodukt in Creme- oder Flüssigform	Reinigungsprodukt in Flüssigform oder Gesichtsseife	Reinigungsprodukt — Gesichtsseife
Sanfte Rubbelcreme	Rubbelcreme einmal in der Woche	Rubbelcreme zweimal in der Woche
Honigmaske einmal in der Woche	Lehm- oder Honigmaske nach Bedarf	Lehmmaske einmal in der Woche
2. Schritt		
Gesichtswasser	Gesichtswasser/Adstringent	Adstringent
3. Schritt		
zellregenerierendes Produkt oder andere Nährcreme	zellregenerierendes Produkt oder andere Nährcreme	zellregenerierendes Produkt oder andere Nährcreme
4. Schritt		
reichhaltige Feuchtigkeits- oder Nachtcreme	leichte Feuchtigkeits- oder bei Bedarf Nachtcreme (mit Gesichtswasser nachgehen)	Feuchtigkeitscreme auf dem Hals und nur dort, wo es nötig ist, verteilen (mit Gesichtswasser nachgehen)
5. Schritt		
Augencreme	Augencreme	Augencreme

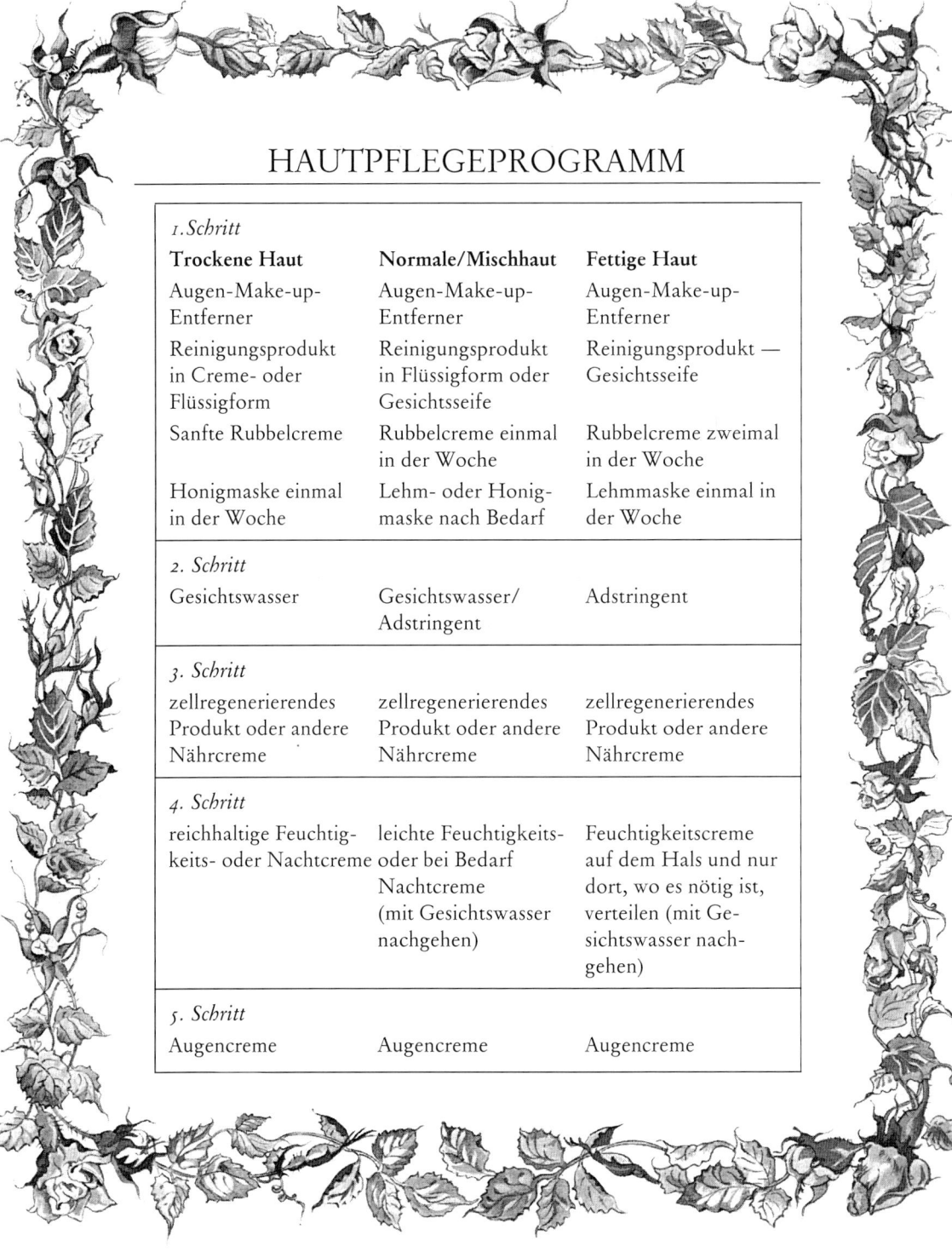

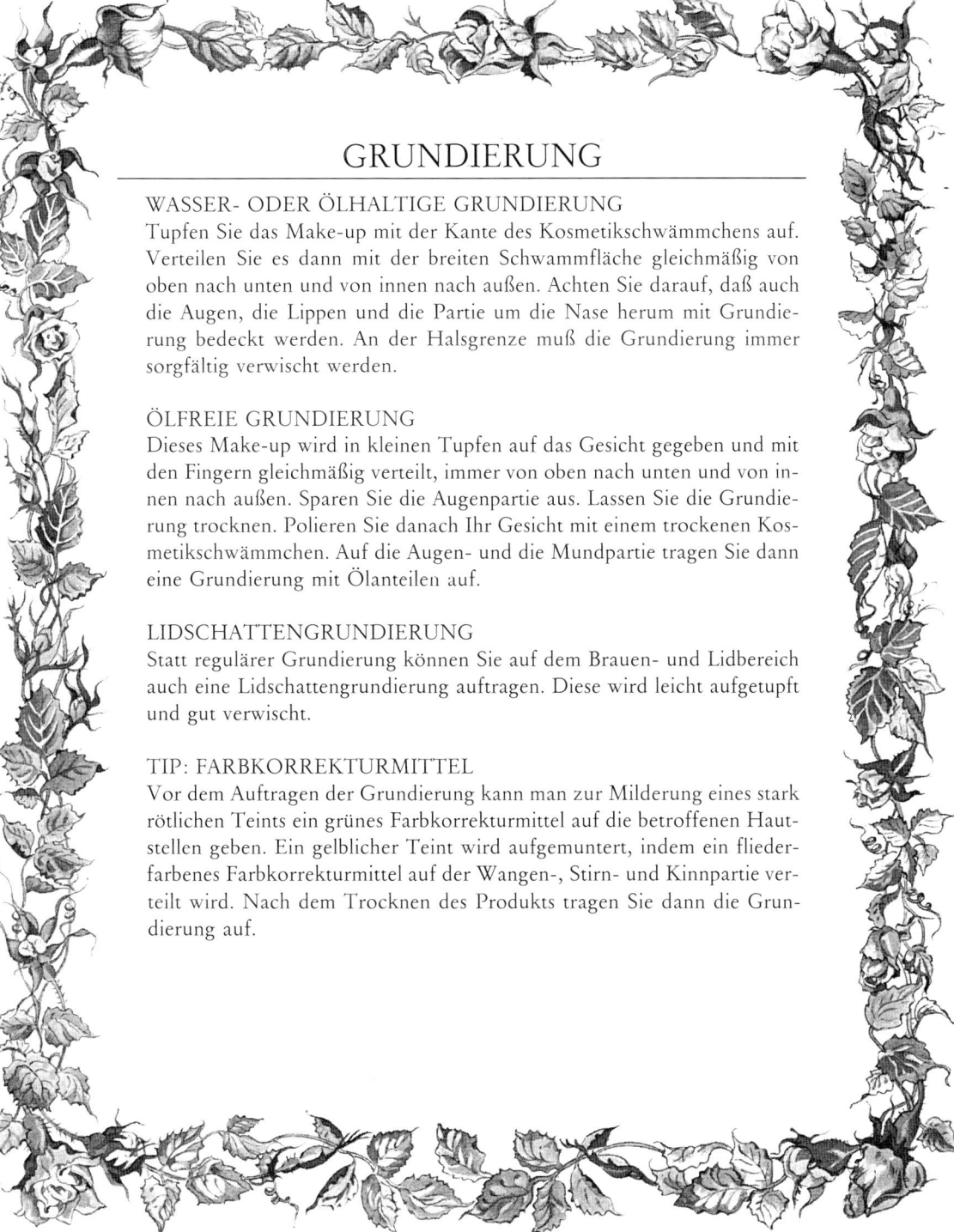

GRUNDIERUNG

WASSER- ODER ÖLHALTIGE GRUNDIERUNG

Tupfen Sie das Make-up mit der Kante des Kosmetikschwämmchens auf. Verteilen Sie es dann mit der breiten Schwammfläche gleichmäßig von oben nach unten und von innen nach außen. Achten Sie darauf, daß auch die Augen, die Lippen und die Partie um die Nase herum mit Grundierung bedeckt werden. An der Halsgrenze muß die Grundierung immer sorgfältig verwischt werden.

ÖLFREIE GRUNDIERUNG

Dieses Make-up wird in kleinen Tupfen auf das Gesicht gegeben und mit den Fingern gleichmäßig verteilt, immer von oben nach unten und von innen nach außen. Sparen Sie die Augenpartie aus. Lassen Sie die Grundierung trocknen. Polieren Sie danach Ihr Gesicht mit einem trockenen Kosmetikschwämmchen. Auf die Augen- und die Mundpartie tragen Sie dann eine Grundierung mit Ölanteilen auf.

LIDSCHATTENGRUNDIERUNG

Statt regulärer Grundierung können Sie auf dem Brauen- und Lidbereich auch eine Lidschattengrundierung auftragen. Diese wird leicht aufgetupft und gut verwischt.

TIP: FARBKORREKTURMITTEL

Vor dem Auftragen der Grundierung kann man zur Milderung eines stark rötlichen Teints ein grünes Farbkorrekturmittel auf die betroffenen Hautstellen geben. Ein gelblicher Teint wird aufgemuntert, indem ein fliederfarbenes Farbkorrekturmittel auf der Wangen-, Stirn- und Kinnpartie verteilt wird. Nach dem Trocknen des Produkts tragen Sie dann die Grundierung auf.

ABDECKPRODUKTE

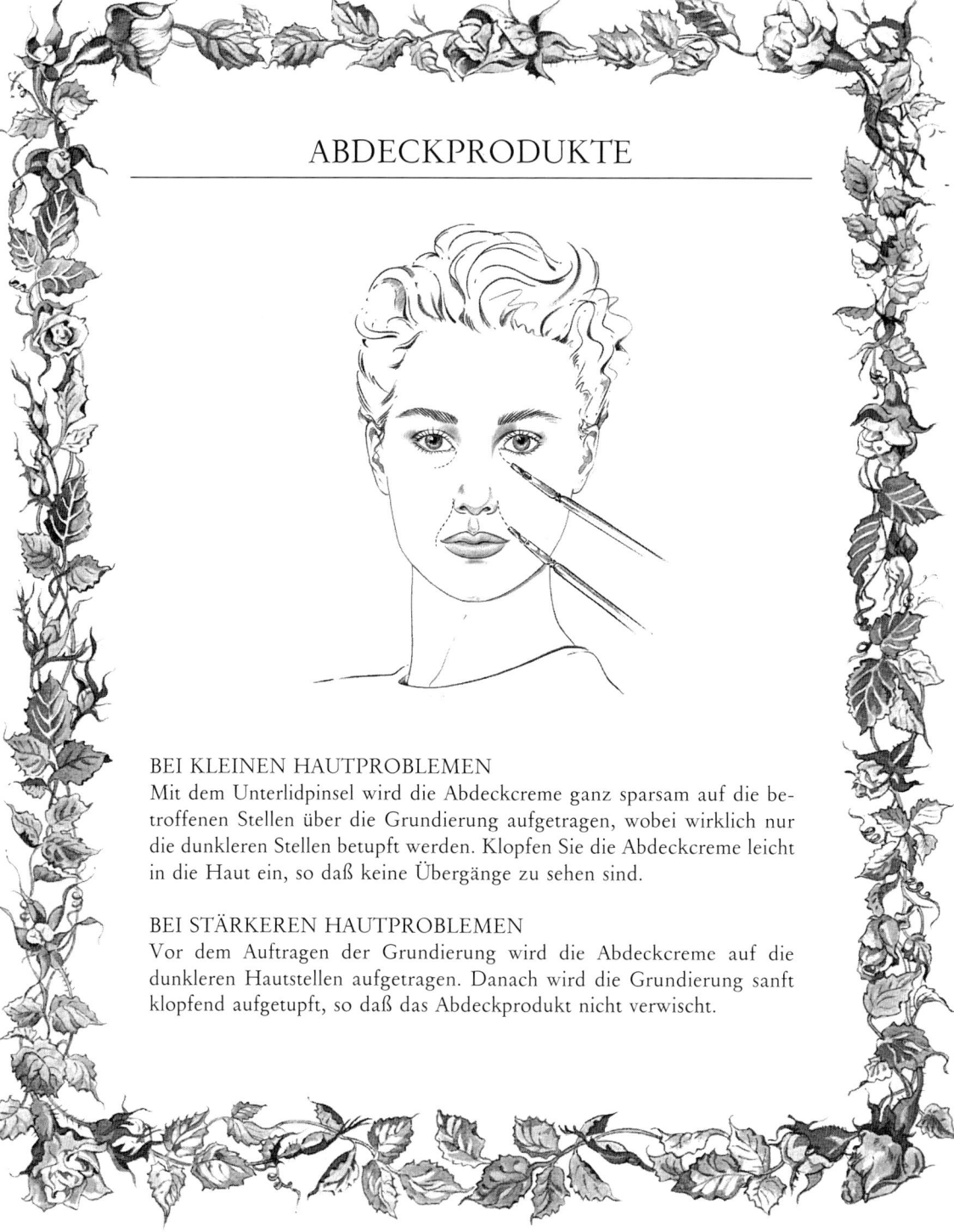

BEI KLEINEN HAUTPROBLEMEN

Mit dem Unterlidpinsel wird die Abdeckcreme ganz sparsam auf die betroffenen Stellen über die Grundierung aufgetragen, wobei wirklich nur die dunkleren Stellen betupft werden. Klopfen Sie die Abdeckcreme leicht in die Haut ein, so daß keine Übergänge zu sehen sind.

BEI STÄRKEREN HAUTPROBLEMEN

Vor dem Auftragen der Grundierung wird die Abdeckcreme auf die dunkleren Hautstellen aufgetragen. Danach wird die Grundierung sanft klopfend aufgetupft, so daß das Abdeckprodukt nicht verwischt.

KONTURENGESTALTUNG

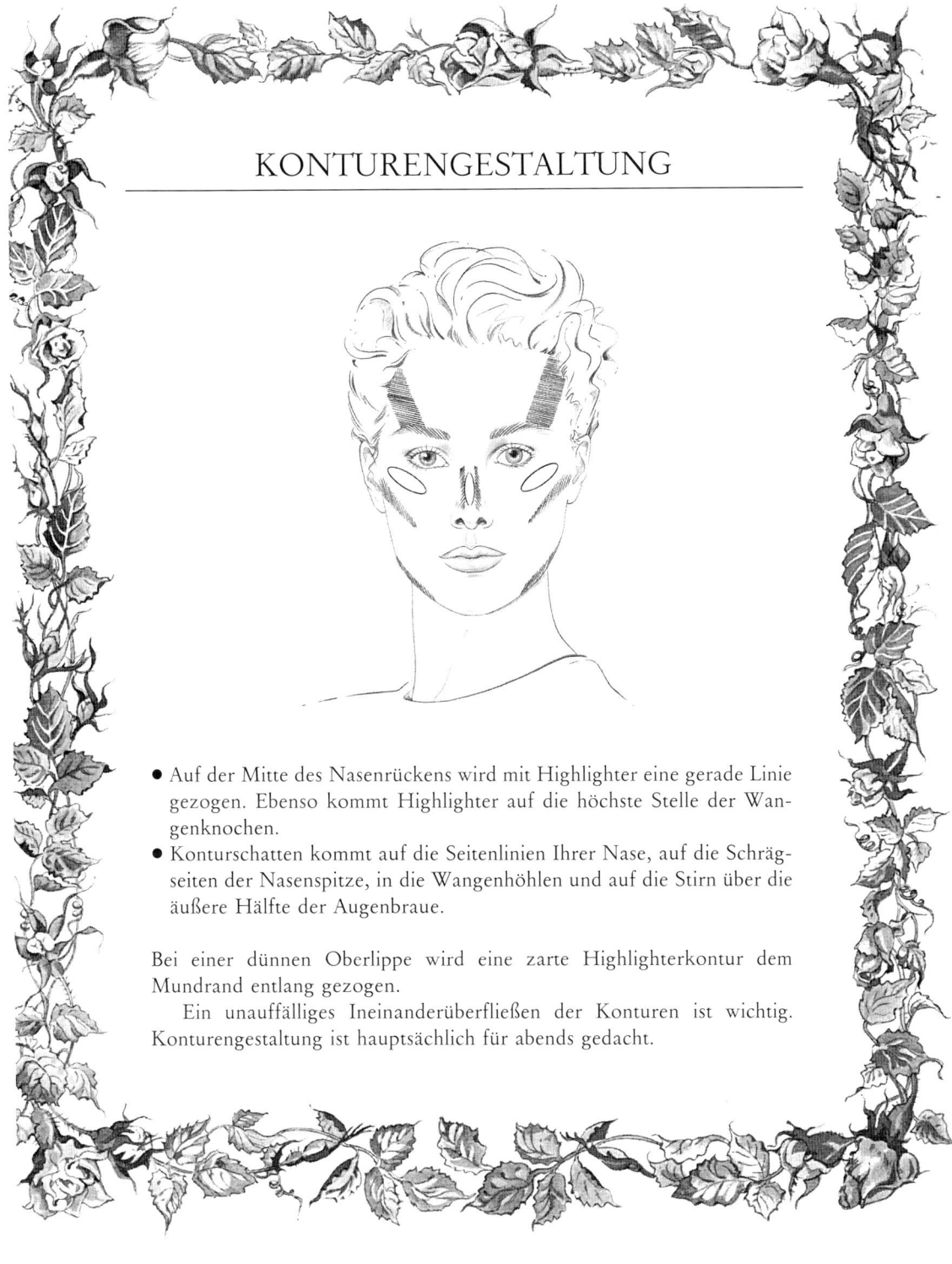

- Auf der Mitte des Nasenrückens wird mit Highlighter eine gerade Linie gezogen. Ebenso kommt Highlighter auf die höchste Stelle der Wangenknochen.
- Konturschatten kommt auf die Seitenlinien Ihrer Nase, auf die Schrägseiten der Nasenspitze, in die Wangenhöhlen und auf die Stirn über die äußere Hälfte der Augenbraue.

Bei einer dünnen Oberlippe wird eine zarte Highlighterkontur dem Mundrand entlang gezogen.

Ein unauffälliges Ineinanderüberfließen der Konturen ist wichtig. Konturengestaltung ist hauptsächlich für abends gedacht.

PUDER

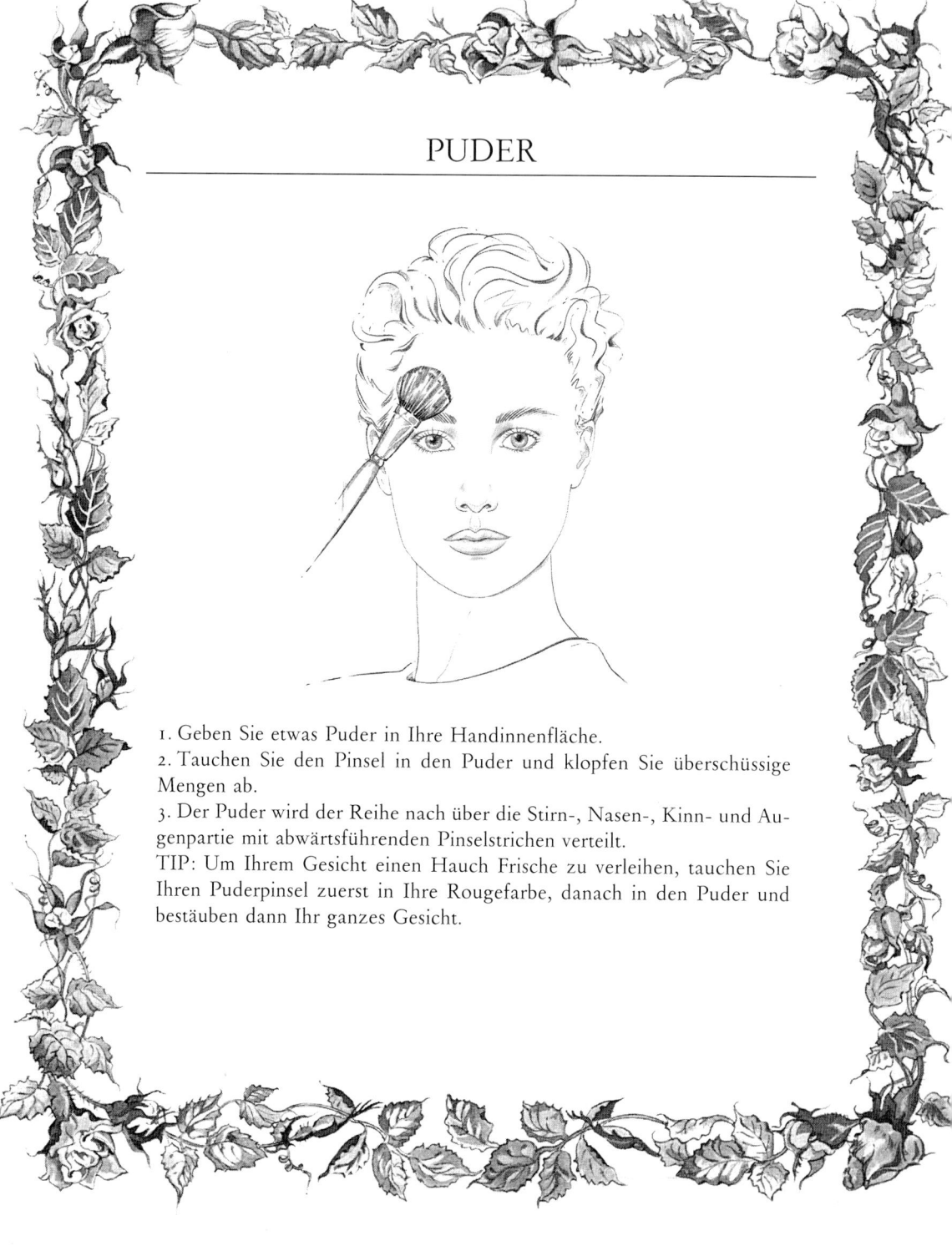

1. Geben Sie etwas Puder in Ihre Handinnenfläche.
2. Tauchen Sie den Pinsel in den Puder und klopfen Sie überschüssige Mengen ab.
3. Der Puder wird der Reihe nach über die Stirn-, Nasen-, Kinn- und Augenpartie mit abwärtsführenden Pinselstrichen verteilt.
TIP: Um Ihrem Gesicht einen Hauch Frische zu verleihen, tauchen Sie Ihren Puderpinsel zuerst in Ihre Rougefarbe, danach in den Puder und bestäuben dann Ihr ganzes Gesicht.

ROUGE

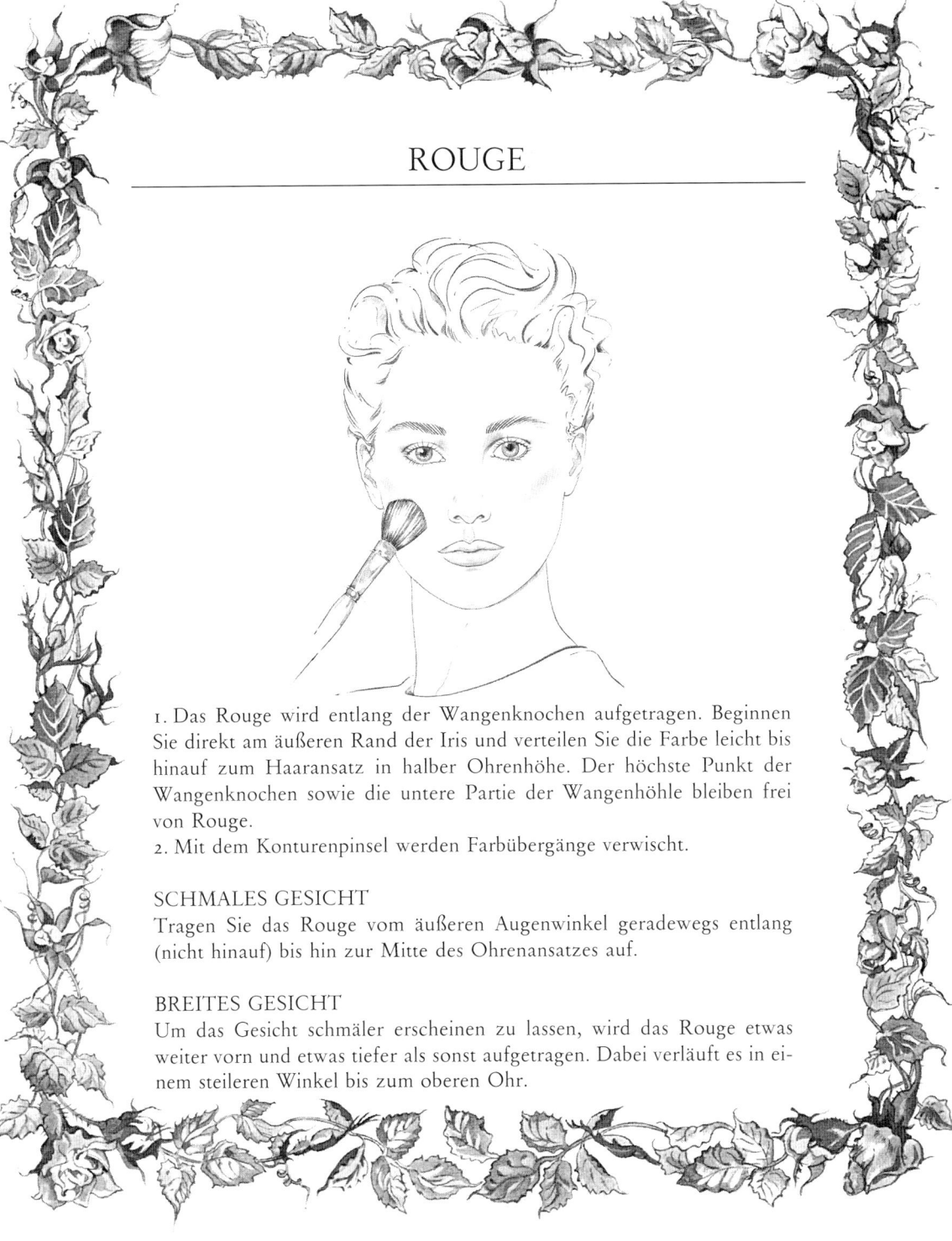

1. Das Rouge wird entlang der Wangenknochen aufgetragen. Beginnen Sie direkt am äußeren Rand der Iris und verteilen Sie die Farbe leicht bis hinauf zum Haaransatz in halber Ohrenhöhe. Der höchste Punkt der Wangenknochen sowie die untere Partie der Wangenhöhle bleiben frei von Rouge.

2. Mit dem Konturenpinsel werden Farbübergänge verwischt.

SCHMALES GESICHT

Tragen Sie das Rouge vom äußeren Augenwinkel geradewegs entlang (nicht hinauf) bis hin zur Mitte des Ohrenansatzes auf.

BREITES GESICHT

Um das Gesicht schmäler erscheinen zu lassen, wird das Rouge etwas weiter vorn und etwas tiefer als sonst aufgetragen. Dabei verläuft es in einem steileren Winkel bis zum oberen Ohr.

LIDSTRICH

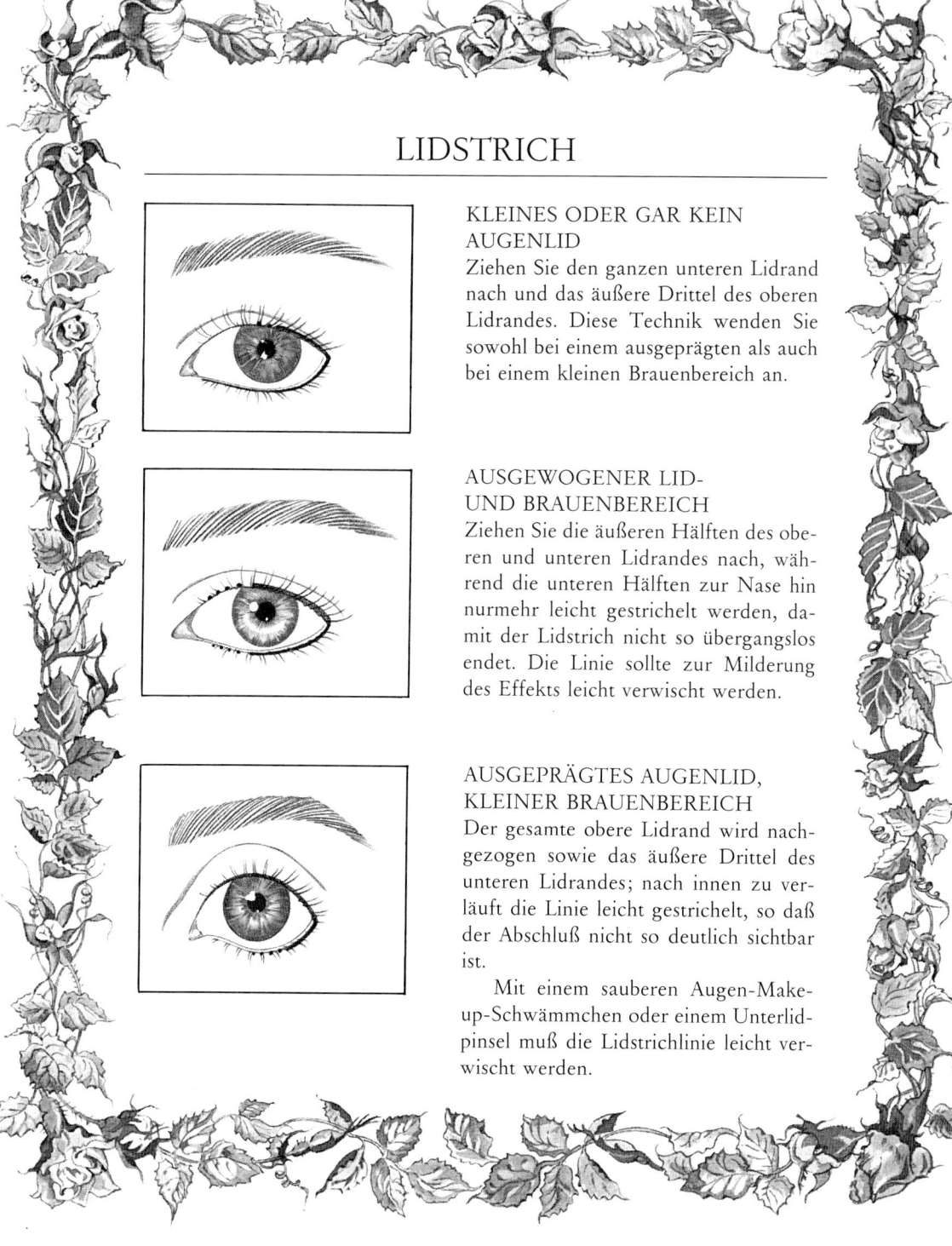

KLEINES ODER GAR KEIN AUGENLID

Ziehen Sie den ganzen unteren Lidrand nach und das äußere Drittel des oberen Lidrandes. Diese Technik wenden Sie sowohl bei einem ausgeprägten als auch bei einem kleinen Brauenbereich an.

AUSGEWOGENER LID- UND BRAUENBEREICH

Ziehen Sie die äußeren Hälften des oberen und unteren Lidrandes nach, während die unteren Hälften zur Nase hin nurmehr leicht gestrichelt werden, damit der Lidstrich nicht so übergangslos endet. Die Linie sollte zur Milderung des Effekts leicht verwischt werden.

AUSGEPRÄGTES AUGENLID, KLEINER BRAUENBEREICH

Der gesamte obere Lidrand wird nachgezogen sowie das äußere Drittel des unteren Lidrandes; nach innen zu verläuft die Linie leicht gestrichelt, so daß der Abschluß nicht so deutlich sichtbar ist.

Mit einem sauberen Augen-Make-up-Schwämmchen oder einem Unterlidpinsel muß die Lidstrichlinie leicht verwischt werden.

LIDSCHATTEN

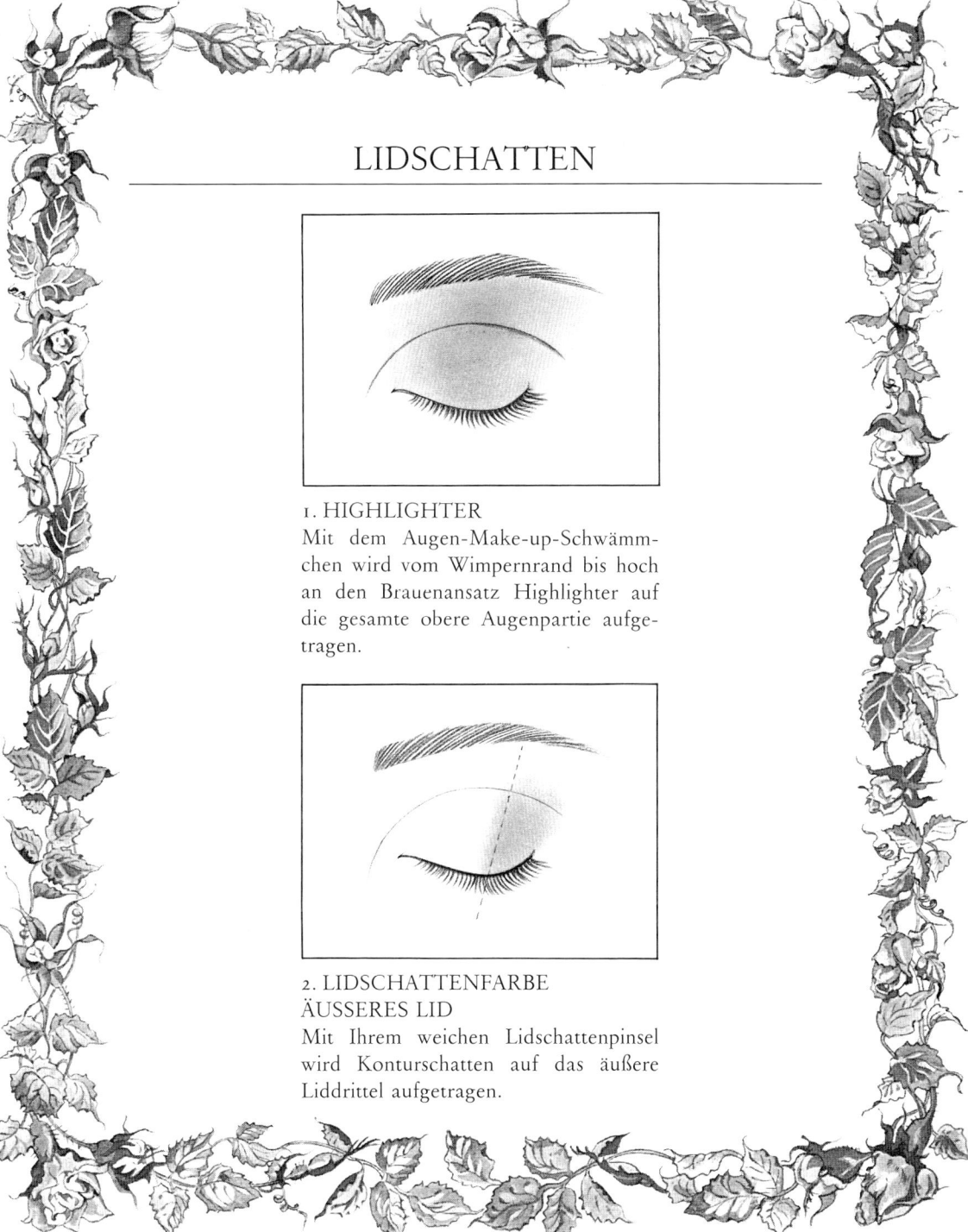

1. HIGHLIGHTER

Mit dem Augen-Make-up-Schwämm-chen wird vom Wimpernrand bis hoch an den Brauenansatz Highlighter auf die gesamte obere Augenpartie aufge-tragen.

2. LIDSCHATTENFARBE
ÄUSSERES LID

Mit Ihrem weichen Lidschattenpinsel wird Konturschatten auf das äußere Liddrittel aufgetragen.

3. LIDSCHATTENFARBE
JOCHBEIN

1. Ausgewogener Lid- und Brauenbereich: Über der Lidfalte wird von außen nach innen ein Konturschatten aufgetragen, wobei sich der Hauptanteil der Farbe hauptsächlich auf den äußeren zwei Dritteln des Jochbeins befindet. Verwischen Sie die Farbe zur Augenbraue hin. Tragen Sie einen blassen Glanzlidschatten auf die inneren zwei Drittel Ihres Lides. Verwischen Sie das Ganze. Bei einem stärker ausgeprägten Lid benutzen Sie einen gedämpften Neutralton und keine hell leuchtende Farbe.

2. Kleines oder nicht sichtbares Lid; ausgeprägter Brauenbereich: In einem halbkreisförmigen Bogen wird Konturschatten auf das Jochbein aufgetragen. In der Lidmitte verläuft der Bogen Richtung Augenbraue aufwärts. Verwischen Sie den Schatten gut nach oben und zur Seite Richtung Augenbraue. Genau über der Iris wird das Augenlid mit einem Glanzpunkt versehen. Dieser wird ebenfalls leicht verwischt.

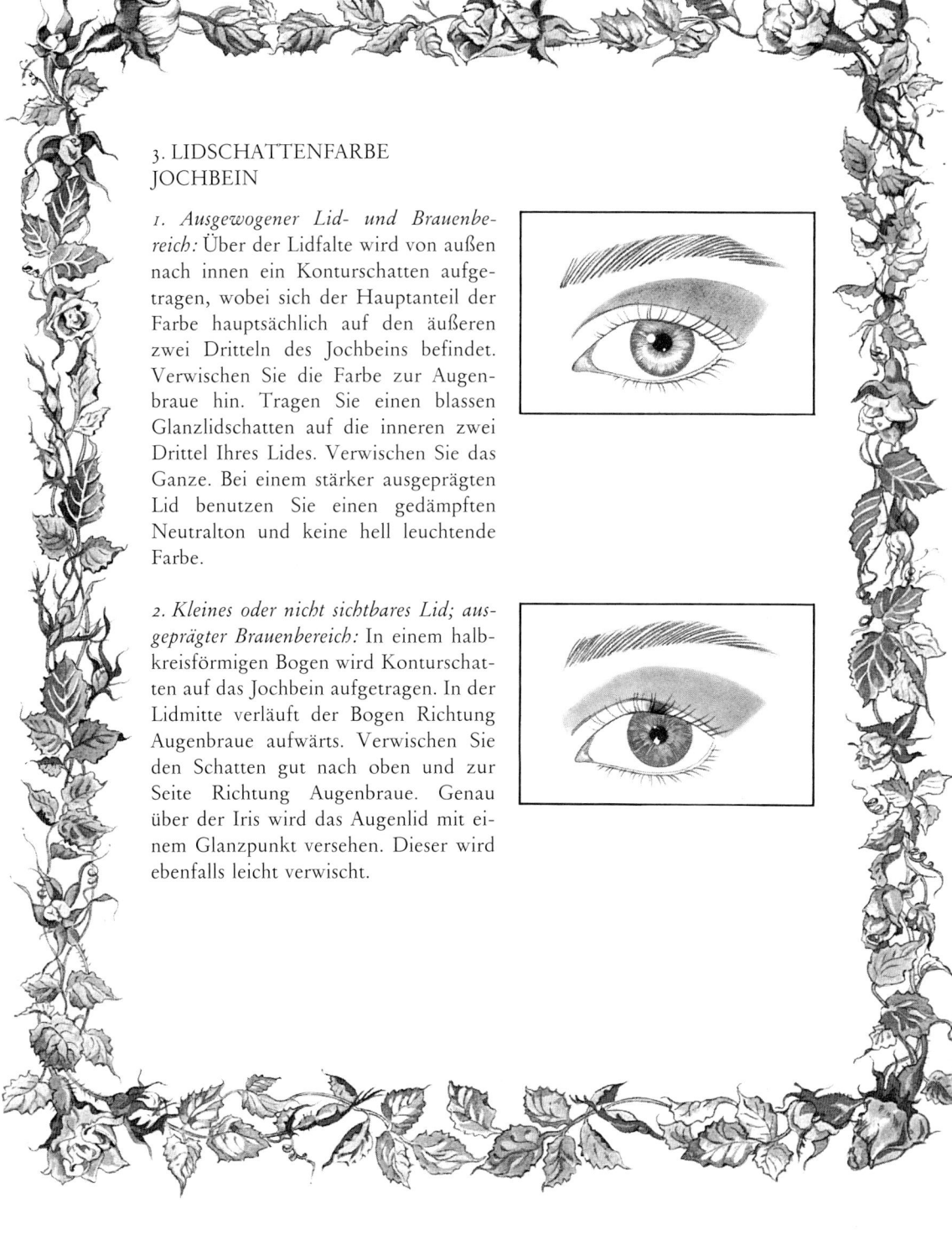

3. Kleines oder nicht sichtbares Lid; kleiner Brauenbereich: Auf den gesamten oberen Augenbereich wird von der Lidfalte an bis zum Brauenansatz eine blasse Lidschattenfarbe aufgetragen. Eine etwas dunklere Farbe verläuft vom äußeren Lidwinkel bis zum Ende Ihrer Augenbraue. Geben Sie einen Glanzpunkt auf die Lidmitte.

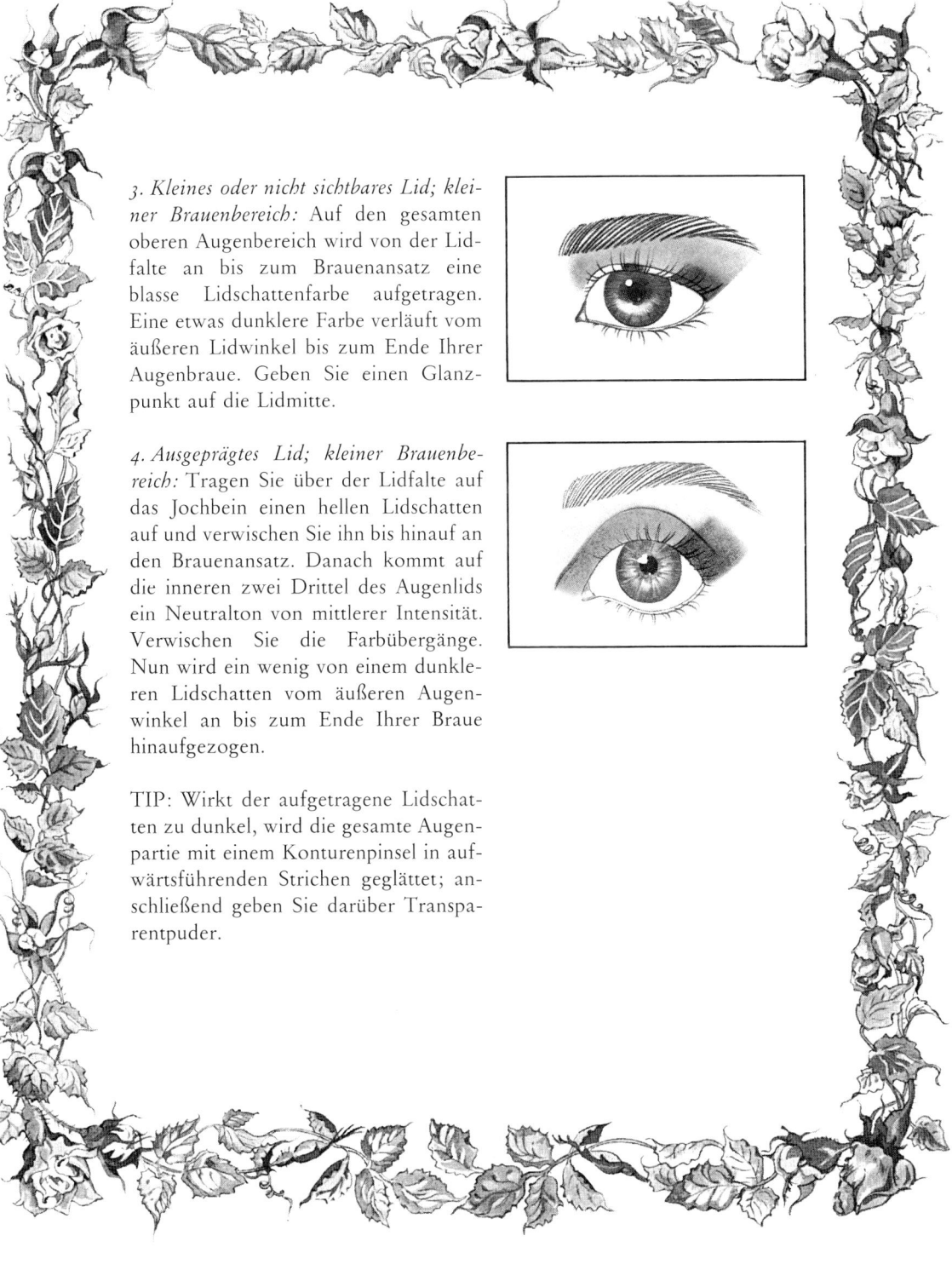

4. Ausgeprägtes Lid; kleiner Brauenbereich: Tragen Sie über der Lidfalte auf das Jochbein einen hellen Lidschatten auf und verwischen Sie ihn bis hinauf an den Brauenansatz. Danach kommt auf die inneren zwei Drittel des Augenlids ein Neutralton von mittlerer Intensität. Verwischen Sie die Farbübergänge. Nun wird ein wenig von einem dunkleren Lidschatten vom äußeren Augenwinkel an bis zum Ende Ihrer Braue hinaufgezogen.

TIP: Wirkt der aufgetragene Lidschatten zu dunkel, wird die gesamte Augenpartie mit einem Konturenpinsel in aufwärtsführenden Strichen geglättet; anschließend geben Sie darüber Transparentpuder.

MASCARA

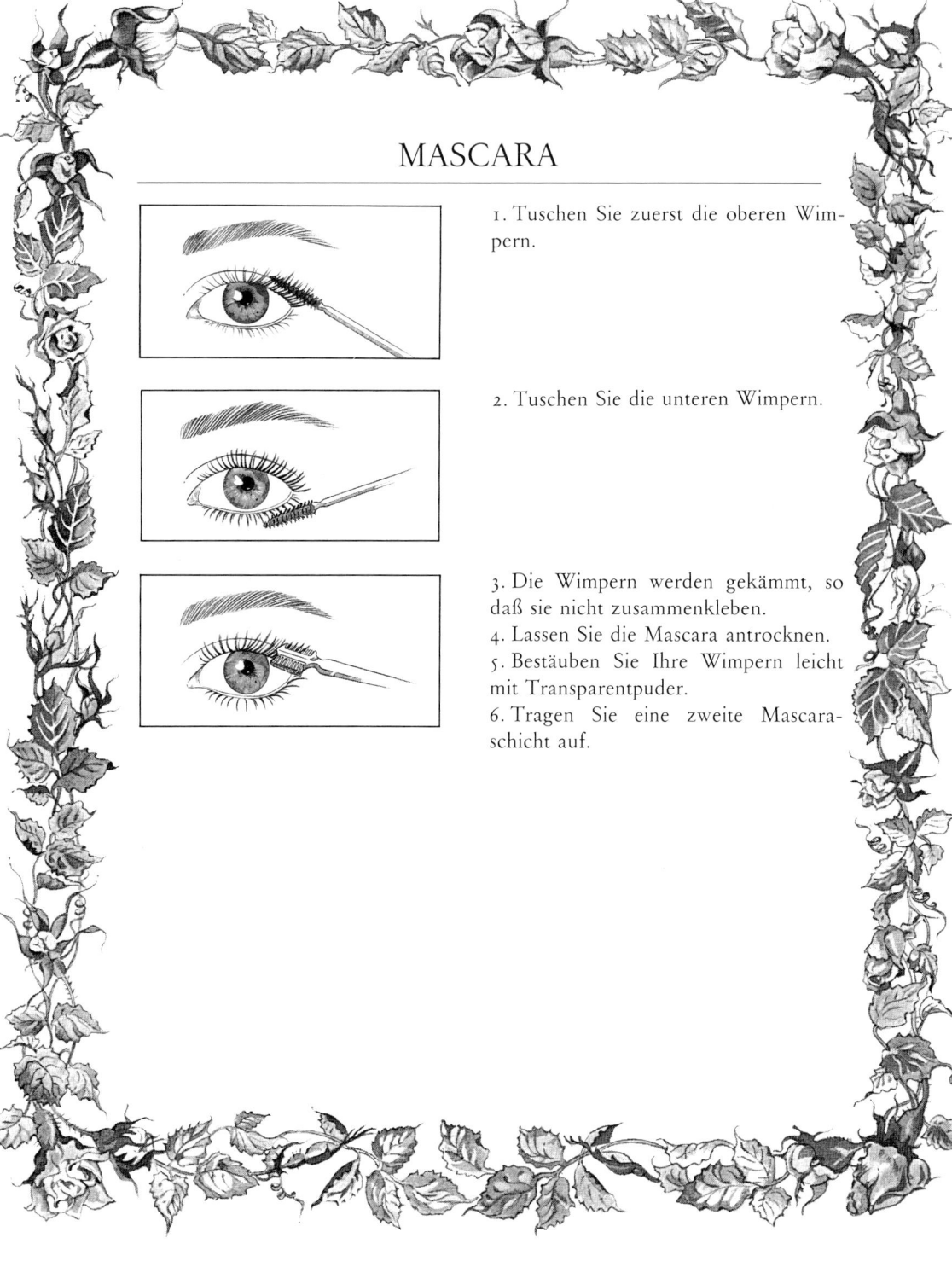

1. Tuschen Sie zuerst die oberen Wimpern.

2. Tuschen Sie die unteren Wimpern.

3. Die Wimpern werden gekämmt, so daß sie nicht zusammenkleben.
4. Lassen Sie die Mascara antrocknen.
5. Bestäuben Sie Ihre Wimpern leicht mit Transparentpuder.
6. Tragen Sie eine zweite Mascaraschicht auf.

AUGENBRAUEN

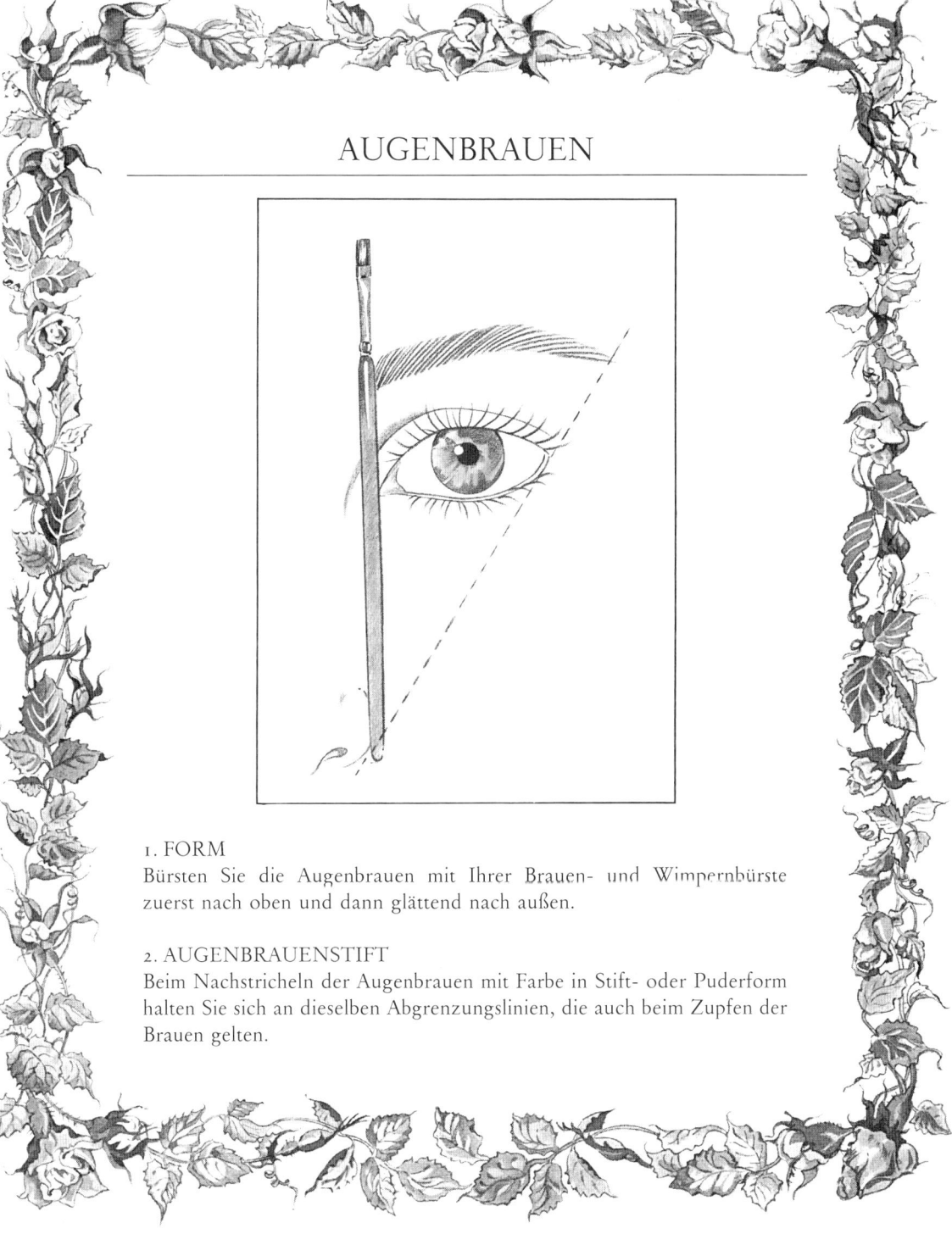

1. FORM
Bürsten Sie die Augenbrauen mit Ihrer Brauen- und Wimpernbürste zuerst nach oben und dann glättend nach außen.

2. AUGENBRAUENSTIFT
Beim Nachstricheln der Augenbrauen mit Farbe in Stift- oder Puderform halten Sie sich an dieselben Abgrenzungslinien, die auch beim Zupfen der Brauen gelten.

LIPPENSTIFT

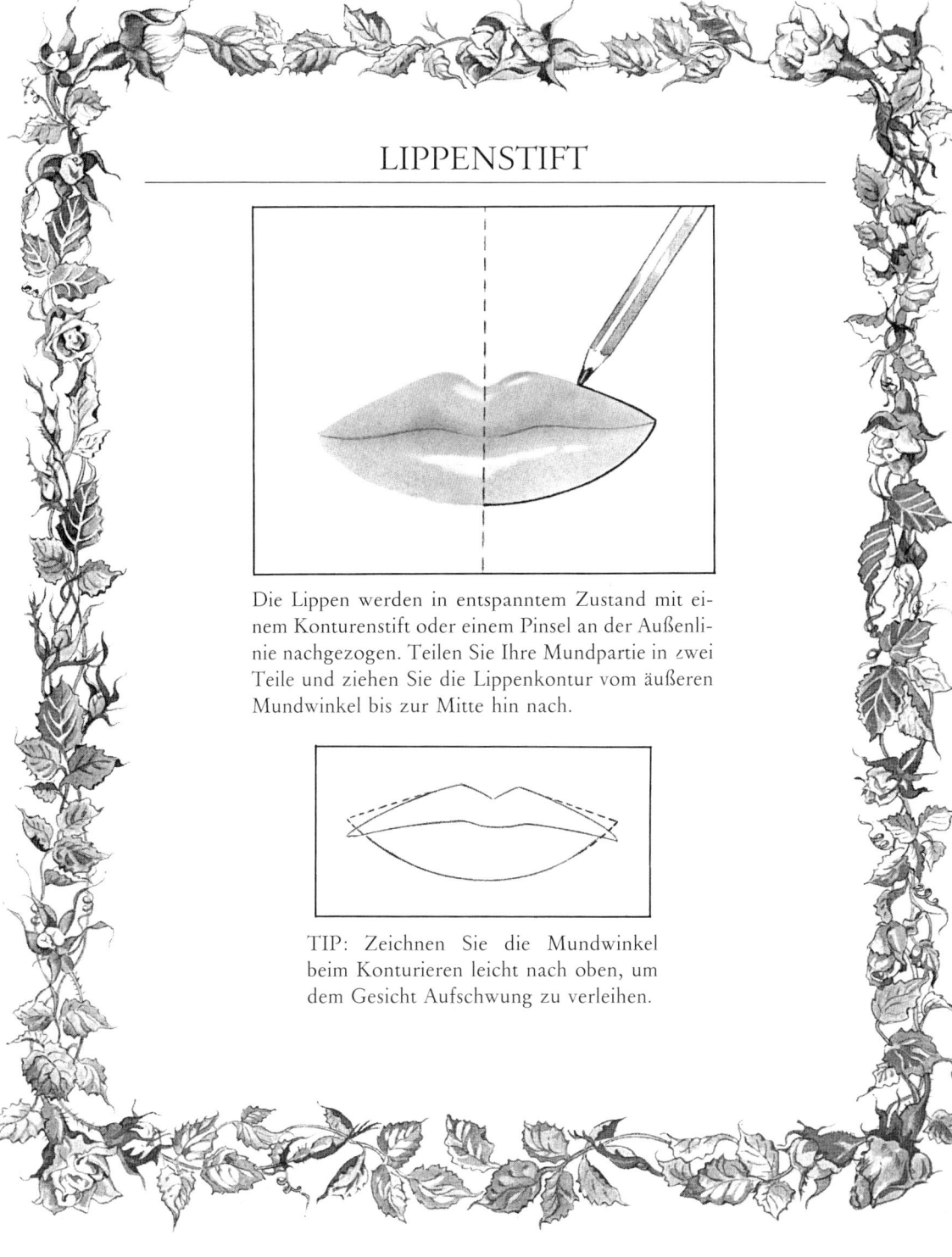

Die Lippen werden in entspanntem Zustand mit einem Konturenstift oder einem Pinsel an der Außenli-
nie nachgezogen. Teilen Sie Ihre Mundpartie in zwei
Teile und ziehen Sie die Lippenkontur vom äußeren
Mundwinkel bis zur Mitte hin nach.

TIP: Zeichnen Sie die Mundwinkel
beim Konturieren leicht nach oben, um
dem Gesicht Aufschwung zu verleihen.

IHRE VOLLENDETE ERSCHEINUNG

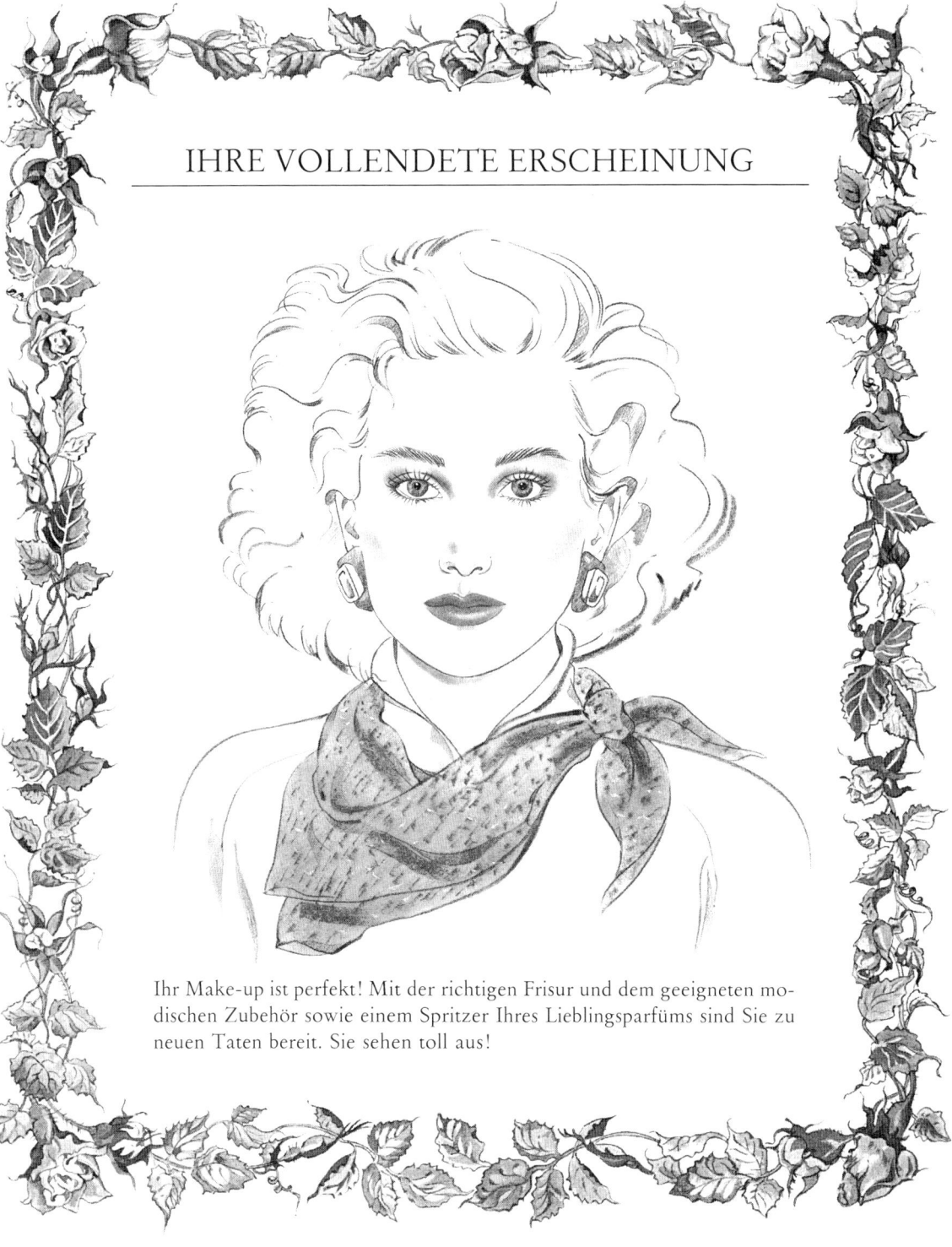

Ihr Make-up ist perfekt! Mit der richtigen Frisur und dem geeigneten modischen Zubehör sowie einem Spritzer Ihres Lieblingsparfüms sind Sie zu neuen Taten bereit. Sie sehen toll aus!

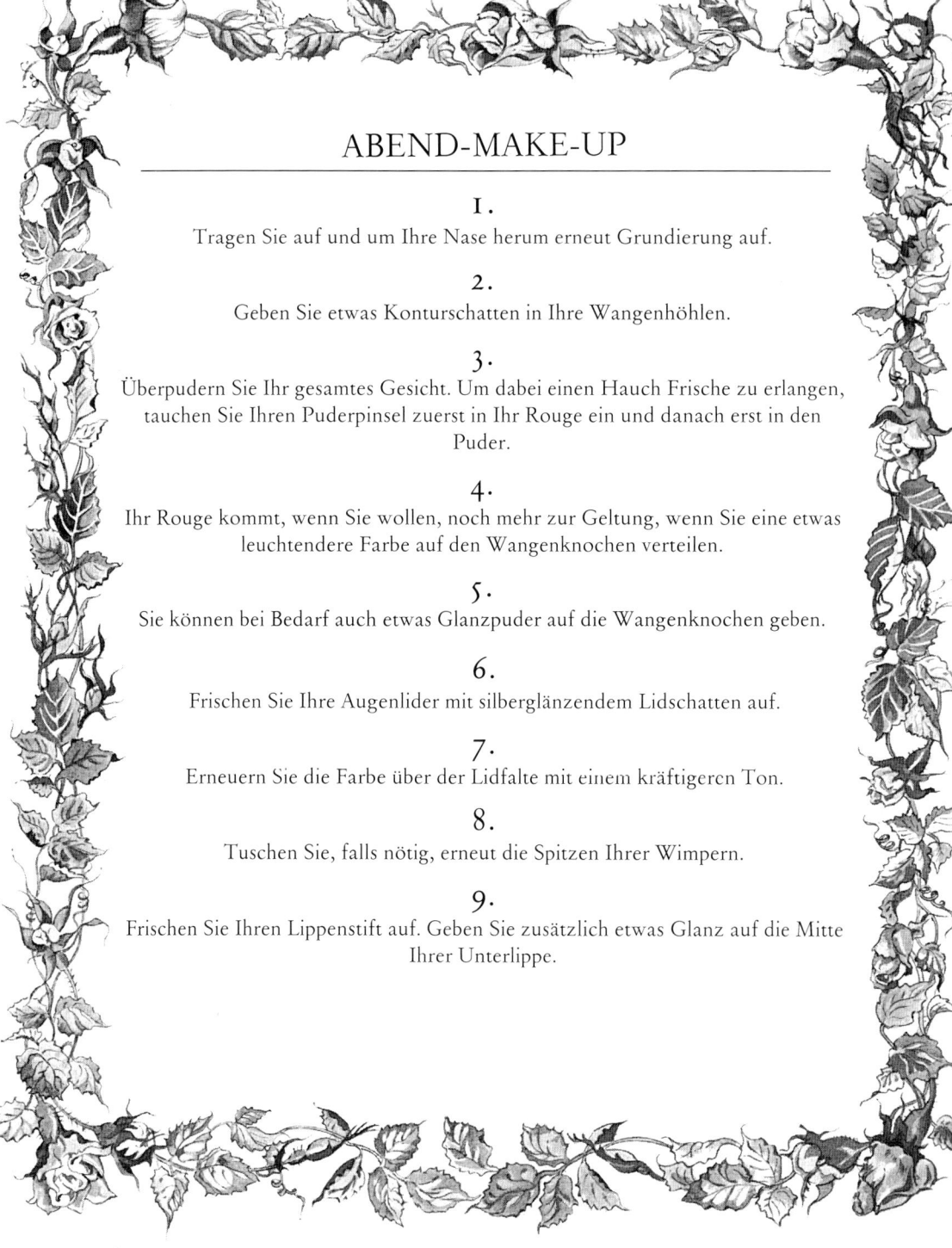

ABEND-MAKE-UP

1.

Tragen Sie auf und um Ihre Nase herum erneut Grundierung auf.

2.

Geben Sie etwas Konturschatten in Ihre Wangenhöhlen.

3.

Überpudern Sie Ihr gesamtes Gesicht. Um dabei einen Hauch Frische zu erlangen, tauchen Sie Ihren Puderpinsel zuerst in Ihr Rouge ein und danach erst in den Puder.

4.

Ihr Rouge kommt, wenn Sie wollen, noch mehr zur Geltung, wenn Sie eine etwas leuchtendere Farbe auf den Wangenknochen verteilen.

5.

Sie können bei Bedarf auch etwas Glanzpuder auf die Wangenknochen geben.

6.

Frischen Sie Ihre Augenlider mit silberglänzendem Lidschatten auf.

7.

Erneuern Sie die Farbe über der Lidfalte mit einem kräftigeren Ton.

8.

Tuschen Sie, falls nötig, erneut die Spitzen Ihrer Wimpern.

9.

Frischen Sie Ihren Lippenstift auf. Geben Sie zusätzlich etwas Glanz auf die Mitte Ihrer Unterlippe.

FARBTABELLE FÜR MAKE-UP
UND GARDEROBE — WINTER

Farbe der Kleidung	Lippenstift	Rouge	Lidschatten Highlighter	Konturschatten
alle Pinktöne Zyklam Dunkelviolett Eisviolett				
klares Rot Dunkelrot				
Lila				
leuchtendes Weinrot Granatrot				
Zitronengelb Eisgelb				
Kobaltblau Königsblau kräftiges Blau Eisblau				
kräftiges Türkis Lagunenblau klares Petrol leuchtendes Mintgrün Eisaquamarin				
Turmalingrün Intensivgrün Smaragdgrün Tannengrün Eisgrün				

FARBTABELLE FÜR MAKE-UP
UND GARDEROBE — SOMMER

Farbe der Kleidung	Lippenstift	Rouge	Lidschatten Highlighter	Konturschatten
alle Pinktöne alle Rosarottöne Flieder Orchidee Veilchenblau				
Melonenrot Kirschrot				
gedämpftes Fuchsienrot				
Pflaumenblau alle Malventöne Himbeerrot Weinrot / Kastanienbraun				
blasses Zitronengelb				
Puderblau Himmelblau Kadettenblau Vergißmeinnichtblau Lapisblau				
alle Aquamarintöne gedämpftes Petrol				

Farbe der Kleidung	Lippenstift	Rouge	Highlighter	Lidschatten Konturschatten
alle Blaugrün- töne Tannengrün				
Rauch- und Marineblau Blaugrau helles Blaugrau Taubenblau				
Wollweiß Rosabeige Rosabraun Kakaobraun				

FARBTABELLE FÜR MAKE-UP
UND GARDEROBE — HERBST

Farbe der Kleidung	Lippenstift	Rouge	Lidschatten Highlighter	Konturschatten
Orangerot/ Zinnoberrot Tomatenrot				
bräunliches Weinrot Mahagoni				
alle Abricot- und Pfirsich- töne				
Orange / Kürbisgelb Terrakotta Rost				
Hellgold/ Beige Goldgelb Senf				
Purpurlila Aubergine				
Lachsrosa Lachs				
Petrolblau Türkis Jadegrün				
Alle Lapisblau- töne				

Farbe der Kleidung	Lippenstift	Rouge	Highlighter	Lidschatten Konturschatten
leuchtendes Gelbgrün Flaschengrün Olivgrün Moosgrün Graugrün				
Cremeweiß warmes Beige Khaki / Natur- braun Camel Kaffeebraun Dunkel- braun / Grau- braun Bronze Kitt (warmes Grau)				
Marineblau				

FARBTABELLE FÜR MAKE-UP
UND GARDEROBE — FRÜHLING

Farbe der Kleidung	Lippenstift	Rouge	Lidschatten Highlighter	Konturschatten
warmes Pastellrosa Korallenrosa warmes, kräftiges Rosa Veilchenblau				
Lachs				
Flamingo				
alle Abricot- und Pfirsich- töne Hellorange				
Orangerot Klatschmohn				
Gelbbeige klares Gold- gelb Sonnengelb				
alle Gelbgrün- töne Hellgrün Irischgrün				
alle Lapisblau- töne Kornblumen- blau Mittelblau				

Farbe der Kleidung	Lippenstift	Rouge	Highlighter	Lidschatten Konturschatten
alle Aqua-marintöne Mintgrün helles Petrol-blau				
Eierschale warmes Hell-beige Gold-Camel/ Naturbraun Goldbraun Schokolade-braun				
warmes Hell-grau Mittelgrau helles Marine-blau klares Marine-blau				

Sachverzeichnis

Diese Visitenkarte...

... haben nur ausgebildete Color Me Beautiful-Consultants.
Nur diese Beraterinnen dürfen im Namen von Color Me Beautiful
Beratungen durchführen. Achten Sie darauf, denn ihre fortlaufenden
Schulungen und ihre erstklassige Qualifikation garantieren
Ihnen optimale, persönliche Beratung und Service.
Color Me Beautiful - Consul tants gibt es weltweit.
In Deutschland, in Öster reich und in der
Schweiz finden Sie unsere Consultants
unter folgenden Adressen:

Deutschland

D-1000 Berlin 33
Christine Kötters
Douglasstr. 13 a · Tel. 030 / 8 25 82 62

D-1000 Berlin 15
Mara Hoesch
Kurfürstendamm 184
Tel. 030 / 8 81 60 61 / 62

D-2000 Hamburg 65
Susanne Habel
Duvenstedter Damm 37
Tel. 040 / 6 07 26 93

D-2000 Hamburg 65
Alexa Hengstenberg M. A.
Weidenkoppel 16 a · Tel. 040 / 6 02 04 25

D-2000 Hamburg 90
Regina Bolgen
Göhlbachtal 107
Tel. 040 / 7 90 49 51 oder 7 92 81 06

D-2071 Köthel/Lbg.
Marion Kayser
Donnerblock 11 · Tel. 0 41 59 / 4 57

D-2120 Lüneburg
Angelika Quasdorf
Büttnerstr. 29 · Tel. 0 41 31 / 3 81 29

D-2286 Keitum/Sylt
Alexa Hengstenberg M. A.
Stutenhof Nr. 10 · Gurtstig 25
Tel. 040 / 6 02 04 25 oder 0 46 51 / 3 16 84

D-3172 Isenbüttel
Marie-Luise Schlag
Amselweg 5 · Tel. 0 53 74 / 30 33

D-4006 Erkrath-Hochdahl
Margarete Gross
Donaustr. 4 · Tel. 0 21 04 / 4 68 18

D-4300 Essen 11
Gerda Brachaczek
Germaniaplatz 6 · Tel. 02 01 / 67 66 33

D-4400 Münster
Gabriele Stegt
Neuheim 12 · Tel. 02 51 / 31 62 51

D-4404 Telgte b. Münster
Madeleine Groneberg
Emsstr. 14 – 16
Tel. 0 25 04 / 16 72 oder 35 00

D-4459 Emlichheim
Lucie Knoche
Thüringer Weg 4 · Tel. 0 59 43 / 2 68

D-4620 Castrop-Rauxel
Sigrid Hüsken
Recklinghauser Str. 56
Tel. 0 23 05 / 7 30 89

D-5000 Köln 60
Helga Janßen
Steinberger Str. 3 · Tel. 02 21 / 73 61 47

D-5100 Aachen
Monika Pelzel
Kuckelkornweg 34 · Tel. 02 41 / 55 18 48

D-6074 Rödermark
Doris Sattler
Paul-Ehrlich-Str. 16
Tel. 0 60 74 / 9 57 46 oder 9 85 27

D-6100 Darmstadt
Ingeborg Gorr
Kittlerstr. 10

D-6100 Darmstadt
Andrea Kübler
Beckstr. 2 · Tel. 0 61 51 / 42 22 01

D-6140 Bensheim 3
Renate Haberland
Melibokusstr. 13 · Tel. 0 62 51 / 7 32 82

D-6238 Hofheim/Wallau
Irmhild Pearce
Zur Burg 1 a · Tel. 0 61 22 / 1 29 48

D-6240 Königstein 3
Beate Lemmer
Schwalbacher Str. 4 · Tel. 0 61 73 / 18 51

D-6301 Heuchelheim
Karin Jung
Beethovenstr. 22 · Tel. 06 41 / 6 18 22

D-7000 Stuttgart 1
Sylve-Karina Heyder
Tübinger Str. 20
Tel. 0 71 95 / 6 42 60 od. 07 11 / 2 26 19 29

D-7000 Stuttgart 1
Elisabeth Schuh
Paulusstr. 22/1 · Tel. 07 11 / 63 22 61

weitere Adressen – siehe Rückseite

Deutschland

D-7031 Altdorf
Jutta Becker
Greutweg 41 · Tel. 07031/4582

D-7252 Weil der Stadt
Birgit Schirmer
Mühlgasse 14 · Tel. 07033/8956

D-7290 Freudenstadt
Ursel Erbig
Panoramastr. 17 · Tel. 07441/3549

D-7317 Wendlingen
Elke Amann
Blumenstr. 27 · Tel. 07024/54884

D-7530 Pforzheim
Maya Rey
Westliche 135 · Tel. 07231/466028

D-7880 Bad Säckingen
Charlene Dean
Hauensteinstr. 10

D-8000 München 2
Sylvia Wörner
Zenettistr. 41 · Tel. 089/7257577

D-8000 München 21
Erika Eckert
Mathunistr. 27 · Tel. 089/5802888

D-8000 München 50
Ingrid Keuerleber
Franz-Albert-Str. 6a · Tel. 089/8120698

D-8443 Bogen b. Straubing
Irmgard Kaltner-Sicheneder
Dianastr. 5 · Tel. 09422/4354

D-8621 Lahm/Itzgrund
Christina Seebach-Künzel
Ringstr. 17 · Tel. 09531/6805

D-8802 Wolframs-Eschenbach
Gisela Selz-Eberlin
Wolfram-v.-Eschenbach-Platz 10
Tel. 09875/236

D-8803 Rothenburg
Margit Neuberger
Feuchtwanger Str. 16
Tel. 09861/40245

D-8520 Erlangen
Claudia Gorlicki
St. Johann 6 Aptmt. 87
Tel. 09131/44627

B-1150 Bruxelles
Sigrid Hüsken
Av. Père Agnello 1a
Tel. 0032/2/7718296

B-4700 Eupen
Helga Peters
Kehrweg 40 · Tel. 0032/87/742584

Österreich

A-1090 Wien
Dr. Ulrike Blom-Schulla
Alserbachstr. 5/5 · Tel. 0222/346694

A-1130 Wien
Maria Lehr
Meillergasse 5/2
Tel. 0222/8456554 oder 8046256

A-2340 Mödling
Edeltraud Prukl
Hauptstr. 53 · Tel. 02236/880862

A-4060 Linz/Leonding
Helga Schwandner
Larnhauserweg 3/17
Tel. 0732/6699834 oder 673639

A-4840 Vöcklabruck
Ingrid Teufelberger
Stadtplatz 22
Tel. 07672/4120 oder 2347

A-5020 Salzburg
Sylvia Haller
AVA-Hof · Griesgasse 2/220a
Tel. 0662/51794

A-5640 Badgastein
Christine Langegger
Poserstr. 8b
Tel. 06434/4622 oder 3841

A-5710 Kaprun
Gudrun Buchner
Schloßstr. 548
Tel. 06547/8571 oder 0662/51794

A-6060 Hall in Tirol
Elfi Knofler
Fassergasse 33
Tel. 05223/7457 oder 05222/571174

A-8010 Graz
Monika Maninger
Geidorfplatz 2 · Tel. 0316/381355

A-8160 Weiz
Hedwig Fischer
Birkfelderstr. 14a · Tel. 03172/2952

A-8230 Hartberg
Brigitte Pitter
R.-Obendrauf-Str. 8 · Tel. 03332/2023

Schweiz

CH-2502 Biel
Edith Dorn
Tel. 032/229092

CH-3013 Bern
Paulette Maurer
Altenbergstr. 6 · Tel. 031/417762

CH-3076 Worb-Bern
Thea Berger
Tel. 031/833610

CH-3800 Matten b. Interlaken
Carine Henggeler
Feldgässli 40 · Tel. 036/223607

CH-4142 Münchenstein
Doris Ramseier
Teichweg 17 · Tel. 061/462333

CH-6015 Reussbühl
Madeleine Flückiger
Eichenstr. 19 · Tel. 041/556648

CH-6020 Emmenbrücke/Luzern
Therese Schacher
Bahnhofstr. 9 · Tel. 041/551453

CH-6043 Adligenswil/Luzern
Beatrice Barden-Kreiliger
Gämpi 10 · Tel. 041/312520

CH-6410 Goldau
Berta Zünd
Sonneggstr. 20 · Tel. 041/822679

CH-8049 Zürich
Margrit Vollenweider
Ackersteinstr. 209 · Tel. 01/3416370

CH-8053 Zürich
Marialice Sulzer-Cavelli
Witikoner Str. 324 · Tel. 01/550100

CH-8700 Küsnacht/Zürich
Ursula Kamer
Baumgartenstr. 6 · Tel. 01/9107322

CH-8800 Thalwil
Theresia Hatt-Brunner
Albisstr. 17 · Tel. 01/7203242

CH-8907 Wettswil am Albis
Lea Ruprecht
Rainstr. 17 · Tel. 01/7000919

CH-9500 Wil
Peter Forrer
Derbycenter am Bahnhofplatz 9
Tel. 073/226595 oder 225045

CH-1027 Lonay
Anna Bourgeois
Chemin de Montraux
Tel. 021/8016223
(französisch/englisch)

CH-1207 Geneve
Martha Culig
38, rue des Vollandes
Tel. 022/7352803
(französisch/englisch)

CH-1295 Tannay
Sonia Arekallio
Chateau de Tannay · Tel. 022/762971
(englisch/französisch)

Wir hoffen, Sie haben eine Beraterin in Ihrer Nähe entdeckt! Falls nicht, wenden Sie sich bitte direkt an uns, denn unser Kreis wird ständig größer. Wenn Sie selbst Color Me Beautiful-Consultant werden möchten, schreiben Sie uns, wir senden Ihnen gerne nähere Informationen.

Deutschland: P.O. Box 1665 · D-8228 Freilassing · Tel. 0043-662/51794
Österreich: P.O. Box 48 · A-5101 Bergheim · Tel. 0662/51794 · Schweiz: P.O. Box 637 · CH-8021 Zürich · Tel. 0043-662/51794

Ihr persönliches Make-up

Herzlichen Glückwunsch zu Ihrer Entscheidung für Color Me Beautiful. Kennen Sie nun Ihre Saison und die vielen Vorteile, die dieses Wissen mit sich bringt? Kennen Sie auch die genau auf Ihren Typ abgestimmte Color Me Beautiful-Cosmetic? Eine Cosmetic, die weltweit einmalig ist und speziell von Color Me Beautiful entwickelt wurde. Die Vorteile sprechen für sich:

- alle Color Me Beautiful-Farben sind genau auf Ihre Saison und Ihren Typ abgestimmt.
- eine praktische Magnetbox ermöglicht eine individuelle Zusammenstellung
- alle Teile sind einzeln erhältlich und für Sie jederzeit nachzukaufen
- Sie sparen Geld und Sie kaufen nur, was Sie tatsächlich brauchen.

Eine Grundausstattung, die Basis für Ihr persönliches Cosmetic Konzept liegt für Sie bereit.

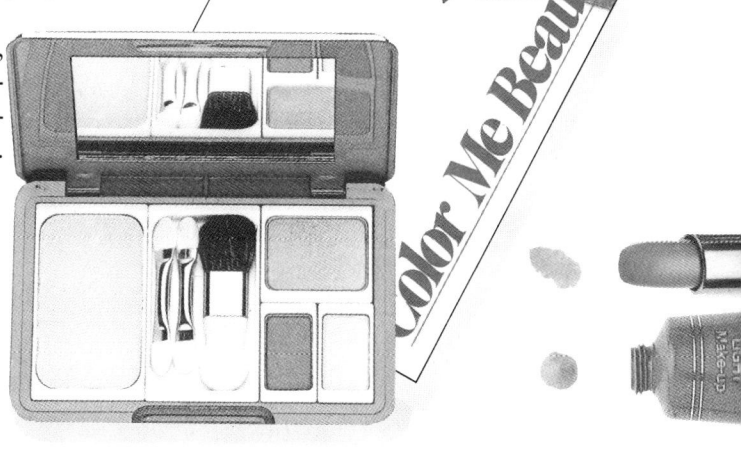

1 Magnetbox mit
- 1 Transparentpuder
- 2 Lidschatten
- 1 Rougepuder
- 1 Bürstenset
1 Lippenstift
1 Make-up.

☐ **Ja,** senden Sie mir die exklusive Color Me Beautiful-Grundausstattung (Zutreffendes bitte ankreuzen).

Grundausstattung: ○ SOMMER ○ WINTER ○ FRÜHLING ○ HERBST

○ Mein Scheck liegt bei über:
Grundausstattung inkl. Versandkosten DM 109,80 öS 788,50 sfr 84,–

○ Ich bestelle per Nachnahme:
Preise wie oben zuzüglich Nachnahmegebühr

Ich bin an weiteren Informationen interessiert:
○ Color Me Beautiful Cosmetic Konzept   ○ Make-up Beratung
○ Farbberatung   ○ Stilberatung   ○ am Beruf des Image-Consultants

Name: _____

Adresse: _____

Datum / Unterschrift _____

Deutschland: P.O. Box 1665 · D-8228 Freilassing · Tel. 0043-662/51794
Österreich: P.O. Box 48 · A-5101 Bergheim · Tel. 0662/51794 · Schweiz: P.O. Box 637 · CH-8021 Zürich · Tel. 0043-662/51794

Ausschneiden und einsenden an «Color Me Beautiful»